卡尔曼医学教育史
昨日、今日和明日
·学识传承·

MEDICAL EDUCATION PAST, PRESENT AND FUTURE
· Handing on Learning ·

著者 ［英］肯尼思·卡尔曼 英国杜伦大学
（KENNETH C. CALMAN）

主审 李立明 北京协和医学院

陈 杰 北京协和医院

主译 管远志 北京协和医学院

潘 慧 北京协和医院

中文版审校

孙集宽 中国医学科学院

戴申倩 中国协和医科大学出版社

翻译团队

曹广慧	陈 适	辅 容	高小惠	高晓星
管远志	郭 威	侯佳彤	李 琦	李佳宁
梁 湄	林雨骁	罗林枝	潘 慧	沈可人
田 蕊	王 珞	王建一	王诗尧	徐 源
杨 萍	张 娇	张 毅	张梦奇	赵 峻
周 欣	周星彤	朱 威	朱翠琳	朱慧娟

（北京协和医学院/北京协和医院）

中国协和医科大学出版社

图书在版编目（CIP）数据

卡尔曼医学教育史／（英）卡尔曼（Calman, K. C.）著；管远志，潘慧译. —北京：中国协和医科大学出版社，2014
ISBN 978-7-5679-0148-3

Ⅰ. ①卡… Ⅱ. ①卡… ②管… ③潘… Ⅲ. ①医学教育-研究 Ⅳ. ①R-4

中国版本图书馆 CIP 数据核字（2014）第 171818 号

Medical Education：Past，Present and Future，1/E
Kenneth Calman
ISBN-13：9780443074738
ISBN-10：0443074739

著作权合同登记：图字 01-2014-4810 号

卡尔曼医学教育史 昨日、今日和明日·学识传承·

著 者：肯尼思·卡尔曼（KENNETH C. CALMAN）
责任编辑：戴申倩

出版发行 **中国协和医科大学出版社**
　　　　（北京东单三条九号 邮编 100730 电话 65260431）
网 址：www. pumcp. com
经 销：新华书店总店北京发行所
印 刷：北京朝阳印刷厂有限责任公司

开 本：710×1000 1/16 开
印 张：25.25
字 数：480 千字
版 次：2014 年 10 月第 1 版
印 次：2018 年 1 月第 2 次印刷
定 价：66.00 元

ISBN 978-7-5679-0148-3

（凡购本书，如有缺页、倒页、脱页及其他质量问题，由本社发行部调换）

序 言

如果您认为一个人无法兼博士、外科医生、教授、作家于一身，同时又担任一所英国著名大学的校长和另一所大学的名誉校长，而认定肯尼思·卡尔曼（Kenneth Calman）爵士必有同名同姓之人，这样的看法倒也情有可原，因为他的工作量的确位居世界前茅。

即便如肯尼思·卡尔曼爵士此等非常之人，要在履行其诸多岗位的职责所系和俗事纷扰的百忙之中，完成他人可能要皓首穷经也未必能完成的事业——撰写全球五大洲上下五千年的医学教育史这样的辉煌巨著，其成就也会更加令人由衷敬佩了。

此书撰写过程也堪称一段振聋发聩的发现之旅。例如，此前被人们几乎忽略的活字印刷术和优质纸张的发明居然也会如其他技术或重大临床研究进展一样，对医学的发展起到了如此关键性的作用。

在任何社会中都很难找出比培养优秀医生更重要的工作。然而，如同大多数医学界之外的衮衮诸公一样，我也从未对此可能产生的影响予以深思熟虑。在读到此书之前，我一直觉得所谓医生不过就是些具有科学天赋的人们，他们能够对超量超时工作安然若素，而且（往往）拥有超乎常人的悲天悯人之心。

我从未想到，古往今来人们在如何发现合适人才与培育良医的问题上是如此的殚精竭虑、不遗余力。即便在梦中我也从未想到，人才培养对前人带来的困扰丝毫不亚于今天的医学教育工作者们。

随着作者娓娓道来，我们才知道医学史并非全都充斥着光明正面的故事。英格兰的张伯伦（Chamberlen）家族发明了产钳技术，但为了家族发财致富而将其保密了整整150年，给世人平添多少不必要的苦楚。

作者告诉我们，即便是当代的医学也可能十分鄙陋甚至原始落后。例如，美国首批本土培养的医生，本杰明·拉什（Benjamin Rush）就曾经大言不惭地宣称，他手握能治愈万病的秘方—"放血术"。这种说法似乎更让人联想到中世纪而不是启蒙运动。

但是通读全书后最让我拍案惊奇、感叹不已的，却是直到 16 世纪前期，巴黎大学的医学图书馆馆藏不过 26 册。广义而言，我们今天可以看到的卷帙浩繁的医学研究资料，竟都是近期才问世的。

然而，正如肯尼思·卡尔曼爵士洋洋洒洒所述，尽管过去的学术界曾经为种种不足、迷信所限，以及人性难以避免的各种弱点和贪婪所困，医学教育史整体来说所讲述的故事，还是关于善良、聪明、富有同情心的人们，以其善良、聪明、富有同情心的方式，来理解和照料远胜所有机器的伟大机体：人体。

以下这个故事值得多说两句。故事里提到了大家耳熟能详的医学界所有大人物——希波克拉底（Hippocrates）、盖伦（Galen）、阿维森纳（Avicenna）和帕拉塞尔苏斯（Paracelsus）。此外，还提到了籍籍无名（至少我未曾与闻）但十分值得一提的其他人物，如阿奇（Abu Bakr Muh al-Razi）和欧洲第一所医学院萨勒诺（Salerno）学院的著名女学者特罗特拉（Trotula）。史书中还记载了不少当代名人，例如琼·费纳尔（Jean Fernal）、托马斯·利纳克尔（Thomas Linacre）、约翰·凯厄斯（John Caius），以及因伦勃朗（Rembrandt）在《解剖课》一画中而传世的荷兰外科医生尼古拉斯·杜普（Nicholas Tulp）。作者还不惜笔墨地介绍了比德（Bede）、莫里哀（Moliere）、莎士比亚（Shakespeare）以及数不胜数的其他重要人物，这种笔法既增添了阅读的乐趣，也考验了作者对篇幅把握的力度。

对于作者这样一个医学知识渊博，且据我所知极其重视医学、社会和青年人才培养的人来说，写作本书是个极其引人入胜的工作。如同其早期经典著作《讲故事的学问——幽默与学医》一样，本书的目的也是旨在启迪和愉悦身心。除了肯尼思·卡尔曼爵士之外，很难想象他人能堪当此任。

比尔·布莱森（Bill Bryson）

前　言

撰写任何题材的一本书都需要人们投入大量的时间和精力进行研究和深入思考。在本书劳神费力，旷日持久且时断时续的写作过程中，我不止一次扪心自问，为什么要写这本书？我经常以约翰逊博士大词典的序言提醒自己，身处 18 世纪伦敦城的纷扰喧嚣，他的写作环境并非"桃花源式的遁世隐居或学术象牙塔，反倒是琐事烦扰缠身、病痛忧伤不断"。尽管我有幸不被后两个烦恼所困，但现今的大学校长也无法躲进象牙塔，享受静思冥想的乐趣。

我坚持完成本书的动力，来自于我对"医生该如何学习"，以及医学教育对医生、患者和公众的影响力等因素的强烈兴趣。起初的想法是准备从一名教育工作者而不是历史学家的角度撰写一部医学史，但随着写作的进展书的范围不断拓宽，本书的最后小节还增加了许多新的重要议题，并且讨论了如何实现这些目标。章节中的内容多为个人观点而且颇多折衷之处，实为本人能力有限，有所偏颇。

我在正文概述中提及了本书涉猎的三段历程（地域、专业和个人），但写作本书更是另外一段令人兴奋不已的旅程。在写作过程中我阅读、获知、参观和倾听，让我发现这是一座多么富饶的学术宝藏。也可以说，这本书是一篇加长版的学术论文。

因我此前也撰写过关于医学教育的书面报道，我意识到不该对先行者们过分吹毛求疵、评头品足。正如我在文章里所说，此类报道具有其自身具体的专业、社会和政治背景。因此，需要对多年来的成果和举措进行全面的解读，而且有必要了解人们所表达的意见及其起源。我尽我所能地使用原文件和报告的语言去书写，以期更清晰地表达其中的情感和背景。

撰写这本书让我心神愉悦。正因为乐在其中，我才能在各种会议中间，在飞机和火车上忙里偷闲地记录下偶得所思。这本书如果对世人有些价值的话，其意义就在于将医学教育方面的辩论公之于众，鼓励人们提出质疑和寻求更深入有效的学识。其目的（我隐含的议题）就是确保医学教育能够服务普及大众，最终提高个人和社区的健康与医疗保健水平。

这本书的构想产生于我在参加一次医学教育研讨会的会议期间，在搭乘巴士时遇到了爱思唯尔出版集团（Elsevier）的埃伦·格林（Ellen Green）。正是她全程支持了这本书的写作，不时彬彬有礼地督促我不要半途而废。我还要感谢爱思唯尔出版集团的巴巴拉·西蒙斯（Barbara Simmons）和她的团队所提供的支持。

我要感谢在研讨会和会议上听我漫谈和发表评论的很多同事。我想特别感谢玛格丽特·布莱克基金会（Margaret Black Fellowship）在新西兰给我提供了一个机会，让我把书中的发现介绍给那些重要的听众，并且获益于他们的经验。当然图书馆更是无价之宝，我要特别致谢苏格兰国立图书馆、大英图书馆、杜伦（Durham）和格拉斯哥（Glasgow）的大学图书馆（尤其是特别馆藏书籍）、英国皇家医学会、英国医学会、英国医学总会和伦敦的惠康（Wellcome）基金会图书馆。英国的很多皇家医师学会也提供了非常多的帮助，而且英国医学总会的工作人员，威廉·里德爵士（William Reid）、彼得·鲁宾教授（Peter Rubin）、肯·伍德教授（Ken Wood）、戴维·奈特教授（David Knight）、菲利普·琼斯教授（Philip Jones）、安德鲁·瓦特爵士（Andrew Watt）和理查德·马歇尔（Richard Marshall）等，都给予了宝贵的帮助。我还要感谢《医学教育》杂志的朱莉·布赖斯（Julie Bryce）和约翰·布莱思（John Blyth）提出的建议和提示。感谢本书的插图作者，他出色地描绘了医学教育的重点。特别感谢杜伦大学名誉校长比尔·布莱森博士（Bill Bryson）为本书作序。

在此我也要感谢我的家人所给予的宽容和忍耐，感谢我的妻子对卫生服务和患者需求的洞见；感谢我的女儿林恩·卡尔曼博士（Lynn Calman）对本书最后一节的建议。我特别要感谢我的小狗芒戈（Mungo）带我散步，帮我找到撰写本书最难写部分的灵感。我在遛狗时携带的小本子上记录下了本书中的很多想法。

肯尼思·卡尔曼（KENNETH C. CALMAN）

2006 年于杜伦

目　录

第1篇
昨 日

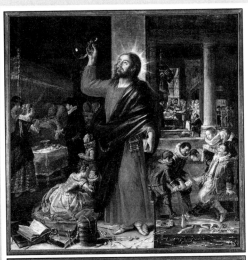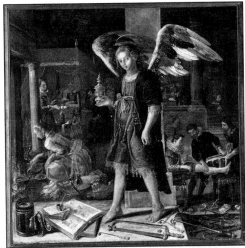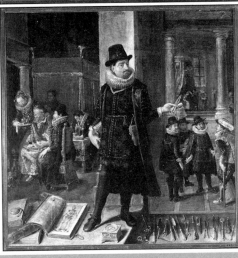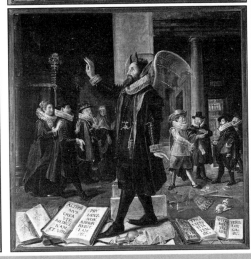

医生的四种形象。匿名作者于 1587 年根据亨德里克·戈尔齐乌斯（Hendrik Goltzius）的画所作

左上：一位内科医生正在照顾濒危患者，并为其测量脉搏，此时家属表情痛苦。右边是一位外科医生和助手们正在检查一位头部外伤的患者，另一位外科医生在诊治一位腿部受伤的患者。三位医生都在雪中送炭，扮演的是救苦救难的角色

右上：医生在辛勤工作，被患者和家属视为救死扶伤的天使

左下：患者顺利康复。此刻他们只是将医生视为一个称职的普通治疗师，而不再是超人

右下：表达了故事的寓意。患者完全康复之后，将其此前疾病痛苦置诸脑后。医生想要索取报酬，但是患者认为他们开价太高。忘恩负义的患者把他们的救星看做是魔鬼化身

莱顿布尔哈弗（Boerhaave，leiden）博物馆馆藏。许可使用

第 *1* 章 概　　述

规划得当、认真实施的医学教育是综合性健康服务的基础。

古迪纳夫报告（The Goodenough Report），1944 年

要怎么讲述一个既无开端又无结局的故事呢？医学教育史就是这样一个故事。这个故事始于史前，而且不乏巫术、神秘主义和宗教的色彩。而到了 21 世纪，随着科学技术的发展，医学教育所扮演的角色和它的社会作用变得越来越重要。此外，医学教育也作为一门学科，在不断地发展和壮大。它与科学和其他相关学科，如哲学、人类学、教育和艺术的联系也越来越多。医学知识基础在以指数级的速度扩增，提高健康、医疗保健水平和生活质量的机会也在与日俱增。在这种情况下，我们如何才能培养出优秀的医生？如何确保在医院或社区工作的医生们的水平与时俱进？如何将最新的医学成果造福患者和整个社会？通过分析数百年的医学教育史来设法解答这些问题，这些构成了本书的核心内容。

我们的故事开始从世界上某处的一所医学院讲起，时间设定在第一学期的第一天。角落里坐着几个学生，在忐忑不安地讨论着以下问题：我是怎么来到这里的？我真的想成为一名医生吗？课程会是怎样的？当医生意味着什么？我未来 50 年的职业生涯将会是什么样的？我将如何应对？我该离开这里吗？我怎样才能知道心脏的位置？我将如何处理第一个死亡病例？我如何学会告知噩耗？在过去几个世纪，医学生一直在找寻这些问题的答案。

诸如此类的问题，也摆在新入科医生们的面前，他们即将从事从家庭医生到外科的某一医学门类。而从医多年的专科医生们也有自己的问题要

回答，比如：我如何与医学发展与时俱进？我如何保持自己胜任这份工作？

患者们同样也会提出自己的问题：我的医生怎么才能知道我得了什么病？我怎么才能知道他是否掌握最新的医学知识？医生们是把我看作一个真实的人，还是只视为住在6床的阑尾炎患者？

三段旅程

本书的内容就是医学教育如何回答以上这些问题。书里描写了三段相互关联的历程：第一段历程既是按年代顺序也是按地理位置排列的医学院的兴起，作者的笔触从中国到埃及、希腊、罗马和阿拉伯，然后跨越萨勒诺、博洛尼亚、巴黎莱顿、爱丁堡、巴黎、格拉斯哥、柏林、伦敦和美国。旅程最后收尾于加拿大、澳大利亚、挪威和以色列，以及世界各地许多新建的医学院。

第二段历程是几个世纪以来的学生们（本科生、研究生和终身学习的医生），学会如何将学识应用于照护患者和促进公众健康。这里提到的终身学习或持续职业发展（CPD），近年来业已越来越重要并与资格再认证融为一体。

第三段历程是作者的亲身经历，记录他的阅读、观察、学习（现在仍然是）以及40年的执教经历。在这段历程中，作者收获良多。因而在本书最后一节，作者抚今追昔，基于历史汇总了自己的经验。

医学教育：大视野

本书讲述的是医学教育史而不是医学史。尽管涉猎范围相当大，但研究的对象聚焦到多个案例，以及从浩如烟海的资源中精选的经典之作。我们可以将这一历史按需分期，但本书无法做到包罗万象、面面俱到。教育不仅是掌握吸收知识和技能，它也涉及对于态度、行为、价值观、信仰以及医学宗旨的学习。本书旨在宏观探讨医学教育及其深层含义，以及医生的秘密和隐性知识。

本书从国际和全球视角入手，通过近期资料逐渐聚焦研究英国的情况。古圣先贤们殚精竭虑，追寻梦想，留下的文字读来令人自叹弗如。未来岁月里，后人们也会看到我们（我）的文章，也会探究我们为什么会给他们留下如此文字。希望他们那时能够笔下留情。本书的主要目标是从不同国家、环境和时期汲取经验教训。书中前部探讨的主题，有助于对历史进行总结和对未来进步提出建议。一般而言，诠释数据和理念之前都需要其社会和政治背景进行深入了解。这一点休斯（Hughes）做了详尽的描述[2]。虽然不同国家间在医疗质量和患者看护方面大同小异，但各国的医学教育体制依然存在颇大差异。

在此还要解释一下措辞问题，特别是关于性别的提法。因为本书中引用的文件大多假设医生是男性，所以大多数情况下会使用"他"一词。考虑目前英国医学院新生半数以上都是女性，如果作者使用男性称呼过多的话，敬请谅解。

价值观和信仰以及专业的概念

凡是历史研究文献，其作者都会以其特有方式从原始资料中发掘信息。本书中的引文、兴趣点和文献均为作者选取，因此难免存在偏颇。所以最好的办法就是作者开宗明义申明本书的价值观和理念（和偏见）。

在此之前，有必要提及伯纳姆（Burnham）的一部重要文献[3]，其中介绍了医学史作家是如何通过他们的文章来改变"专业"（profession）这一概念的，而事实上这个概念也正是出自他们的笔下。也可以说，他们将医生的形象理想化并且塑造出了他们的专业形象。曾几何时，他们也是混迹于行会和商会的外科医生和药剂师，今天他们已经跻身专业人士之列。这些作家们的如椽之笔，将医疗卫生行业从业人员都归为专业人士！这一段历史读来十分有趣。但是，如果医学一旦商业化或趋附于政府和其他势力的外部压力的话，这一过程可能会逆转。严守规范、按照特定治疗方式开处方和治疗以及收取费用的必要性，可能会导致非职业化。医学"专业"自身必须明确表述，它要的是什么和希望如何对其进行监管，而监管的历史则构成了贯穿本书的一条主线。

那么，作者有着什么样的价值观和理念呢？作者于1994年写的一篇关于专业概念的文章做了大致介绍[4]。其中包括：

◆ 服务患者和大众是医生的核心工作。

◆ 热爱教学和乐于接待新生，这至关重要。

◆ 内容涵盖实验室到公共卫生的医学，也已成为生命的组成部分。在我看来，医学就是要将科学与艺术相结合。

◆ 继续学习至关重要（显而易见，但千真万确）。

◆ 医学教育可以而且应该被改善。

◆ 专业的价值观至关重要。

◆ 教学和科研应加强合作。

◆ 应该持之以恒地对医疗实践进行循证审查。

◆ 医学专业能够而且应该通过重要的条例和公众积极参与进行自我规范。

古往今来出版过许多本医学教育史书，可参见书后参考文献。那么，本书有何不同呢？本书的特点在于它的作者不是历史学家，而是一个特别关注教学问题的临床医生。其关注点在于如何诠释上述历史资料，主要讲述历史上人如何塑造教育过程与促进学习过程，还有他们所讲的故事[5]。本研究的一个重要组成部分就是审视医学应该扮演的角色。因为如果缺乏对此问题的清醒认识，很难决定如何制定课程、如何评估结果，以及如何选择医生。在我们决定学什么之前，先要想好要什么样的结果。

本书主要读者群体是医学教师和所有从事医疗保健相关专业教育的人们。因为许多教训和可能的解决方案有共同之处，本书可能也会引起其他行业人士的兴趣。本书标题几经改变，最终敲定的"学识传承（Handing on learning）"一语来自希波克拉底誓言。这一标题表明，医生的一大职责就是把自己的学识传授给他人。誓言也有其他译法如"传授我的知识"，但"传承"一词似乎更加生动并需要学习者更多地参与，而教师则担任学习过程中的促进者。

"学识传承"一词至少可以以三种不同的方式理解。首先是知识、技能和态度的传承，即教师的传统角色。第二是帮助学生掌握学习的能力、认识到学习的重要性和与时俱进，其中也包括不断质疑自己的工作和记录医疗过程的结果。最后是对学习、研究和学术热爱的传承，并非利己，纯为利他，这就是学习的分享，也是誓言的希腊原文（mathesios，metadosin，poiesathai）的一种解释，它体现了本书的核心思想。学习是一件有意义的事情，而分享学习心得并为了患者和公众的利益传承知识，则是一种独特的体验。传承知识并学习别人的经验是医生的天职。传承对学科的热爱，保持其勃勃生机，就是学习的重要内容。这也是学习过程中极具有"感染力"的东西，就是说人们被某个学科的兴奋点所"感染"。

对于"学识传承"的含义，也许詹姆斯·麦肯齐爵士（James Mackenzie）的故事是最好的例子。他在20世纪初曾经在英国北部伯恩利的磨房镇担任全科医生，而这段经历帮助他改变了心脏病学的面貌。当时，他与一位布里格斯博士（Briggs）在他的外科诊所一起工作，而且对后者十分仰慕。在他的眼中，布里格斯非常内行，而且完全了解患者有无不适。但在问到布里格斯是怎样做到这一点时，麦肯齐指出：

令人不快的是，布里格斯博士根本无法传授或分享他掌握的秘密。他也不知道自己是怎么掌握的。他的经验仅能限于自己专用。

医学中的艺术和科学

关于艺术和医学之间区别的辩论迄今业已延续数百年。前者强调的是感性、判断和人文关怀，而后者重视的是对数据、生物学过程的认知，以及证据和假设检验的重要性。当然，如果要让患者和公众得到最好的照护和建议，两者都不可或缺。（医疗中）始终会存在不确定因素，和在此情况下做出必要的判断。医生总要顾及所有患者和社会大众。而正是这种不确定性，构成了艺术和医学的交汇点，这一交错关系会在本书中多次提到。

本书也是一部关于书籍和图书馆及其影响力的历史，其中一些资料业已使用和引述了几个世纪。我们由此得知在过去的年代里医生所需要具备的知识、方法和其他的东西。当然，这里只是假定这些著作真实反映了当时的实际做法和工作方式，但我们有理由相信其合理性。虽然知识改变的速度可能很快就让具体诊断和治疗变成古董，但今天大多数教科书的内容依然变化不大。

那么，未来的教科书将是什么样呢？知识的快速扩张会让教科书退出历史舞台，并被在线学习所代替吗？这是我们在这本书结尾要回答的问题。

健康影响因素

医学教育必须与影响个人或公众健康的因素密切相关，主要包括以下五个方面：

1. 遗传和生物构成要素。

2. 患者生活的环境，包括气候和空气、土壤和水的条件，也包括通过任何这些环境途径的传染。

3. 生活方式：饮食、运动、酒精成瘾、吸烟、药物等。

4. 就业、贫困等社会和经济因素的影响。

5. 医疗服务和有效疗法的可行性。

对本书涉及的4000年中的大部分时间而言，前四个影响因素对健康的影响最大。事实上，在目前仍然可以说这些因素比治疗更重要。在过去200年中，我们就已经有了足够的知识以许多有效的方式来控制疾病的进程。即使是在21世纪开端的现在，许多疾病的自然发展史仍然是我们无法改变的。例如，我们对遗传学的认识有了大幅提高，但是这方面知识对健康的影响仍然是有限的。公共卫生措施和贫穷对健康的影响仍然是世界大部分地区的首要议程。

几个世纪以来，医生不得不了解这五个影响因素，以试图改变疾病的自然进展。早期，尽管基础知识是有限的，但可以确定气候、环境、生活方式和社会因素是会产生影响的，因而我们可以在健康生活、饮食等方面采取行动。这些影响因素的研究决定了一代又一代学生们的课程设置，现有的基础知识和疾病理论确定了课程内容。我们会描述在过去几个世纪中课程平衡的改变历程，但相同的影响因素仍然发挥着作用。

改善健康是可行的，因为我们知道如何最好地保持健康，也了解导致疾病的决定因素[7]。我们已经所知甚多，但关键是如何把这种知识转化为实践能力。这将是本书进一步的主题——处理新的知识以及怎样把知识转化到实践中去。我们需要加强研究以提高人口的健康。但是，我们还需要充分利用已知知识。因此，医学教育很重要，要跟上发展的步伐。改善健康的潜力还是巨大的。

在其他专业团体的配合下，我们已经开展了许多以改善健康、了解疾病、提供有效卫生服务为目的的行动。这些团体包括：科学家、流行病学家、护士、营养师和药剂师等。医生不能单独工作，他必须在一个团队中去提供改善健康和患者护理的服务。与其他专业的人们一起有效工作的能力是医学教育一个关键部分，这种改观也将反映在书中。

本书涵盖的时间范畴从公元前4000年直到现在。也许近代史是最有趣的，这令人惊讶但确是变化日新月异的一段时间。这不仅体现在知识方面的巨大发展，而且也关系到医学教育和我们对学习过程的理解的相当大的变化。事实上，在过去的 15~20 年已经有了显著和重要的变化。我们很难知道如何以最佳方式处理这些变化，因为变化的结果往往需要很长时间来反映。因此，只有一个对目前的举措简短的总结，评论长期的变化还是留给后人来进行吧。

新的主题

本书另一个目的就是从历史中找到新的主题，并在现代环境中进行研究。其中一些主题已有答案，而其他的则须继续进行研究和辩论。本书有别于其他医学教育史书籍之处，就在于试图发现重大问题和找出答案。以下对这些主题的讨论，可协助读者理解各章节。这些主题是作者业已找到的，而读者们可自行发现其他的主题。本书的目的之一就是促成讨论，而下面的主题可提供良好的起点。

请注意，各主题之间存在很多相互重合部分，这一点对于理解医生这个角色的复杂性是不可避免的也是必要的。

医学的作用

医学为了什么？医生的作用是什么？与其他专业团体的界限是什么，发生了什么改变？医生应该如何与患者和公众互动？要确定医学教育的内涵，首先要明确医生的角色。社会中的医生就是这个主题的一个交集。医生要担当教育者这一角色，倡导和推动变化，同时他或她还得是教师、导师、顾问和朋友。

能力的实现

我们曾经多年上下求索，试图定义"优秀"医生的素质和找到其衡量标准。而且，这应该是在学习计划开始之前就必须明确的。

谁应该成为医生？

在很长时间里，人们有相当多的途径去识别和选择医生。这个在 21 世纪初被热烈讨论的问题，在希波克拉底时期也同样被讨论过。

学习医学

这个问题涉及课程的性质、所需学习资源、评估方法、师资配备和本科、研究生和继续教育的不同方面。

超越学习本身去发现新的知识

医学教育应该介绍医学的一大特点，就是研究和开发的重要性。学习是发现别人已知内容的过程，而超越学习则是指找到认识疾病的新方法，也包括变化带来的挑战和实施改革的方法。关于传播创新成果遇到的困难和如何将新知识与实践结合的文献已数不胜数。"医学磁场"这个词语会被作者在本书中反复提到，并做出解释。它将这段历程描绘的无比美好。医学教育史中最有趣的一个方面，就是人们用什么方式将世界各地的学生吸引聚集到全球各个医学院。尽管情况随着时代有所变化，但领导力却始终是这体系中永恒不变的特点，迄今未改。

结构和目标

全书分为三个部分。第一部分（比重最大）是对历代医学教育的回顾总结。第二部分描述了后期出现各类问题，以及为了解决这些问题而提出的意见和建议。最后的部分较短，主要包括得出的结论和对未来的指引。

本书的目的是基于历史经验和未来展望，打造一个关于医学教育的交流平台。本书成功与否，就在于能否激发出辩论的思想火花。

参 考 文 献

[1] Report of the Inter-Departmental Committee on Medical Schools（The Goodenough Report）London：HMSO；1944.

[2] Hughes B. The many and conflicting histories of medical education in Canada and the United States：An introduction to the paradigm wars. Medical Education 2005；39：613-21.

[3] Burnham J C. How the idea of profession changed the writing of medical history. Med Hist Suppl 1998; (18) : 1-95.

[4] Calman K C. The Profession of Medicine. BMJ 1994; 309 : 1140-3.

[5] Calman K C. A study of storytelling humour and learning in medicine. London: The Stationery Office; 2000.

[6] Wilson R M. The beloved physician: Sir James Mackenzie. London: John Murray; 1926.

[7] Calman K C. The potential for health. Oxford: Oxford University Press; 1998.

第 *2* 章　古代医学：医术的起源

尽管这个问题我已经说得很透彻了，但还是有些医生和诡辩者们坚持说：只有先弄明白人是什么，才能学会医学，而且任何打算解除人类病痛的人，必须先学习掌握这些知识……我认为，没有任何其他方式比学习医学能让人类更清晰地认识自然，除学懂医学之外别无他法[1]。

希波克拉底《医学的传统》（The Tradition in Medicine）

从何处入手开始讲述我们的故事呢？鉴于本书的历史着眼点在于教育，而且限于现有的手头资料，我们舍弃了所有含有猜想成分的东西。

最古老的关于医学人物的记录始见于一些在底格里斯河和幼发拉底河之间的美索不达米亚的版图上，这块古老的土地就是苏美尔文明的发源地。在英国惠康（Wellcome）基金会博物馆中，就保存着一位公元前 3000 年的苏美尔医生的印章。而法国卢浮宫博物馆也藏有一位公元前 2300 年的巴比伦医生的印章，而且卢浮宫馆藏的巴比伦王朝（公元前 1948~1905）第六代国王起草的《汉谟拉比法典》（The Code of Hammurabi）中也有关于医疗的规定。例如：

如果医生在治疗患者时，能用青铜刀切开脓肿而且保住其眼睛，可收取十个银币。如果医生用青铜刀切开脓肿时杀死了患者或损害了患者的视力，必须砍掉他的双手[2]。

这算不算是最早的医学实践的案例呢？

成文于公元前 1500 年前后的最早的印度梵语文献《梨俱吠陀》（the Big-Veda）中显示，治病的主要手段就是法术和符咒。而印度教徒们最值得称道的，是其外科手术。印度人首创整形外科手术，可植皮取代人们毁伤的鼻部。当时的人们传授外科手术技术时，使用植物根茎、叶子和葫芦作为教学模型[3],[4]。也许这就是最早在外科手术中利用模型进行教学的记录。

然而，我们目前掌握的资料还不足以深入讨论这些进展。我们还是把目光转向中国，详细研究一下这一古老国度的医学教育。为什么要从中国开始呢？也许，最好的理由就是《黄帝内经》（The yellow Emperor's canon of Internal Medicine）。这部写于公元前 1000 年书龄达 3500 年的著作迄今依然作为人们的工具书，且让人们众说纷纭。也许还有其他更为古老的医学典籍，但《黄帝内经》作为学习资源所具有的高度延续性，让其他典籍在直接性和重要性方面望尘莫及。

中医

故事还是从头说起吧。中国的文化传统丰富多彩、引人入胜，孔子等儒家先贤的哲学智慧激发了全世界的想象力，也对医学及相关领域产生了巨大的影响。中国关于医学起源的传说中描绘了很多传奇人物，其中最重要者莫过于神农氏和黄帝。

被尊为中医始祖的神农氏据说生活在公元前 2838～前 2698 年。他研究了上百种草药的药效，由此创立了医学。迄今他依然被尊称为"医学之父"，中国多地都供奉有他的神祇。

黄帝生活在公元前 2698～前 2598 年，他和重臣岐伯合著了《黄帝内经》，也被称为《内经》。这部书是中国最古老的伟大医学典籍之一，堪称中医的奠基之作。这本书撰写于公元前 1000 年的周朝，代表了延续至今的中医传统和教学方式。以对话和问答形式编纂，使其内容清晰易懂。书中的问答教学法以黄帝和岐伯之间的对话展开，内容涵盖疾病、人体病理、脉象、针灸、解剖、健康、治疗原则、饮食和其他话题。虽然书中大部分的解剖学观点有失精确，但其中的一些观点令人不禁扼腕称道。例如：

所有的血流都是由心脏控制。

心脏调节全身血液。

血流循环往复，川流不息[5]。

这些说法尽管缺乏生理学证据，但却早于哈维（Harvey）提出的血流理论。

在《黄帝内经》的文中有一段很有意思的对话。例如：

黄帝问道："当人们变老的时候，不能生育子女。这是因为他们精力衰竭还是因为自然规律呢？"

岐伯答道："女子到了七岁，肾气盛旺起来，乳齿更换，头发开始茂盛。十四岁时，天癸产生，任脉通畅，太冲脉旺盛，月经按时来潮，具备了生育子女的能力。二十一岁时，肾气充满，真牙生出，牙齿就长全了。二十八岁时，筋骨强健有力，头发的生长达到最茂盛的阶段，此时身体最为强壮。三十五岁时，阳明经脉气血逐渐衰弱，面部开始憔悴，头发也开始脱落。四十二岁时，三阳经脉气血衰弱，面部憔悴无华，头发开始变白。四十九岁时，任脉气血虚弱，太冲脉的气血也逐渐衰弱，天癸枯竭，月经断绝，所以形体衰老，失去了生育能力。"

黄帝问道："当医生们治病的时候，他们会对不同病人采取不同的方法吗？所有的病人都会被治愈吗？"

岐伯答道："是的，可以根据其所在地的具体特点，将病人们全部治愈"

黄帝问道："我希望了解一些治疗的疾病原理。"

岐伯答道："治病之术最重要的一条要求，就是不犯错，不疏忽。"

黄帝问道："何为健康？"

岐伯答道："人只要能持之以恒地脉搏一次呼气一次，即为健康。"

上述摘录的典籍［伊尔扎·威斯（Ilza Veith）译文[6]］在今日中国依然作为中医的学习典籍和学习方法。

哲学始终构成中医的重要因素，这也给入门者们理解中医的背景知识造成了很大困扰。学中医者务必彻底掌握中医的哲学基础。例如，中医的一个基本原理就是"道"的概念，它直接关系人如何度过一生和实现和谐。

而另一个至关重要的概念就是阴与阳学说，阴阳是一对相互对立又互补的力量。一般用一个太极圆表示的阴阳产生了世上万物，从这一绝对空间提炼出阴阳两体。太极阴阳图由代表不同物质的八个符号环绕。第三个重要原理就是五行，分别是金、木、水、火、土。人体就是这样一个由众多能势构成且达到平衡的混合体，一旦这些力量失衡，百病丛生。

伟大先贤孔子（公元前 551 ~ 前 479 年）对中医的发展起到了重要的影响，或者也可以解释为什么中医开端如此辉煌，后来却止步不前的原因。孔子穷其毕生所学和精力教导其为数不多的弟子。而他所创立的儒教几乎就是学问的同义词。儒家思想有时被认为是一个哲学体系，具有一些重要的概念，例如仁——即对人的爱、不求物质回报、美德、正直和礼仪等。所谓圣人，就是通过毕生追求至臻完善的人，而学习则是成为圣人的关键要素。

然而，儒学教义的负面效果逐渐显现，鼓励人们食古不化、不思进取。他教导说，"能从温习旧知识中开悟出新知，乃可作为人师了。"他还说，"吾述而不作，信而好古[7]。"

也许这就是为什么中医拥有如此良好的开端（神农和黄帝），却日渐式微的真正原因。尽管如此，中医还是拥有很多值得称道的进步和发展的。

周朝（公元前 1122 ~ 前 255 年）时就建立了组织机构完善的医疗机构。部门内设有 2 位高级医生、4 位级别较低的医生、2 位登记员、2 位职员和 20 个仆人。此外还有专人负责研究膳食和一个外科部门，尽管当时的外科医生级别通常都较低。

当时的医生高度重视健康，认为预防的意义胜过治疗。孔夫子说："圣人治未病。"他们也提倡卫生的概念和健康的生活方式。孔夫子说道："人如果起居无常，饮食无节，工作过劳，疾病就会夺走他的生命[8]。"当时也为染病残疾之人设立了医院，而针刺术从这个时期开始大行其道。

脉诊是诊病的关键步骤，脉象可作为中医判断任何疾病的性质、部位、发展和治疗的依据。《黄帝内经》提出了诊断的四个标准方法："望闻问切"。"切"就是脉诊。公元前 280 年王叔和所著的《脉经》十卷，被视为脉诊的标准之作。

周朝时即有医学院，而且早在公元前 10 世纪就设有标准的国家级医学考试。根据《周礼》记载：

每年年底都要对医生们进行考试，以考试成绩决定医生的工资水平。如果统计数据显示，其所治疗的每 10 个患者都康复，他的成绩为优。但是如果每 10 个患者中有 1 个人去世，他的成绩为良。如果 10 个人中有 2 个人去世，他的成绩被评为一般。但是如果 10 个人中有 3 个去世，他的成绩为差。而如果有 4 个去世，就会被视为不合格[9]。

中国的正规医学教育始于唐朝（公元 618～906 年），主要为皇室服务。宋朝（公元 960～1279 年）时出现了多家正式医学院，第一家在都城长安创建，然后普及到外埠。公元 1076 年成立了皇家医学院（太医署），录取了 300 名学生。教授的科目包括药学、外科学和针灸，考生要接受关于《黄帝内经》理论的口试和临床操作考试。入学考试科目包括人体结构、器官功能和疗法等。他们在口试时要回答关于药物、伤寒症、药物作用、感染类型和病因等问题。在临床考试时，考生必须证明其治疗的效果和采取此疗法的理由。考试由六道题目组成，而考生以其考试成绩分成两等。一等考生会获颁官职，并且被受命编写医学书籍或担任教职。二等考生会获颁行医许可。未通过考试的考生则须另谋职业。有关官员、教师和其他医务人员均须根据答辩成绩任命。

在此期间医学教育却止步不前，此前成立的医学院日渐式微，医学教育也不复存在了。然而在公元 1262 年，医学教育又得以重整旗鼓。这时的课程包括十个科目：成人与儿科疾病、风科、产科兼妇人杂病科、眼科、口齿兼咽喉科、正骨兼金疮科、疮肿科、针灸科以及关于符咒的祝由书禁科等。此时使用的教科书十分广泛。

教师对学生学业进步承担责任。那些不硬性规定学生上课的教师会被扣罚一个月的薪水。如果屡教不改就会被罚款。如果教师被认定不胜任、纪律松弛和教学懒惰，第一次发现时会被罚半个月的薪水，第二次被罚一个月的薪水，第三次就会被送交有司处理。

考生必须年满 30 岁，具有丰富的医学知识，高尚的道德品格和受友人尊重。从每个地方的所有考生中选出 100 人，但只有 30 个人能够通过在首都举行的考试。这也许是最早一批的参照标准测了。唐代女医生的地位同样得到承认。

剑桥（Cambridge）大学人类学家和民族学家伊丽莎白·徐（Elizabeth Hsu）教授 1999 年所著的《中医的传承》（The Transmission of Chinese Medicine）是一部杰出的中国医学教育当代研究作品。她为此专门返回中国学习研究中医。中医的学习方式主要是医学典籍和实践操作，而且仍将《黄帝内经》作为重要的教材。中医知识传承主要通过三种方式：

1. 私密方式：一种秘不外传的教学方法，对于保持师徒间社会关系至关重要。

2. 亲身传授方式：最重要的是导师-学生关系，是一种亲自传播知识的方式。

3. 标准化方式：这是西方式的思维和获取知识的方式[10]。

一个中医弟子学成要费时 9 年。前三年由师傅评估弟子，中间三年由弟子来权衡其选择的师傅是否合适，最后三年由师傅向弟子传授基本知识。弟子（不同于学生）不仅要掌握和接受师傅所有的知识，而且要全面认可师傅的品性，弟子对师傅的敬重几乎等同于儿子对于父亲的尊重程度。徐教授提供的关于现代中医教学方法的资料显示，中医的知识内容和学习方法几千年来鲜有改变。

古埃及的医学教育

我们对古埃及的医学和医学教育的了解，是借助于诸如莎草纸、雕像、铭文、建筑和纪念碑等种类繁多的载体，上面记录的资料重塑历史。古埃及的医生以其医技闻名，医生和患者们为了治病和求医都会不辞辛苦，长途跋涉。荷马（Homer）在《奥德赛》（Odyssey）中提到医生时说："埃及医生们的医疗技术远胜其他任何人[11]。"根据希罗多德（Herodotus）的记录，我们可以发现，埃及的专科医生们曾经远赴他乡去诊治当地的皇室人物。本书还有另一个重要发现，即埃及也有吸引学生求学和患者就医的医学"磁场"，这一无关年龄和地域的现象在埃及亦属平常之事。

记录在莎草纸上的重要资料撰写于公元前 3000 年［见《史密斯纸草书》（Edwin Smith Papyius）］和 1200 年［《卡尔斯堡纸草书》（the Carlsberg Papyrus）］期间，特别值得称道的是柏林（Berlin）、布鲁克林（Brooklyn）博物馆、切斯特·比替图书馆（Chester Beatty）、埃伯斯（Ebers）纸草书、卡亨（Kahoun）纸草书、赫斯特（Hearst）纸草书和伦敦（London）纸草书。埃伯斯纸草书写于公元前 1550 年，即阿蒙诺菲斯一世（Amenophis）王朝第九年，是现存最长的纸草书，其内容涵盖生理、病理等诸多医学知识。在这本书中，有一章以"神秘医生的起源、心脏运动的知识和心脏的知识[12]"为标题。除了当时已知关于心脏的知识外，就是其中提到了"秘密"一词。自此这个主题多次出现：医生们有自己的"秘密"知识，只为自身利益而使用"秘密"，而且借助"秘密"将外人拒之核心圈子之外。

埃伯斯纸草书中记述了许多正确的临床描述和伦理概念，其观点和表述方式与希波克拉底誓言颇多相似之处。就像我们之前多次提到的那样，埃及医学和希腊医学之间的联系可谓密不可分。最大的区别在于，埃及医学掌握在教士手里，而希腊医学是脱离宗教存在的。

《史密斯纸草书》[亦称为《医生秘籍》]也许是世界上最早的外科论述专著，其作者是印何阗（Imhotep），公元前3000年建造世界上第一个金字塔的著名医学家和建筑家，也是埃及赫利奥波利斯（Heliopolis）的大祭司。此人值得我们赘述几句。他被奥斯勒（Osler）视为第一个厚今薄古的医生，因此应该被尊为"医学之父"[13]。印何阗因身兼巫师和医生而闻名遐迩，据说还曾担任过埃及国王佐赛尔（Zoser，公元前2980年~2900年）的首相。在数百年间，印何阗有如神祇，被人们顶礼膜拜。埃及人为纪念他，在孟菲斯（Memphis）、底比斯（Thebes）、菲莱和（Philae）、赛斯（Sais）等建造了很多庙宇和雕像。他的雕像似人似神，或在读书或是思考，其墓地在孟菲斯附近。

传说中，印何阗被描述成患者之神。还有人说，他探视那些饱受病痛折磨的患者时，能够"让他们安然入睡，治愈其疼痛和疾病[14]"。他在教育方法和学习方法的传播上也具有非常重要的地位。在布雷斯特德（Breasted）所著的《埃及历史》（History of Egypt）一书中提到：人们在几个世纪后依然传唱印何阗的格言警句，足以印证知识能够口口相传[15]。他给后人留下了深远的影响，正如赫利（J. B. Hurry）所说：

令人奇怪的是，多年来人们一直对将印何阗尊为医学守护神的呼声置若罔闻。其实，远在以色列人迁徙出埃及前几百年，早在希腊人将阿斯克勒庇俄斯（Asklepios）尊其为医学之神的传说之前，早在荷马时代来临之前，甚至在希波克拉底还未诞生的时代，在埃及就生活着一位以超凡医技而被尊为埃及医学守护神的人物——印何阗。他的贡献当之无愧地堪称至高无上的圣人，所有医生都应该将他奉为守护神和医学之神的象征[16]。

希腊人的确是把他等同于自己的神祇——阿斯克勒庇俄斯（Asklepios），把他作为真正的英雄和值得永远学习的楷模。

埃及医学起源于巫术和宗教，医生间等级森严。教士医生级别最高，世俗医生次之。他们都拥有重要的能力——读书写字，这也可以解释为什么医生的雕像和浮雕上大多都手持文具。医学生们不必出身统治阶级，而且据说选拔医学生唯一的标准是勤奋和才华。他们往往桀骜任性，就像下面的引文说的那样：

不要耽于闲散懒惰，否则会被严惩。不要沉迷享乐，务必手不释卷。学会交谈之术，多向优秀出众者请教[17]。

有人举报说你荒废学业耽于享乐，流连酒肆夜店。酗酒只会让你浑身酒气，戒掉它，因为酒徒只会让人望而却步，酒精只会侵蚀你的智力，让你形同破船破桨[18]。

这些纸草书译文摘录证明，古今的医学教育鲜有改变。

学生们住在学校宿舍里，由教师监督管教。教学完全按照圣书进行，其最后六篇都与医学相关。这些圣书的内容涉及人体、疾病、外科器械和外科手术、药物、眼疾和妇科疾病。姑且假定，这些学生们也会上关于如何检查和治疗患者的实践课。在埃及，患者往往被人们送到神庙里等待教士的帮助，因此从来不缺可供授课和治疗的患者来源。这些庙宇学校和学者们关系紧密，其中包括法官、天文学家和数学家，其中规模最大的学校位于赫利奥波利斯、孟菲斯、底比斯、菲莱和和赛斯等地。

医学训练的课程包括研读脉象、病史采集、外貌观察、神智状态、气味、大小便检查等。外科学课程包括外伤治疗。药物学课程涵盖各类药物，包括煎剂、输液、止咳药、药丸、栓剂、软膏和滴眼液等。后来由希腊人提出的体液学说成为当时主流的健康理论。学生们受到的教育要求他们要对患者和蔼可亲、动作轻缓，不得将患者视为低人一等。埃伯斯纸草书中说道："走到他身边，不要抛弃他[19]。"书中还有许多条例规定了医生需要遵守的伦理职责。

对于当时的人们来说，找到书读和保管书都殊非易事。书写能力可供传播知识，还可让学生在离校时把知识带回去。记忆力也是一个重要的能力，因为格言谚语（如印何阗所述）可以帮助人们记住所学的知识，谚语、问答录和类似《教理问答（手册）》的资料在数百年间成为医学学习的重要方法。

庙宇附属建筑被称为"生命之屋"。尽管庙宇并非正规医学院，却起到了文献编辑和整理中心的作用，可供人们搜集和复制书稿，因此也成了接待医学生和访客的医学资源中心。纸草书中鲜有关于检查过程的证据。这些地方存有大量藏书，一直到公元3世纪时，希腊医生盖伦（Galen）还在使用墨菲斯（Memphis）的图书馆。由于当地学术活动十分活跃，人们在亚历山大（Alexandria）城创建了一座著名大学和图书馆就是水到渠成之事了。

如前所述，读书写字的能力是非常重要的。见诸史册的最早的医生赫斯（Hesy-Re），就曾让人用画板为自己画了幅画像。考古发掘出的陶片（用来书写的石灰石或陶瓷碎片，价格远低于莎草纸）显示被学生们用作练习本。

医生专科化业已十分常见。被发现的一份医生列表上，标明了对各个器官疾病术业有专攻的医生，而且当时已经有了助理医生、护士、男按摩师和绑绷带专家的分工。希罗多德（Herodotus）写到：

医术分工如下：每个医生专攻一个而不是多个疾病。有的专治眼睛，有的专治头部，有的专治牙齿，有的专治内脏，而另外的则只治疗肠道疾病[20]。

此言并非大家共识，但其中关于专科化的说法还是可信的。

埃及医学至此止步不前，其概念和疗法被希腊人所承袭，这也是下一节的主题。对于埃及医学和传说，人们迄今依然争论不休。但是，医学学习的基本原则的确是在从公元前3000年到公元前500年这段漫长的时间内建立的。

异曲同工的符号——箭囊

传统做法都是用墨丘利的节杖代表医学，这个标志起源于希腊神话中的有翼神使赫耳墨斯（Hermes）或墨丘利（Mercury），由两条蛇缠绕在一根节杖上组成。根据希腊神话，赫耳墨斯路遇两条蛇缠斗，将自己的节杖投向了它们，于是这两条蛇就缠绕在一起，停止了打斗。随后节杖顶部渐渐长出两翼。但是，我们得把这个节杖与和"医神"阿斯克勒庇俄斯（Aesculapius）的手杖区别开来。阿斯克勒庇俄斯的手杖是粗制的，而且上面只有一条蛇。这一标志的希腊神话背景告诉我们，赫尔墨斯创造出医学节杖的时间大概是公元前 600 年。

然而这个标志的用法却有些暧昧不清之处。赫尔墨斯不仅仅与医生有关，同样也是小偷的守护神。蛇与医学有非常神秘的关系，同时他们又和重生有着千丝万缕的联系。纵观历史，人们对于赫尔墨斯（Hermes）和医学的关系一直持有争议。尽管手杖作为医学的象征可追溯到很多世纪前[21]，其真正启用时间是 1902 年美国军方将其用作医疗队的标志。

这个标志在美国启用时，曾引起了广泛的争论。即便在当时最著名的医学史家艾尔丁·格里森（Fielding Garrison）建议将其作为战争中非战斗人员标志时，他的观点也遭到了批评和质疑[22]。其部分原因是英国和普鲁士部队已经从 1860 年开始使用阿斯克勒庇俄斯神杖作为自己的标志了，因此其含义可能导致误解。有趣的是，皇家医学会和格拉斯哥（Glasgow）外科医师学会以及爱丁堡（Edinburgh）皇家外科医师学会都采用阿斯克勒庇俄斯神杖作为自己的标志。

然而，通读中国和埃及医学后可能发现另一个符号更适合作为医学的标志——一支箭或一个装满弓箭的箭囊。中国医生的符号可能更复杂一些，它由三部分组成：一个箭头或一个装满弓箭的箭囊，一只紧握武器的手，以及一个巫师或教士。这个符号表示：守护神用强大的武器去杀死或驱逐疾病的恶魔[23]。后来，这个标志的下半部分被改为酒的符号。这也许提示医生角色的变化，也反映了医生开始在医疗中使用酒作为一种治疗手段。

在象形文字中，代表医生的单词"swnw"同样也包括一支箭囊或一个箭头[24]。这个符号的意义现在还不是很清楚，但有一种说法解释说，代表了医生能非常熟练地把箭头从人体上移除。不管这两者之间到底有什么区别，在几乎相同时期的两个不同文化中，都不约而同地使用了箭头作为医学的标志，这比人们用神杖代表医学早了几百年。

也许，我们应该反思选用什么来代表医学了。弃用节杖，代之以箭头，因为箭头代表着精准地消除疾病。而装满弓箭的箭囊表示医生拥有多种治疗手段，而不仅仅局限于一种疗法。古希腊人是绝不会把赫尔墨斯当成医学之神的，他们心中真正的医学之神是神射手阿波罗（Apollo）。阿波罗之箭能够带来治愈或疾病。而且阿波罗赞歌的含义就是"治愈之歌"。所以，希腊人在生病时通常都会先向阿波罗祈祷［而女性会先向阿波罗的弓箭手妹妹阿耳特弥斯（Artemis）祈祷］。

由此看来，在医学生毕业仪式上授予其箭头标志比权杖和喀戎组成的标志更合适。后者（一个手持弓箭的人首马身怪物）是爱丁堡（Edinburgh）皇家医师学会的标志之一。而且一家名为虔诚（Worshipful）的药厂业已将阿波罗作为其盾徽的组成部分。如果可供医生们聚会研讨新疗法的"箭头俱乐部"像雨后春笋般出现，也许并非别出心裁的想法。医院和研究中心也会将箭头用在其盾徽中。一个别致，但有可能的局面。

古希腊的医学教育

希腊医学曾经极大地受益于埃及医学，这已被世人所公认。无论希波克拉底及其著作的影响力如何如日中天，我们都不应该遗忘伟大的印何阗。本章的重点聚焦古希腊医学在教育领域产生的影响，而不是疾病的治疗或病因学研究。

希波克拉底的著作是研究古希腊医学教育和医学学习过程的主要资料来源。就像我们在之前章节中提到的一样，书籍的稀缺性迫使人们转而采用其他传播知识的方式，而格言谚语就应运而生了。在古希腊，将这些短句论述铭记于心构成了学习过程中最重要的任务，背诵了基本医疗知识的医生们得以四处行医。医学教育的基本形式是口授，而希波克拉底在科斯岛（Cos）树下教学一画可为明证。

希波克拉底（公元前 430～前 330 年成书）一书，向我们揭示了医学生们会遇到的许多难题。其中之一就是理论如何联系实践的问题。希波克拉底在《急性病饮食篇》（On Regimen in Acute Disease）这本书中写道："医学教育终将面对同样困扰着其他学科的这个难题：我们在面对某一具体病例时该采取什么措施？而且在医生没有亲自了解这个具体病例之前，无法对其给出一般性建议。[25]"

希波克拉底的有些著作是专门面对医学界人士的，但是也有一些书的读者对象就是普通大众。例如，在《人体性质篇》（On The Nature of Man）的序言中希波克拉底说道："本课的主要对象，并非那些熟知人体结构和经常参加有关学术活动的学医之人。[26]"

掌握沟通技巧也是培训医学生的重要内容。例如，《人体性质篇》（On The Nature of Man）中提到："医生在日常工作中需要具有演说口才。因此，如果看到医生训练得如同演说家一样时，不必大惊小怪。[27]"这一提法的重要性在于，医生不仅要能与个别患者沟通，更要有能力与大众沟通。这也很好地解释了为什么"医生（doctor）"一词也有"教师"的含义。当时的图书馆具有重要作用，在亚历山大（Alexandre）大帝去世前 9 年，即公元前 332 年创建的亚历山大图书馆就藏有图书 70000 册。

在古希腊行医无需通过考试，培训时限也无具体规定，对于行医本身也未设限制条件。最重要的标准是医生的口碑（患者对医生的评价），一个今天依然适用的标准。医生们有权四处行医，自行设立诊所。医疗行为被视为"交易"或"生意"。医学被视为某种"技巧"或"手艺"，其学识来自于自身经验。知识从一家传到另一家，这也揭示了知识的"秘传"特性。在无书可依的情况下，这可能是传播知识的唯一方法。此时掌握知识和秘密的教师就成为了知识传播中的关键人物。因此也凸显了教师引荐的重要性（例如，"我是希波克拉底的学生"），由此教师们能够提高自己的声誉和吸引更多的学生。本书中已经多次提到"医学磁场"这一关键词。在古希腊，科斯岛（Cos）和尼多斯城（Cnidos）的医学院最为著名。另一个医学教育中心位于埃皮达鲁斯（Epidaurus），其所在地毗邻剧院，而且为濒死者设有专用房间。那时医生的角色比较复杂，尽管在柏拉图（Plato）的《会饮篇》（Symposium）中描述的厄律克西马库斯（Eryximachus）医生可在餐桌上享有和诗人、政治家相同的地位，但也被描绘的有些许夸夸其谈。

必须掌握的知识的广度和深度也十分重要，正如希波克拉底在《医学的传统》（Tradition in Medicine）中所说的：

尽管这个问题我已经说得很透彻了，但还是有些医生和诡辩者们坚持认为只有先弄明白人是什么，才能学会医学，而且任何打算解除人类病痛的人，必须先学习掌握这些知识。他们的观点更倾向于恩培多克勒（Empedocles）和其他描写自然界的人的书中所提到的哲学，他们讨论人类的起源以及人是用什么材料创造出来的。……我认为，没有任何其他方式比学习医学更让人类清晰地认识自然，除学懂医学之外别无他法。

希波克拉底的书中也写了如何选拔医生的问题。医生的儿子们顺理成章地成为备选者，但并非是唯一的选择。除了奴隶和女人，任何人都可以学医。就像在《誓言》（Oath）中提到的一样，老师必须关心照顾自己的学生如同己出，反之学生对待老师也应如此：

凡授我艺者，敬之如父母，作为终身同业伴侣，彼有急需，我接济之。视彼儿女，犹我兄弟，如欲受业，当免费并无条件传授之。凡我所知，无论口授书传，俱传之吾与吾师之子及发誓遵守此约之生徒，此外不传予他人[29]。

在《医典》（Canon）中也提到了对医学生们的特殊期望：

凡符合行医条件者，必须拥有合适的天赋秉性，接受过必要的授业指导，具备有利成长的条件、教育、勤奋和时间。首要条件就是天赋秉性，因为勉强学医的学生只会浪费机会和资源。只要学生顺天而为，从小就赋予其学习的有利环境且早期教育正确得当，学习科学就并非难事了。如果铭刻在学生心中的追求是锦衣玉食的话，他就更有必要加倍勤奋努力[30]。

此类观点，特别是"加倍勤奋"等，在几个世纪后奥斯勒（Osler）所著的《医学词汇》（Masterword in Medicine）中提到过[31]。

古希腊的医学教育中并没有真正的课程。医学理论的依据就是体液学说（多血质、黏液质、胆汁质、抑郁质）和四种特性（冷、热、干、湿）。纵观历史，我们可以发现这种健康和疾病观是如何影响医学课程和学习内容的。我们知道基础知识包罗万象，不仅仅和治疗学有关。在希波克拉底的《流行病学》（the Epidemics）中明确提到：饮食、气候条件和所在地、患者的体质、生活方式、喜好和年龄都会影响患者的治疗[32]。医学一直以来都被神秘的光环所笼罩，在古希腊也是如此。在希波克拉底的著作中写道："神圣之事只能传授给神圣之人。不得将其告知凡夫俗子，除非他们能够对科学心存敬意[33]。"

希波克拉底的格言警句提供了一种记忆疾病及其疗法的重要方法，让我们获得了以往只有大师亲传弟子才能学到的知识和技能。今天重读这些言语，尽管会发现有些的确离奇费解、错误百出和毫无用处，但是其中大多数还是易于记忆学习的。例如：

病入膏肓的病例需要使用孤注一掷的疗法。

病情最重之时，务必给予最清淡的饮食。

在病情达到顶点，或危重时刻刚刚过去时，不要试图采用给药或兴奋剂等新方法干预病情的发展，顺其自然。

无缘无故的疲劳感就是生病了。

对急症患者妄言其死亡或康复都是不明智的。

所有疾病都可以在一年四季中发病，但是某些疾病在一年的特定时间发病概率更高而且病情更严重。

急症患者四肢末端冰冷，必为凶兆[34]。

除此之外还有很多此类格言，多为常识介绍，其写作形式易记而且易用。尽管这种死记硬背的学习方法可能会被现代人贬斥，且这种批评也不乏道理，但是这种做法也有其用途。

此外还有《匿名医书》（Anonymus Londonnensis），一部成书于公元 1 世纪的拉丁文纸草书，其中探讨了很多医学和哲学问题。该书可能是由学生或讲师编辑，包含定义、疾病病因学和生理学进展等章节。书中提到一些著名医生和对于他们观点的评论。例如在提到克尼多斯（Cnidos）的赫洛迪科斯（Herodicos）时说："关于病因问题，他部分同意欧吕丰（Euryphon）的观点，但是也并不是完全同意[35]。"书中大量引用希波克拉底的话，让我们更好地了解当时如何进行医学教育，也引述了多位医学权威人士的话以佐证当时的主流思潮和辩论。

古希腊医学界并无专科分工，但将医生分为三类：普通医生、医术大师（master craftsman）和饱学之士（man educated in art）。文献中明确提出了医生掌握知识广度的重要性，而且介绍了经典之作中采用的方法。研究病例的重要性得到高度重视，其中很多细节今天看来依然引人入胜。疾病治疗效果均记录在案，而且人们坚信科学方法会有助于对疾病的了解。对个别病例的随访观察可供总结出适用于治疗和疗效评估的一般性规律。

然而，医生们也需要知道自身的局限性。在一次以医学科学（The Science of Medicine）为主题的演讲中提到这样的观点，"在认识到医学并非万应灵药时，就应该对病情业已无法逆转的患者放弃治疗[36]"。对治疗效果的预判也是十分重要的：

医生应该充分重视预见性的作用。如果在他诊视患者时，不仅能说出其过去和现在的症状，还能告诉他病情将如何发展，并且提到患者疏漏的细节，这个医生定会声名鹊起，人们会争先恐后、毫不迟疑地前来就医。此外，如果他能够根据患者现在和过去的症状，预见到病情如何发展的话，能够实施最好的治疗方案[37]。

希波克拉底誓言[38]虽然并非首次提出医学伦理原则，却是人们迄今最为耳熟能详的医学誓言。世世代代的医生都将其奉为圭臬，今天依然适用。誓言对医学教育的重要性并非其具体内容（其中部分内容业已过时），而在于所提倡的理念。医学生和医生必须认同一系列指导其行医方式的价值观，藉此向外界宣布医生这个封闭性群体的价值观和对某些事物的理念。宣誓就是将其理念公之于众，以及承认医生对于滥用医生特权事件所感到的耻辱感。过往也出现过人们不屑于宣誓的情况，但是现在的很多医学院依然要求学生采用某种形式进行宣誓，而且宣誓也被公众视为医学生学习生涯中很重要的一个时刻。

总而言之，古希腊的医学教育以学生和教师的个体关系为核心。学习的主要方式是口授以及使用格言警句和个案研究，以便学生记忆细节。教学是依据观察和治疗效果评估。整个学习过程的核心是希波克拉底誓言中体现的价值观。这种学习方式具有强大的生命力，延续一千多年，而且今天依然构成临床医学的基础。

当然，当时的基础知识十分有限，但不妨设想古希腊教师拥有我们今天的资源会如何。他们仍然会把教育学生、观察病情、全面考虑疾病和健康问题为己任。他们仍然会进行宣誓，而且他们的价值观会发挥至关重要的作用。他们的图书馆会有所不同而且规模更大。但是也许最大的不同之处在于医学的公众形象。当时没有考试程序，一位名师的推荐即足以证明学生的能力。今天，最重要的标准是考试和能力审查，以及医生向公众证明其素质。这个主题将在以下几章中讨论，而且在本书的结论中也会再次涉及。

古罗马的医学教育

罗马帝国时期，医学知识的进步缓慢而有限。医学教育也同样鲜有改变，教学大多以口授和示范形式进行。由此凸显了亚历山大城（Alexandria）、帕加马（Pergamon）、雅典（Athens）、罗马（Rome）、以弗所（Ephesus）等地图书馆的重要地位。古罗马社会的一大特点就是师徒制体系：师带徒不仅可以传播知识，还可以多个人协助医疗工作。古罗马的医学多源自于希腊，早期的古罗马人不仅轻视医学，也不喜欢医生。他们以家庭为治疗单元，而且通常使用自制药物。

古罗马和古希腊一样，取得行医资格并非难事。对行医没有关于培训或考试的硬性规定，没有相关的法律规定，医学院也不过是组织松散的机构。要想成为医生，最重要的条件就是师从一位名医。在罗马讽刺作家马提雅尔（Martial）的讽刺诗中曾经提到医生如何工作："我在生病，突然间你带着浩浩荡荡上百学徒来诊视我，一百双如北风冰寒的手在我身上摸来摸去。你没来之前，我的体温正常。可现在我发烧了[39]。"

许多罗马医生的祖先都是希腊人，是朱利叶斯·凯撒（Julius Caesar）给外国医生授予了公民权。他们一般都是独立开业行医，但也有些是政府雇员，而得到政府职位必须经过七位医生的选拔。医生无须纳税，但从在马提雅尔（Martial）的讽刺诗中可以看出，他们的形象并不太好。"迪亚奥卢斯（Diaulus）以前是医生，但现在成了丧事承办人。他们做的就是以前医生做的事情[40]。"蒲林尼（Pliny）在他的《博物志》（Natural History）中写道："他们学医的风险由我们的生命承担。他们在我们身上做实验，把我们送进坟墓。医生是唯一可以杀人却无须承担罪责的人。……我都懒得去揭露他们的贪婪，在垂危患者命悬一线时，他们还在寡廉鲜耻地讨价还价[41]。"

军队是医生的一大雇主，所有罗马军团都设有军医。军队还给医生们提供了大量的学习机会，尤其学习解剖学和外伤处理。罗马军医在以下几个方面发挥了重要作用：首先，罗马帝国幅员辽阔，便于医学知识广泛传播；其次，清洁饮用水、污水处理等公共卫生知识以及医院的概念也随之得到普及。其工作的复杂性得到大量证据证明。在军队中，医疗服务是军营长官最重要的职责之一。医务人员的数量取决于部队规模，而医院则构成了关键的组成部分。植物园负责种植草药。罗马人也从当地人那里学到了一些疗法，用于自己的治疗。

庞杂的罗马医学知识体系包括营养学、体育锻炼和沐浴、药理学和外科学，预防医学也是其常规教育课程的一部分。医生们可以成立协会，医学会遍及整个罗马帝国。医生拥有学者地位，其墓碑上通常都装饰有书卷。协会或学会主要用于社交目的，通过举办宴会或葬礼形式进行联谊。他们召集会议，讨论医疗工作，提出建议和指引。一份行为守则规定：

医生要有健康的外貌，体型富态，只有具备如此身体条件的医生，才会被大家看做是会治病的医生。其次，他必须注重个人仪表，穿着得体，涂抹芳香油膏……面容严肃庄重而不严厉，因为严厉意味着傲慢和不近人情。总是笑口常开、兴高采烈会给人留下粗俗的印象，而粗俗举止实为大忌[42]。

以上说法及其应用印证了医学教育中的"隐形课程"，以及新医生该如何学会正确的举止行为。这一点今天依然适用。此外也记录了医患关系情况，既有正面的也有负面的。例如：

医生和患者之间应该是亲近的。患者们把自己性命都托付给了医生。医生还经常会见到少女和贵重财物[43]。

他为我看病的时间比其他医生都长；他之所以小心谨慎是为我着想，而不是首先考虑自己医术的名声。他会坐在那些落难之人身边；他总是雪中送炭、及时出现；不为职责所迫，患者不会令他心生厌倦；他以同情之心倾听我的呻吟；他在诸多患者中，最关心我的健康；他只在我的病情允许的时候，才去照看其他患者；维系我们的并不是医患关系，而是朋友关系[44]。

在学徒们以观察为主要学习方式的年代，这些说法曾经发挥了巨大的作用，这些"隐形课程"构成了医学教育的重要组成部分。

医学权威之间时常出现争论，因此也出现了相互竞争的医学院。蒲林尼（Pliny）对于缺乏监管的医学界发表了以下意见：

非常不幸的是，在处罚庸医方面我们无法可依，即便因医生过失造成患者死亡，也无人对他实施报复。这无异于放纵他们以我们的健康风险为代价获取学识资本，以我们的存亡为代价做实验，而且大可蔑视生命，无须顾忌惩罚[45]。

教师们自行教导其所带学生。医生们在诊所行医，在学生协助下治疗患者和进行手术。盖伦（Galen）提到，这些诊所多为高门大屋，室内空气清新、光照充足，配有大量外科器械和医疗设备。医生也时常到患者家中出诊，学生们会跟随老师一同探视患者，学习治疗方法和观察患者病情进展。

希腊医生们来到罗马后，带来了新的医疗模式。首批罗马医生中的一位就是称为"医生之王"的名医阿斯克雷皮阿德（Asclepiades）。出生于公元前 124 年的阿斯克雷皮阿德曾经在雅典（Athens）和亚历山大（Alexandria）求学。他的教导是，治疗疾病应该遵循"迅速、安全、适宜"的原则。他认为，健康就是在压力和休息之间取得的平衡。他的学生们修改了他的学说，创建了方法论学派（Methodist）。其理论基础并非希波克拉底的体液学说，而是微粒说。这一学派将诊断简化为依据一系列常见症状，而且将治疗方法限定在一个很小的范围。这种方法可以把学习周期缩短到六个月左右，大大节省时间和金钱。其优点是学医的时间短、简单易学（缩短医学学习周期并非新观点）。接受过 11 年医学教育的盖伦（Galen），坚决反对这种快速学习的权宜之计。他十分严厉地批评说："这样培养出来的医生技艺不会精湛，其精通的只是如何迎合大众口味[46]。"

罗马时期的医学史也和其他地方一样，以名师著称，其中一位就是著名的盖伦（Galen）。他出生在中亚重要的文化中心帕加马（Pergamon），早期曾经学习希腊修辞学和哲学。他年仅 16 岁就开始学医，初期在帕加马（pergamon）师从萨泰罗斯（Satyros）医生，然后分别在士麦那（Smyrna）、柯林斯（Corinth）和亚历山大（Alexandria）求学。亚历山大城依然是学术圣地，很多国家的医学生都来此求学。申请成为医生最好的推荐书就是在亚历山大的学历。

盖伦学医 11 年后返回帕加马（Pergamon），担任了角斗士学校的外科医生。到公元 162 年他来到罗马时，已经是一位功成名就的医生和解剖学家了。但他因直言不讳而被遣送回帕加马。三年后，应马可·奥勒留（Marcus Aurelius）和路奇乌斯·维鲁斯（Lucius Verus）之邀，返回罗马担任宫廷医生。

盖伦著作颇丰，迄今仍有 21 部著作存世，其中很多都有哲学内容。他认为，自己将古代医学原理达到尽善尽美，研究范围涵盖医学的全部领域，而且创建了一套系统的医学学习方法。他以不断根据科研和观察修改自己的结论著称，尽管这个概念与现代概念有些出入。盖伦最重要的著作之一就是《初学者看脉象》（《The Pulse for Beginners》）。

在盖伦看来，医生应该熟知哲学的三个分支：教会人们如何思考的逻辑学；研究自然科学的物理学；告诉人们如何行事的伦理学；公开课是他最喜欢的教学方式，而他的解剖课的听众为数众多，并不限于医学生。盖伦重视体液对疾病成因的重要性。对于医生或医学生并非都拥有持之以恒学习的动机，他始终忧心忡忡。在他看来，医生和运动员一样，必须进行训练而且拥有学习的天赋。他问道：

今天的医生们是否在训练和天赋方面都有所欠缺？他们是否愿意投入精力研修医学欠缺？或者说，他们是否仅仅欠缺其中一个？……我们不难做到的是，投入短短几年时间全部掌握希波克拉底曾经耗时甚久才发现的东西，然后投入生命所余岁月去发现未知的东西。但是，对于一个把财富看得重于美德，学医目的仅为私利而非公益的人来说，是无法将学好医学作为人生目标的。既要发财又想完善医学水平，就像鱼与熊掌不可兼得[47]。

盖伦在公元 210 年去世时功成名就，富甲一方。他把大半家财花在书籍和抄书员报酬上——他们负责从其他图书馆抄录书籍。他在《我的藏书》

（On my own book）一文中这样说道："我在这段时间把老师所传授的或我自己发现的东西，全部梳理清晰。我还在坚持从事对一些课题的研究，而且写了很多相关文章，同时不断训练提高我自己解决各类医学和哲学问题的能力[48]。"他明确提出："最好的医生应该也是哲学家"，而且劝告医生学习艺术。

盖伦十分关注健康问题，在《致斯拉西布洛斯》（To Thrasyboulos）[49]一书中，用了大量篇幅讨论关于应该将健康归类在医学还是"体育"。他从一个颇具哲理的角度讨论这个问题，同时也提出了很多其他问题。例如：什么是医学？其中一个答案是："对于健康和病态的认识。"他认为健康就是医学的一部分。他的书中还有一个重要章节——"瘦身与饮食"，足以与当代低盐低热量饮食的提法媲美。

他对教学也发表了以下看法：

教学可按顺序分为三种类型：第一类是从目标的概念推导出来，称为分析；第二类，就是将分析发现的结果综合起来；第三类，就是对定义进行分析分离，也是我们正在从事的研究。这种分离也可以称作拆解展开、简化或阐述[50]。

他对解剖学教学和认识植物药的观点，阐述了学习医学中实践的重要性：

无人能够仅凭书本知识学会解剖学，对人体部位的大致观察学不到东西。[51]

年轻学生必须仔细观察植物标本，不是一次两次，而是反复观察。因为只有殚精竭虑、全神贯注的学习，才能充分掌握药物的知识。[52]

盖伦强调接受实践训练的重要性，同时也将那些所谓博学的理论家和诡辩家们斥为，"只会居高临下地给学生们灌输解释理论，却在面对遭受病痛折磨的患者时束手无策[53]。"他也对不称职的教师大加挞伐：

我在年少时就曾对许多教师嗤之以鼻——他们用以证明其论点的"证据"，与有据可依的几何学真理完全是南辕北辙……追求真理的人们，改掉自吹自擂、自负自大、贪图虚荣、不懂装懂和占有欲的坏习性吧，只有这样，你们才有可能投入不是数月而是数年的时间，探寻到解开幸福与不幸之谜的坦途[54]。

他深知从医之路充满荆棘险阻。

盖伦在提到自己的重要性时说："我对医学所做的贡献，与图拉真（Trajan）皇帝通过在罗马和意大利之间修通道路桥梁而为罗马帝国所做的贡献不相上下。是我，我自己为人们搭建了通往医学真理的道路。必须承认的是，希波克拉底已经标出了路线……是他扫除了障碍，但是我使得这条路成为通衢大道[55]。"

生活在公元 1 世纪的塞尔苏斯（Celsus）也是一个重要的人物。他的《医学集书》（De Medicina）以一部百科全书和纲要流传至今。他出自著名的科尔内利（Cornelli）家族。该著作用拉丁文撰写，但因其是罗马人，一直被希腊医生所忽视，直到教皇尼古拉五世（Pope Nicholasv）（1397 ~ 1455）在位时才获得了社会地位。教皇尼古拉五世在佛罗伦萨（Florence）读到了他的《医学集书》，并将其刊印出版，成为第一批印刷出版的医学书籍。

塞尔苏斯（Celsus）是这样描述医生应该如何接触患者的：

经验丰富的医生不会一进屋就抓住患者的手臂。他会先落座，面带笑容询问患者的感觉；如果患者心存畏惧，他会聊些开心的事情让其平静下来。然后才伸手去触摸患者[56]。

他关于外科医生的说法也十分到位：

今天的外科医生应该是年轻人，至少不算老。手臂强健有力、从不抖动，左右手都同样灵活，视力清晰敏锐，具有勇敢无畏的精神。心怀悲悯之心，使他既能渴望治愈患者却不为被患者的哭声所动，步履不宜太快，动刀切除之处一分不多一分不少。泰然自若行事，完全不受患者的痛苦哭喊干扰[57]。

塞尔苏斯（Celsus）详细描述了一场眼科手术的过程：

让患者在光线充足的房间里，面对医生落座，让医生坐在一把稍高的椅子上。让助手从后面把住患者的头部避免其移动，因为轻微的动作就可能导致视力永久丧失。为了让所治疗的眼睛保持安静平稳，可将毛巾盖在另一只眼睛上，用绷带包扎。此外，用右手做左眼手术，而用左手做右眼手术[58]。

他的各类著作涵盖了保健和饮食、疾病症状和发热等全身性疾病，以及解剖学、药物、身体特定部位的疾病，还撰写了一些关于外科手术的书籍。他描述了感染的主要表现，即：皮肤红肿、疼痛、发热和肿胀。

按重要性排序，迪奥斯科里季斯（Dioscorides）在罗马医学教育界排行第三位。他的《药物论》（De Materia Medica）[59]一书流传甚广，在欧洲发明印刷术后再版了 70 次。书中详尽描述了如何搜集制备植物，及各类草药的药效。人们从世界各地寻找药物，而且开始建立药用植物园。

这些小故事向我们揭示了书籍和图书馆的重要性。图书馆是人们搜集和分享信息的重要场所，但其用途受到费用的限制。尽管手工生产书籍的速度可以很快，但一书难求的状况只是在发明印刷术之后才得到彻底改变。这影响了人们学习的模式——必须通过记忆保存知识。另一方面，尽管医生都将阅读能力视为医疗专业的重要标志，但口授教学降低了阅读的重要性。

虽然罗马首开公共卫生系统和保健的先河，但直到罗马"陷落"时，其医学界都未对知识进步做出什么贡献。

小结

人类最初数千年的医学教育史就这样压缩到区区数千字。尽管篇幅有限，却已经囊括了这段历史时期中发生的重要理论和实践。在知识基础开始扩大并提升人们对疾病的认识，而且在更有效的新疗法问世之前，这些理论和实践还会继续统治上千年。那么，在这段历史时期，都取得了哪些成就呢？

首先，人们认识到医学既是科学（基于假设、基于证据而且可由实验证明）又是艺术。种种不确定因素和不同患者的实际问题的解决，判断力和智慧缺一不可。医学涉及的既是人的问题，也是情感和价值观的问题。这些都是重要的理念，其间差异始终存在，尽管医学的科学一面早已取得了有口皆碑的进步，甚至达到古希腊医生们无法置信的程度。

自古以来就将如何选拔医学生和教师列为核心问题，而且古人早就提出过"好"学生或教师的标准，认为两者都应该具有热忱、使命感、知识和技术以及一系列的态度和价值观。尽管今天的有关措辞可能有所不同，但是基本原则始终未变。医生的行为以及行医时应该遵守的伦理标准古代早已明文规定，而且无论知识基础如何改变，这些标准和准则稳如磐石，需要得到每一代的医生们的承诺和遵守。例如，沟通能力的重要性古今无异。我们也清楚地看到，我们医学教育中的"隐形课程"依然十分重要。人们会从他人处学习，观察和模仿他人的行为。无形中，习惯和态度被传承下来，无论好坏。

教学方法也大同小异。小班或大班口授教学、医学书籍和图书馆的用法、记忆知识和理论联系实践的方法，在古代医学教育中早已采用。师带徒的教学方法、通过观察和实践进行学习的重要性，古今无异。也许今天的医学教育，省略了古代的死记硬背、要理问答或是格言谚语。以前的人们几乎没有什么能力评估方法，也缺乏专科教育（尽管曾经见于埃及文献）。在我们巡视医学教育史的以下几个阶段，会发现医生能力的正规评估方式问世而且会具体描述。

曾经作为早期医学教育基石的疾病和健康观，在今天看来大多谬误百出，而体液学说也不足以解释人们健康状况的变化，但纠正谬误依然耗费了上千年。但重要的一点，是人们都认识到健康的重要性。

本书还提到了一个特别重要的主题——"医学磁场"，即希望成为医生的人或希望接受更多培训的医生们，心甘情愿地长途跋涉找到最好的老师，而无论他们身在何处。如此具有吸引力的名师和医学院曾经是医学教育发展的主旋律，而这个概念今天依然具有生命力。这些医学领袖们奠定了医学学习的标准和基调。如上所说，他们为人们的行为和实践制定了"隐形课程"。

也许早期医学教育中最欠缺的是医学研究。尽管在关于盖伦的案例等资料中也有提及，但是从未建立过真正的研究体系，而且研究的方法也十分简陋。这一不足之处大大限制了人们提高自己认识和治疗疾病的能力，也使得当时的基础知识得以流传数百年，居然无人质疑。当时还没有形成真正的求知探索的文化体系。

参 考 文 献

［1］ Chadwick J, Mann W N. Hippocratic writings. London：Penguin Books；1978；83.

［2］ Comrie J D. Medicine among the Assyrians and the Egyptians in1500 BC. Edin Med J 1909；New Series Vol 11；101.

［3］ Hammett F S. Anatomical knowledge of the ancient Hindus. Ann Med Hist 1929；1：325-333.

［4］ Sharma P J. Hindu medicine and its antiquity. Ann Med Hist 1931；111：318-324.

［5］ Wong K C, Wu, Lien-The. A history of Chinese medicine. Shanghai；1932；2.

［6］ Veith, I. The Yellow Emperor's Classic of Internal Medicine. 1972. Los Angles：University of California Press；1972.

［7］ Confucius. The Analects. London：Penguin Classics. London；1979 edition；64, 86.

［8］ Wong, 26-27.

［9］ Ibid, 24.

［10］ Hsu E. The transmission of Chinese medicine. Cambridge：Cambridge University Press；1999；1-2.

［11］ Homer. Odyssey. Rieu EV (trans). London：Penguin Books；1946；227.

［12］ Ghalioungui P. The house of life：per ankh：magic and medical science in Ancient Egypt. Amsterdam：B M Israel；1973；35.

［13］ Osler W. The evolution of modern medicine. New Haven, Connecticut；1921；10.

［14］ Hurry J B. Imhotep：the vizier and physician of King Zoster and afterwards, the Egyptian god of medicine. Oxford：Oxford University Press；1926；55.

［15］ Breasted'J H. History of Egypt from earliest times to the Persian conquest. London：Hodder and Stoughton；1909；117.

［16］ Hurry, 88.

［17］ Puschman T. A history of medical education. Facsimile of 1891 edition. New York：Hafner Publishing；1966；19.

［18］ Ibid.

［19］ Ebbell B. The papyrus Ebers. Copenhagen：Levin and Monksgaard；1937.

［20］ Hurry, 78-79.

［21］ Friedlander W J. The golden wand of medicine. A history of the Caduceus the symbol ot medicine. New York: Greenwood Press; 1992.

[22] Garrison F H. The prehistory of the caduceus. JAMA 1919; 72: 843.

[23] Wong, 7.

[24] Nunn I F Ancient Egyptian medicine. London: British Museum Press; 1996; 115-117.

[25] Temkin O, Temkin C L, eds. Ancient medicine: selected paper of Ludwig Edelstein. Baltimore: John Hopkins Press; 1967; 109.

[26] Chadwick J, Mann W N (trans). Hippocratic writings. London: Penguin Books; 1978; 260.

[27] Temkin, 100.

[28] Chadwick, 83.

[29] Hippocrates.

[30] Chadwick, 68.

[31] Osler W. Aequanimitas and other addresses. 3rd edn. London: H K Lewis; 1906; 347-371.

[32] Chadwick, 87-138.

[33] Ibid, 69.

[34] Ibid, 206-236.

[35] Anonymus Londonensis. Translated by W. H. S. Jones. Cambridge: Cambridge University Press; 1947.

[36] Chadwick, 140.

[37] Ibid, 170.

[38] Ibid, 67.

[39] Ker W C A, trans. Martial Epigrams I. London: Heinman; xlvii.

[40] Ibid.

[41] Lewis N, Reinhold M, eds. Roman civilization: selected readings. edited with an introduction and notes. New York: Harper and Row 1966; vii: 18-21.

[42] Jackson R. Doctors and diseases in the Roman Empire. London: British Museum Publications; 1988; 59.

[43] Ibid.

[44] French R, Greenaway F Science in the early Roman Empire: Pliny the Elder, his sources and influence. London: Croom Helm; 1986, 32.

[45] Puschman, 97.

[46] Ibid,

[47] Galen. Selected Works. Translated by Singer P N. Oxford: Oxford University Press; 1997; 47 [In: The best doctor is also a philosopher].

［48］ Galen. Selected Works. Translated by Singer P N. Oxford：Oxford University Press；1997；8［ln：My own books］.

［49］ Galen. Selected Works. Translated by Singer P N. Oxford：Oxford University Press；1997；53-99［ln：To Thrasyboulos］.

［50］ Galen. Selected Works. Translated by Singer P N. Oxford：Oxford University Press；1997；345［ln：The art of medicine］.

［51］ Puschman，109.

［52］ Ibid，99.

［53］ Ibid，113.

［54］ Ibid. 133.

［55］ Porter R. The greatest benefit to mankind. London：Fontana Press；1999；77.

［56］ Jackson R. Doctors and diseases in the Roman Empire. London：British Museum Publications；1988；69.

［57］ Ibid，112.

［58］ Ibid，121.

［59］ Dioscorides P. The Greek herbal of Dioscorides，512 CE. Englished by John Goodyer 1655. Oxford：R T Gunther；1933.

第 *3* 章　阿拉伯医学及其大学

圣贤云，"我的知识大多来自于导师和我的朋友们，但是我从学生那里获取的知识远胜两者。"星星之火亦可燎原，稚嫩学童亦可启发犹太教法师，通过解答问题获取大智慧[1]。

迈蒙尼德（Maimonides）《智慧之书》[（The Book of Knowledge)
引自《古巴比伦犹太法典》(The Babylonian Talmud)]

引言

在古罗马帝国灭亡之后和欧洲文艺复兴运动之前的这段时间，是医学教育史上非常有意义的时代。这一时代前期（公元 500~1200 年）独领风骚的主要是阿拉伯作家，他们传承了古希腊和罗马作家的精髓，其影响力和书籍从伊拉克的巴格达（Baghdad）传播到了西班牙的科尔多瓦（Cordova），而优质纸张的问世为加速传播起到了推波助澜的作用。公元 794 年，巴格达创建了首家阿拉伯造纸厂，其造纸工艺源自中国。手稿书写和书籍抄写之风借此乘势而起，并且通过叙利亚和北非传到了西班牙。在此期间图书馆不断涌现，而学生们纷纷涌向学习中心，阿拉伯语由此成为了世界通用语言。医疗行业渐趋成形，医学的学术性有所加强。

在此时代末期，医学教育开始在欧洲蓬勃兴起，意大利的萨勒诺（Salerno）首开先河，随后逐步向欧洲北部发展。现代意义上的医学院纷纷问世，而考试、课程以及大学的发展构成了当时进步的特征。新知尚且十分有限，与图书和图书馆扮演的重要角色相比，教学方法并没有取得重大进展。

医学和阿拉伯世界

第一个千年的后半段见证了阿拉伯世界的艺术和科技的繁荣发展。虽然语言是阿拉伯语，但是其作品创作的源泉却离不开希腊文化，而作者们虽然大多是阿拉伯人，也都是基督徒或犹太人。主要作品的创作期在 8 世纪到 11 世纪之间。

在罗马帝国灭亡到 9 世纪之间，拜占庭（Byzantine）帝国和基督教的抄写员们把书籍传承了下来。早期的基督徒对医生和健康并不认可，因为当时把人体视为神圣，禁止进行人体解剖或研究。社会才俊以从事宗教为荣，而且他们对医学的憎恶反感在公元 391 年达到极端程度，狂热的基督徒将亚历山大港的图书馆付之一炬。这就使得这一时期的基督教文化对医疗或医学研究几无贡献。

侯奈因［Hunany，拉丁名为约翰尼第斯（Johannitius）公元 809～873 年］是其中一位著名的早期阿拉伯学者，也是一位基督徒。他推动了职业道德学及其标准的建立并且撰写了一系列的书籍，其中最著名的是为医学生写的《Masa il Hunayn》一书。该书采用了问答的方式，其性质如同基督教的教理问答，易学易记而且有助于学生阅读和准备考试。侯奈因的书籍源自希波克拉底（Hippocrates）和盖伦（Galen），富于幽默和原理。侯奈因也参与了迪奥斯科里季斯（Dioscorides）关于药用植物的阿拉伯译文的审订工作。

艾卜·白克尔（Abu Bakr Muh al-Razi 或 Rhazes，约公元 845～930 年）是这一时期最著名的医生之一。他不是盖伦的信徒，撰写了 15 本书，其中篇幅最大也是最著名的是《全书》（Liber Continens）。他在这部内容广泛的著作中收录了大量可供教学和参考的病例。白克尔审校了希波克拉底的格言警句，重新编辑使其便于记忆。他的名气主要来自其行医事迹。据说曾有个患者呕血不止，无人能够诊治。白克尔留意到这个患者曾经在一潭死水中饮过水，然后给他开出一种催吐剂。患者后来吐出了一只水蛭，治愈了呕血，由此让白克尔声名大噪。有趣的是他是从 40 岁才开始学医的，这样的人在今天会被看做为大龄学生。

白克尔阐述了医患之间的特殊关系，鼓励医生以友善的态度询问病情，并列出一个详细的工作程序：

- 根据临床症状和临床检查诊断疾病
- 为具体类型的疾病寻找原因
- 根据病因和症状推断此病例是否涉及一种或一种以上疾病并且予以诊断
- 与其他疾病的鉴别诊断
- 就食疗、药疗或者两者结合治疗提出建议
- 获得患者的信任并且争取他们遵循医嘱，鼓励患者端正态度和树立信心
- 按照希波克拉底的建议，预测疾病的发展并且提前告知患者[2]

玛加兹（Al-Majusi）和白克尔一样都是伊拉克人。他也为成功的作家们编制了一个核对表。在他看来，作家要承担如下责任：

- 需要作者明确表述其写作目的与动机
- 阐述阅读该书可能带来的益处
- 标题与内容相符
- 解释作者采用的方法、概念以及条目
- 命名作者
- 解释概念和作品的正确性
- 作品内容安排得当[3]

在此文中，他坚持认为医生的唯一目的就是减轻患者的痛苦，而且在不泄露患者隐私的前提下关心和促进患者的健康。

无论从医学还是教学的角度看，这两个清单［引自萨米·哈梅内伊（Sami Hamarneh）著作的《奥玛利》（O'Malley）一章］都颇具现代风范。第一点就是其采用了系统化的诊断和治疗方法。因为出现了多个病症，所以需要鉴别诊断。而且获得患者的信任也是一项重要的工作，此外无法让其毫无疑问地谨遵医嘱。最后，疾病的预后以及医生与患者就此进行的讨论都是必要的。应该提示患者可能发生的情况，对患者以诚相待，介绍可能产生的影响。这些做法都跟现代十分相似。第二个核对表也很重要，读者可以借此自行判断本书是如何成功地实现其目标。

伦理道德也在经常讨论的问题之列。鲁哈威（Ishap al-Ruhawi）就此写过一篇长文，探讨了医生的高度使命感和因此而获得的信赖。另一份13世纪的手稿中，有一章是关于提供知识和训练以帮助人们从事医疗行业的。

这些人的必修课包括逻辑学、解剖学、几何学、天文学、数学、气象学、光学和音乐。他们要求知道每所医学院的理念及其意义。除了符合学术标准外，医生必须定期在医院检查和巡视患者。这一记录应该是继续教育发展和重视所需知识宽度的最早范例。

在布朗（Browne）所著的《阿拉伯医学》（Arabian Medicine）一书中，就曾记载了一个道德伦理困惑的例子。故事讲述曾有个骑士病入膏肓，命悬一线。这时一个资深基督教牧师受邀前来帮助这个患者。他要来了一些蜡，将其化做栓子，然后把蜡栓塞进患者的鼻孔里，最终骑士一命呜呼了。而牧师为自己辩解到，那个骑士被病痛折磨，堵住他的鼻孔可以让他安静地死去[4]。

这本书里还有一节是关于能力测试的。巴格达名医西纳（Sinan ibn Thabit ibn Qurra，公元 880~943 年）设法说服了哈里发穆克塔迪尔（al-Muqtadir，公元 908~932 年）颁布和实施了一项法令，规定巴格达的所有医生都必须通过一项（由西纳自行创建的）考试才能拿到行医执照[5]。在阿拉伯文化盛行的西班牙，医学教育的形式主要是讲座和辩论会。而在后来的欧洲，这种做法主要用于论文答辩和提高科研的严谨性。

布朗的《阿拉伯医学》一书也提到了一个关于人性化考试的例子。一个举止不俗、衣着得体的老年考生来到西纳面前，受到了礼貌和细心的对待。当其他考生退场后，西纳要求和那个老者进一步详谈并特意询问其老师是谁。老者把钱摆在桌子上，然后告诉西纳他既不会读书写字，也从未受过教育，但是他需要通过"专职劳动"养家糊口。西纳同意他继续行医，但条件是他不得治疗任何对其所患疾病一无所知的患者，而且不得施行放血术或开泻药，只能治疗一些小病微恙，老人同意了。第二天又来了一个衣着华丽的年轻人，当被问到师从哪个老师时，他回答说就是昨天来过的那个老者。西纳问他是否遵从老者的疗法，而且在听到他的肯定答复后，就告诉他其行医不得超出其老师所授的疗法[6]。

伊本（Ibn Jumay，公元 1153~1198 年）是埃及统治者萨拉丁（Saladin）的御医，因其医术而名闻天下。他曾给萨拉丁写了一篇非常著名的论文——《医学之艺术的复兴》（On the Revival of the Art of Medicne），倾诉了医学面临的可悲处境，同时也清晰阐述了医学的目的。

对于医学这门艺术来说，其研究对象就是人体，而身体的各部分都会受到健康和疾病的影响。其目标就是通过在人们无病时保持其健康，而在他们生病的时候通过补充营养、服用药物、放血、切除、烧灼和切口等方式来恢复其健康。因此，古人将医学视为某种实用艺术[7]。

医学之难不仅是因为要掌握所有知识，还在于治疗病患时所需的大量技巧和长时间培训，这就是医生。在掌握了上述各类知识并达到得心应手的程度后，还要能够将一般性原理与特殊病例相结合，并且能够根据患者和治疗的情况随时进行调整[8]。

医学这门艺术是很难掌握的。学医之人必须具有良好品性、良好教养和智商、充足的时间和能力、耐受长期艰辛工作，而且还得有幸获得良师指点。此外，还得应对从医的清规戒律以及如何适应长期从医做好心理准备[9]。

他记载了在希波克拉底时代，医学教育的进步使得教育对象不再局限于家族成员，而他考虑的重点在于三个方面：老师、学生和医生的考试。他说：

老师遴选标准——选拔那些知识渊博、技能熟练的人们。教育学生们和指导培训他们治疗患者。

学生遴选标准——心智出众、学养深厚、心性良善、追求卓越、工作学习不辞辛苦、自律节制。

医生考试的目的——考察其心智状态，了解其对医学这门艺术的全部所知所学。

如此看来，医生就好比一个技术娴熟的船长，在风浪大作、波涛汹涌来临之前能够未雨绸缪做好安排[10]。

经典格言，历久弥新。

这个时代的人们十分依赖医学方面的格言警句。一个埃及犹太人艾萨克·尤第乌斯（Isaac Judaeus）说过，"记得在患者病情最严重的时候索要你的报酬，他们一旦病愈就一定会把你的付出置诸脑后[11]。"

阿拉伯医生们因其高超的技术和专业知识享誉一时。在沃尔特·斯科特爵士（Waltor Scott）所著的《护身符》（Talisman）一书中的哈基姆（El Hakim）就是一个具有神奇魔力的聪明睿智的医生[12]。他获准昂首直入狮心王理查（Richard the lionheart）的宫廷，对他和其他人的疾患手到病除。因为这里提到的哈基姆很可能就是萨拉丁，给这个故事平添了不少意境*。

哈基姆另一原型也可能是出生在科尔多瓦（Cordova）的迈蒙尼德（Maimonides）（公元 1135~1204 年），一个曾经对医学教育发展发挥了重要作用的杰出犹太人。他的《智慧之书》（Book of knowledge）的新译本揭示了当年如何进行教学，以及医生如何表达自己。迈蒙尼德的父亲可能是一位杰出学者，给予过他早期教育。迈蒙尼德在艺术和科学方面颇有造诣，对希波克拉底和盖伦的著作了如指掌，也是亚里士多德（Aristotle）学说的忠诚信徒。他读过阿威罗伊（Averroes）的《医典》（Canon of Medicine），而且也曾经师从科尔多瓦的阿维努斯（Avenoes）。他在西班牙南部被摩尔人（Moors）入侵之后沦为难民，跋涉穿过北非后定居在开罗，并且在那里成了萨拉丁的医生。他曾经造访了当时处在基督教控制下的巴勒斯坦。在他去世后，遗体被带到了提比略（Tiberius），其墓地依然是当地的重要历史遗迹。

《智慧之书》是一部重要的神学巨著，因此享有盛誉，但书中也不乏关于医学和教学的范例。例如，迈蒙尼德介绍了一种有益健康的饮食方式，要求人们避免暴饮暴食和饮酒适度等。他是这样要求学者的行为举止的，"学者在外必须配带头巾，伸直脖子，如同自负的女人那样踮着脚走路"。学者要衣着得体整洁，没有油渍斑点，既不能穿紫色或金色衣衫，也不能衣着褴褛使得斯文扫地。

书中介绍的学习方法也很重要：

虽然人们理应在白天和晚上都学习，但是晚上学习的效率是最高的。在上课时，拉比（教师）应该坐在前面，而学生们围坐在他旁边，既能看得到他也能听得清他讲话。教师不可坐在椅子上而让学生坐在地上，但可

---

*《护身符》也是源自一段关于西蒙·洛卡尔爵士（Simon Locard）的故事。他在特巴之战（Battle of Teba）中俘获了一位富甲一方身份尊贵的埃米尔（Emir），夺得了一块据说价值连城的宝石。这个故事由西蒙·麦克唐纳·洛克哈特（Simon MacDonald Lockhart）记录在他所著的《李与卡尔沃斯的洛克哈特的历史》（History of Lockhart of Lee and Carnwath, 1976 Carnwath）一书中[13]。此宝石据说有治疗出血热、狂犬病以及治疗牛马疾病的功效。这块红色三角形宝石安装在配有银链的一块银币上。此银币据说是爱德华四世（Edward IV）时代（1422~1483 年）的四便士银币。……要把硬币在水里"蘸两次，转一下"，然后即可饮用此水治病，清洗伤口或沐浴患者。在治疗过程中必须一言不发，否则前功尽弃。这块据说还有很多疗效的宝石，迄今依然保存在那个苏格兰家族的手里。

以全部席地而坐或全都坐在椅子上。教师必须让学生感到亲和力。古圣先贤们就说过："学生的荣誉与教师的荣誉同等重要。"[14]教师们必须关心爱护学生如同己出，学生们能够帮助导师百尺竿头更进一步，扩大其知识底蕴。智者曾说："我从老师那里学习许多智慧，向朋友学习更多，但向学生学习的最多"。如同一根细小枝丫也可以点燃巨大火焰那样，学语幼童都可以启发如拉比般的智者，由此获得大彻大悟[15]。

这句在本章节开始处就被引用，堪称对学习和教学最发人深省的警句。在其后的一千年里，这句话被另一位犹太学者马丁·布伯（Martin Buber）在他的《我和你》（I and Thou）一书中重新诠释。在这本讲述师生间基本关系的书籍里，布伯（Buber）追溯了学生们最终在学术和创造力上超越导师的过程。对于教师来说，师生关系上最为激动人心的时刻，就是目睹学生们能够青出于蓝而胜于蓝[16]。

迈蒙尼德描述了自己一个有趣的生活片段。

我身兼照护苏丹的重大职责，必须每天一早就去探视他。当他或他的任何一个子女以及后宫里任何一个妻妾染恙时，我不仅不敢离开开罗，而且必须将大部分时间耗在宫殿里。一两个大臣们身体不适是常事，我也得去照料他们。这样，我习惯每天很早就来到办公地点，即便没有什么事情也要待到下午才能回到诊室。这时我已经饿死了，但诊室外的接待室里已经人满为患，犹太人和异教徒、贵族和平民、法官和法警、朋友和敌人一各色人等翘首以待。

见此情景，我翻身下马，洗洗手就走到我的患者面前，请他们允许我略微进食，这也是我24小时内唯一吃到的一点食物。然后我就开始诊视患者，针对其各类疾病写下处方和用药指南。患者们川流不息而来直到夜幕降临，有的时候甚至会忙到凌晨2点以后。即便在我倍感疲劳躺下时，我也在和患者谈话和为他们开处方。夜幕降临时，我已经精疲力竭，几乎说不出话来[17]。

当时对于限制医生工作时间过长的《欧洲工作时间法》之类的规定人们还完全没有概念。

公共医学知识也广泛普及。布朗（Browne）所著的《阿拉伯医学》就提到过一个名叫塔瓦杜（Tawaddud）的奴隶女孩的故事［摘自《一千零一夜》（Arabian Nights）］。当时她的主人因为破产而要把她卖掉，哈里发（Caliph）告诉她，如果她答得出神学、法律、医学以及天文学的问题，就可以还她自由。而塔瓦杜圆满回答了所有的问题，且她提出的问题连考官都答不上来[18]。

到 11 世纪初叶，阿拉伯世界的医学教育开始变得步履蹒跚，但是依旧保持影响力。当时存在三种医学院。第一种是与医院合办的，多位于巴格达、大马士革或开罗。这些医学中心拥有报告厅、图书馆、药房和制药设施，是开办各类课程的理想场所。第二种是私立医学院，例如拉齐（al-Razi）开办的医学院。拉齐的声名吸引了各地的学生纷至沓来，医学院因此学位难求。第三种就是师徒制学校，这里的学生要师从一位著名医生，长期学习医学和伦理。

阿拉伯文化和医学也在西班牙大行其道，尤其值得一提的是在科尔多瓦的大型外科中心。在 10 世纪，哈拉尼（Yunis al Harrani）的两个儿子从科尔多瓦来到伊拉克接受医学教育，十年后学成回到西班牙。这个案例足以佐证当时医学教育的广度以及概念"医学磁场"吸引远方学生前来求学。

阿拉伯医学的影响力逐渐式微，也许出于两大方面的因素：首先是宗教方面的因素；其次就是前人之说被奉若圭臬，不容置疑。这方面的代表性事件，就是将最伟大的阿拉伯学者伊本·西那［Ali al-Husayn Ibn Sina，尊称阿维森纳（Avicenna），公元 980~1037 年］奉为神明。

阿维森纳堪称神童，他的诗歌和书籍几乎涉及所有领域。他被人们尊为学界泰斗，其撰写的大批书籍，特别是《医典》一书被人们广为阅读、抄写、传诵。其著作多以希波克拉底和盖伦之说为依据，而《医典》（Qanun 或 Canon of Medicine）一书也是迄今为止最具影响力的著作之一。对于他的学说的批判在 12 世纪才逐渐浮现，但鲜有改变，他的著作被传承了几个世纪。该书直到 1650 年依旧在法国蒙彼利埃（Montpellier）使用，而且直到文艺复兴时期依然是必读书。印度和巴基斯坦传统的优那尼（Unazi）医学存留至今，其基础也是阿维森纳学说。

公元 1258 年巴格达被蒙古人攻陷后，阿拉伯世界的影响力大不如前，唯有在西班牙的格拉纳达（Granada）硕果仅存，维系了 200 年。

考虑到阿维森纳在历史上的重要地位，应该介绍一些《医典》中提到的医学教育方法。他把医学知识分成了理论和实践知识两部分，并且列出了一些必须遵循的原则和治疗具体疾病的方法。全书系统有序，条理分明。其对医学的定义如下：

医学科学的目的就是研究 ① 人体健康或非健康的各种状态；② 可能导致失去健康的原因，以及失去健康后如何恢复健康的方式。换言之，医学就是关于如何保持健康和在失去健康后如何恢复的艺术[19]。

这一学说中将"学习"视为成为医生的关键过程。

他还指出，所谓医学"理论"就是一种在人们融会贯通之后所掌握的，与具体治疗问题无关的某种知识。所谓"行"医并非指医生所从事的工作，而是医学知识的一个分支，人们一旦掌握就能够形成判断，进而制定正确的治疗方案。

这两段话介绍了阿维森纳如何制定课程，以及学生学习的系统化方式。其中有很多关于"病因"、"症状"、"疾病"、"恶疾"等名词及其相互关系定义的条目。不管其基础知识是否准确，其教育学理论十分清楚而且沿用至今：理论基础，以及与相关治疗结合的具体实践。其中还特别强调了保持健康与疾病治疗同等重要，同时也强调了在给予治疗之前要掌握疾病的病因。此外，尽管书中列举的病因今天看来还有些匪夷所思，但这是一个人们不断深入认识疾病的过程，这个过程更具有重要性而且应该让当时的学生们所掌握。阿维森纳指出，医学"实践"主要包括两个部分：

1. 卫生学——一门如何管理健康的机体以保持健康的科学。

2. 治疗学——一门管理生病的机体以使其恢复健康的科学。

书中详细记载了如何处理疼痛等具体症状的方法。其中一段关于"疼痛性质的理论"的讨论，还列出了疼痛的类型，例如：钻痛、压痛、腐蚀性痛、钝痛、重痛、锐痛、刺激痛、瘙痒疼痛、刺痛、缓急痛、针刺痛、撕裂痛、紧张性疼痛和绞痛。表列各类疼痛的目的，就是确保当学生看到疼痛患者时，能够进行分析和分类，有的放矢地进行治疗。他认为，疼痛就是"耗散机体能量并干扰其正常功能"。书中有一段关于睡眠和清醒状态的绝妙阐述。他主张三种治疗方法：养生之道和饮食，药物的应用，人为或外科手术介入。

《医典》的译本通俗易懂，易记易用。由于相关的医学知识长期基本保持不变，该书一经出版立即畅销天下就不难理解了。

阿拉伯医学在 9 世纪和 11 世纪之间达到登峰造极的水平。尽管到了 14 世纪烟消云散，但其贡献是巨大的。如同以前其他医学体系一样，因其僵化守旧、不思进取，随后就被新生的思想和新的健康之道所取代。医学教育体系也走出了盲从古人的误区，发现了新的学习方法并且开始对教育体系的效果进行评估。

我们接着讨论这段历史的下一部分。欧洲的变革起源于意大利萨勒诺（Salerno），在文艺复兴之前遍布整个欧洲大陆，印刷术的发明彻底改变了知识库和传播方式。但是我们还是先谈谈英格兰的情况。

盎格鲁·撒克逊英格兰（ANGOLO-SAXON ENGLAND）的医学

虽然当时的新知识并不多见，但是求知之火也像其他地方一样在英格兰的学术中心熊熊燃烧。例如，7 世纪诺森伯兰（Northumberland）的比德（Bede）是欧洲著名学者，他创立了配有图书馆和学生的学习中心。比德的著述多处提到疾病以及疗法和秘方，例如那些在《物性论》（De Naturum Rerum）中发现的药物。此外还有一份关于健康和医药的盎格鲁·撒克逊（Anglo-Saxon）文献，后来合编入名为《英国古代医药学、医药神秘学与占星学》（Leechdoms，wortcunning and starcraft of early England）一书。原稿在 1864 至 1866 年间被奥斯瓦尔德·科凯恩神父（Oswald Cockayne）译为三卷，书中多处提到草药及其广泛用途。例如：

如果有人头部碰破，取等量麦芽汁和石蚕，刮削打磨为细粉，取 2 打兰，（drachms，译者注：英制重量单位，合 1.77 克）重细粉，随热啤酒服下，可快速治好头伤[20]。

文中还提到了一些"蚂蟥"或信仰疗法术士的称谓，例如《邓教会我们》（Dun taught us）等。这些著作面向知识阶层，或是由学校出版。其中，经常用"蚂蟥都知道"这样的说法来专指医生们。书中手稿大多写于公元900 年至公元 1100 年之间，也许当时用作摘录簿。草药一节提到了希腊医生迪斯科瑞（Discorides）的著作，说明即使在那个所谓的"黑暗时代"里知识传播速度依然很快。手稿中提到一个重要人物是巴尔德（Bald），曾经翻译出版过他撰写的关于蚂蟥的书籍。这些书籍不仅介绍了草药，还提到了护身符、释梦和迷信。

出生在1214年的罗杰·培根（Roger Bacon）是这一时期的杰出代表人物。他曾在牛津和巴黎求学，他对科学，特别是实验科学的见解与众不同，与教会的信条背道而驰。例如，他曾写到：

实验科学与其他重要科学相比拥有三大优势：它通过直接实验证明结论；它发现舍此无法发现的事实；它探究自然规律，引领我们知晓过去和未来的知识。我们通过三种方式获取——第一是权威：它不经过启蒙而将观点铭刻在我们心中，让我们产生信念而不是理解；第二是推理：我们唯有通过经验和实践证明，否则无法区分诡辩和实证；第三是经验：它是所有推测的终点，也是科学的皇后，因为实践本身即可证实和推崇科学的结果[21]。

这是一位13世纪学者所做的关于科学哲理和实验方法的最强有力的陈述，而且也许可以解释为什么培根未能获得应有的声誉。

大学的兴起

在整个医学教育史中最重要的进展之一，就是大学的建立和兴起。起源于意大利南部萨勒诺（Salerno）大学的这一理念，纵贯意大利传播到了博洛尼亚（Bologna）和帕多瓦（Padua），再到法国蒙彼利埃和巴黎（Montpellier and Paris）、英格兰牛津和剑桥（Oxford and Cambridge），直到遍及全欧。到了15世纪，即使是苏格兰这样地处欧洲边缘的小国也已经有三所大学，分别位于圣安德鲁斯（St Andrews）、格拉斯哥（Glasgow）和阿伯丁（Aberdeen）。

大学（Universitas）一词表示学者的团体，而且曾经不仅指一群学者，也包括公司或公会。当时的大学通常没有大楼，而是在家中教学。而在有的大学里，导师和学生们席地而坐，唯一彰显导师地位的是座下的一片麻袋。

大学作为学者们的社区汇聚了各类学术兴趣，其中主要是神学和哲学研究，但也有医学和法律等专科。这里为学生提供了学习场地和图书馆。

有的学生长途跋涉求学，吸引他们的原因就是大学或导师的盛誉。例如哈维（Harvey）就曾经前往帕多瓦（Padua）求学。大学赋予了教学和学业成绩规范化的模式，颁发学位的过程通常有一些特定的仪式和礼节，其中很多保留至今。这些仪式大多旨在提升荣誉和地位，以及维持机构的崇高地位。例如，1441 年在巴黎的医生誓言中，关于对患者承担的责任几乎只字未提。大学成为了拥有特权的社区，被世人所羡慕。办学经费主要来自庇护人、捐赠以及学生缴纳学费。人们在大学里对时事进行辩论，言论往往情绪激昂。大学医学专业的设立，是其专业化和学术地位提升的重要里程碑。在大多数情况下，医学生们入学之前必须先获得艺术学位。我们后面会看到，当时的医学教育偏重于通过书本知识学习医学实践，因为做手术这种强调实践性的手艺从来不轻松。教学凸显了技工或手艺人与学者型医生之间的差别。

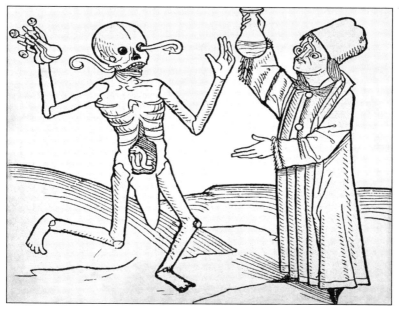

手持尿壶的医生试图对濒死的患者施魔法，但并未奏效。Todendanz，
Mainz，1491 年

大学毕业最重要的成果之一就是可以在毕业后成为导师，因为只有导师才有权授课：也是对这门手艺或行会以及对大学所承担的责任。这一责

任被人们小心翼翼地守护着，从而将这种模式保持了数百年。也许现代医学教育意味着更大的压力、更大的工作量、更多的学习、更多的案头工作，以及患者更多的诉求。所有这些因素都把医生排挤出教师（源自拉丁文 docere，去教学）的角色圈外，这是本书结尾处要讨论的一个课题。

萨勒诺（Salerno）—— 大学的摇篮

欧洲的第一家组织完善的医学院可能就是于1096年至1270年在萨勒诺（Salerno）创建的。与众不同的是其创建者据说是四位大师：犹太人艾利努斯（Elinus）、希腊人蓬托斯（Pontus）、阿拉伯人阿戴尔（Adale）和拉丁人萨勒诺斯（Salernus）。医学院作为世俗机构，不限宗教信仰对所有人开放，然而却与位于蒙地卡西诺（Monte Casino）的修道院关系密切。它当然也有一个图书馆，而且馆藏手稿对医生开放。医学院是由一位在1075年攻占这座城市的诺曼骑士——杜克·罗伯特公爵（Duke Robert）鼎力资助成立的。学院校友会名录可谓星光熠熠，毕业生们的声誉与著作给母校带来荣耀。

医学院设立了新的课程，学生要接受公开答辩。

学医者必须年满21岁，取得合法身份而且修完5年逻辑学课程。医学课程为5年，此外还要在一位资深医生指导下完成一年进修。通过考试的申请人要立誓维护学校，免费为穷人服务，不开有害药物，不教授虚假课程，不开药房等。然后他将会获得一枚戒指、一顶桂冠以及接受一个宗教的接吻礼。在此之后，他可自称硕士或博士，并开始行医[22]。

这段文字生动介绍了早期的医学教育：选拔过程、临床视导、考试测验、医生的责任以及从医的象征标志。所有这些都要在学术团体中、在宗教宽容的氛围下进行。萨勒诺对于学生的国籍不设限制。医学毕业生被授予博士头衔和颁发证书是萨勒诺的首创。教学可以在硕士家中进行，每个学生都获发一本自用的课本。

这所医学院最著名的成果是一本诗文：《卫生手册》（the Regimen Sanitatis Salernitanum）。这个医学手册的作者据说是诺曼公爵征服者威廉的儿子。公元1100年他在十字军远征返乡途中因受伤而在萨勒诺停留。这本十分押韵的诗文是写给罗伯特的。

> 萨勒诺医学院遵守以下教学信条
> 全力维护英国国王的健康，为此提出主张
> 保护他的头部免于受伤，保护他的心脏免受愤怒所伤
> 避免酗酒，饮食清淡，黎明起床[23]

这首 300 行拉丁文著名诗词轻松幽默，充满智慧。其英文版译文是由约翰·哈灵顿（John Harrington）爵士于 1607 年出版。在短暂的引言之后，出现了一些关于医学教育的著名词句，令人难忘、中肯且实用。

就像之前所说，因为缺乏现成书籍和医生工作的流动性质，使得背诵成为了学习的重要方式，而没有比诗歌更好的背诵形式了。此书（诗）中有着大量关于如何和何时使用草药的智慧。这样一首实用型诗歌，能够如此长期地用作学习资源也许并不让人感到惊讶。此诗在整个欧洲广为流传和应用。以下由哈灵顿翻译的诗词即可为证。

> 黎明即起，记忆苏醒
> 用冰冷的水清洗双手和眼睛
> 轻柔地干呕
> 起床后让唤醒你的头脑
> 在夏季和冬季，7 月和 12 月
> 不但要梳头，还要同样按摩你的牙齿
> 如果有出血，降低体温，不要洗热水澡
> 如果没有问题，站起来走走总会有好处
> 三种东西可以保护视力：青草、眼镜和清泉
> 即使在春天，也要早上去爬山[25]

现在可以把这首诗与作为外岛勋爵和苏格兰国王御医的麦克贝斯人（Macbeaths）所保存的一份手稿对比一下。手稿以盖尔语（Gaelic）写作，时间为 16 世纪或者更早。麦克贝斯人又称比顿人（Beatons），在欧洲最边缘的斯凯岛（Skye）上行医。手稿名为《健康规则》（Regimen Sanitatis, The Rule of Health），后面将会更详细地介绍。请注意英文翻译与哈林顿版

译文的相似之处。

关于饮食规律或摄入的食物。也就是说，当人们早晨起床后，先伸展手臂和胸部，穿上干净的衣服，然后再借助黏液排掉第一次消化、第二次消化和第三次消化后的代谢废物，再排出鼻腔和胸腔的代谢废物以及第三次消化的残渣。如果他有足够的时间就让他擦拭自己的身体，除去皮肤上残留的汗液和灰尘，因为皮肤上很多的毛孔会将靠近的一切东西吸纳进去。这是盖伦在其第一本书《简明医学》（Simplici Medicina）中记载的。然后让他梳头，在夏天用冷水洗脸洗手，在冬天用热水洗脸洗手，并用含在嘴中焐热的温水去洗眼睛……然后在夏天用瓜叶去擦洗他的牙齿，而在冬天则用黄苹果的皮擦洗牙齿[26]。

虽然该诗的盖尔语版扩充了内容，但其相似之处还是十分清楚。萨勒诺的创意和实践传遍欧洲，也在苏格兰西北落地生根。对于一家医学院来说，还有什么比名扬天下更好的事情吗？

我们对于萨勒诺如何治疗患者的做法所知不多。科纳（Corner）所引述的一个匿名作家是这样说的：

在约定出诊时……一进屋就要询问来开门的人，患者有哪些症状以及病情进展情况。这样做的好处，就是在你见到患者时不会对他的病情一无所知……走进病房时脸上不应该有傲慢或贪婪的表情……你应该继续聊天，不妨对邻居、房子的陈设格局或其家人的慷慨大方说几句恭维话……然后再去照看患者，询问他的病情，请他伸出一只手来。一开始的时候，你的心情可能和患者的不大一样，患者可能因为你的到来而比较兴奋或是因为担心你会索取巨额诊费，所以你会发现他的脉象令人费解[27]。

作者接着建议查看患者的尿液，并至少数100下脉搏。最后他叮嘱医生不得盯着看患者的妻子、女儿或女仆。

在萨勒诺医学院历史中具有特殊地位的，就是非洲人康斯坦丁（Constantine）。他具有阿拉伯血统，大约在1077年来到了萨勒诺，在逗留期间将医学著作从阿拉伯文和希腊文翻译成拉丁文。他的主要历史贡献就是让一大批古籍重见天日。而评价整理这些著作就成为了医学院工作以及医学课程的重要组成部分。到 12 世纪时，医学院的整体发展格局基本就绪，既有各类标准教科书也有解剖示范课。在课堂上一个老师面对一群学生，也出现了比较松散的公会类组织。弗雷德里克二世（Frederick Ⅱ）在 1231 年首创授予医生执照的正规制度，规定要求学生必须通过多位导师主持的公开考试。值得注意的是外科医生需要学习人体解剖，但好像大多使用的是动物。

女性在萨勒诺医学院的地位也是具有特殊意义的，而且很多人得以青史留名，其中最为著名的则是特图拉（译者注：Trotula。据说是历史上首位女医生）。她的著述涉猎广泛，特别是其关于妇女疾病的巨著《妇科疾病》（On the Diseases of Women De Passionibus）。因萨勒诺得以首开女性医学教师的先河。

萨勒诺从事的另一个重要工作就是《撒玛利亚散文问题集》（Prose Salernitan Questions）。该书是根据牛津大学图书馆馆藏手稿翻译的［在 1979 年由布莱恩·劳（Brian Law）编辑］。书中列出了数百条关于科学和医学事物的问题，并一一给出答案。此外，这也是一种极好的记录和记忆相关领域知识的方法，并适用于更为广泛的领域。作者是一个英国人，时间大约在公元 1200 年前后。其中一些经典的问题如下：

问：什么是月经？

答：女性因其天生体质偏寒，而且因为冷热势不两立，无法完全消化腹中食物，因而造成体内某些营养物潴留（superfluities），需要逐月排出，这就叫做月经。但是当她们受孕之后，体内胎儿会提高她们的体温，帮助消化掉食物而不致增加营养物潴留，而这些营养物还可以滋养子宫内的胎儿，同时子宫也得到经血的滋养。因此，那些本该排出体外的血液就在体内潴留做为胎儿的食物。所以说，怀孕的女性是不会有月经的[28]。

问：为什么神经有感觉，而大脑却没有？

答：如前所述，大脑由于质地柔软，无法接受到此类动作。而神经即便是从大脑延伸距离不长，其质地却是处于柔软与坚硬之间，因而能够感知这种改变[29]。

一部另类的 15 世纪摘录簿

了解医生学习习惯最好的资料来源就是摘录簿，而其中最有趣的描述是由《中世纪医学手稿汇编》（Manuscript Sources of Medieval Medicine）[30]一书中的琼斯（Jones）所做。这本摘录簿属于一个 15 世纪的医生托马斯·菲瑞福德（Thomas Fayreford），其中内容是他对各个时期不同情况所摘录资料的节选。菲瑞福德给各节标题下都预留了相应的空白记录页，然后在不同时期给各节添加内容。他可能是在牛津大学莫顿（Merton）学院接受的教育，生活在德文郡（Devon）。他列举了 100 多份病例，包括一些小病以及对其中部分疾病的疗法。他对这些病例进行了系统研究，在医学实习课一节，从病患头部向下讨论了全身的疾病。书中外科手术一节的处理手法相同，但并不十分系统。

人们不禁要问，这些知识和信息是从哪里来的呢？其中部分是菲瑞福德自身的观察和实践经验，部分是引用了其他一些临床医师的实践经验，以及摘抄自《汇编医学》（Gilbertus Anglicus）等其他著作。有趣的是，很多处方中都使用了"实证研究"一词，他用这个术语来描述那些产生疗效但未得到古代医学权威证实的疗法。但这些资料未见诸文字著述，肯定是出自个人或同事的经验之谈。其中部分处方使用的是中世纪英语（即此领域的文献），也有用拉丁文写作的。这与之前的蚂蟥著作的写作特点十分吻合。

此类摘录簿在当时是比较先进的。书中内容来自大师亲身经历、他人经历以及文字记载，汇编为经验实录，可供其他医生参考引用。今天的病程日志和病例记载可以产生相同的效果，而且需要结合更全面的文献以便研究比较。此类摘录簿可以提供丰富的素材，便于以问题为基础和以学生为中心的学习。

琼斯[30a]也描述了以饰配流苏环带固定的折叠日历的用法。这些日历用来记录占星象参考资料和记录，有些保存至今，可在大英图书馆和惠康（Wellcome）基金会图书馆查阅。日历是由折叠的羊皮纸制作，缝制装订。其中记录了预后详情以及治疗等各类信息，堪称高效的袖珍汇编书，可与今天的手提电脑媲美。

外科和医学教育

与内科医生基本上重复前人的工作相比，外科手术具有更大的主动性，由此产生了一系列实用和基于真实经历的著作。外科学不断向前发展但是医学却止步不前，这其中一个持续数百年的负面因素，就是外科学被视为远不及医学，外科医生被拒于医学殿堂之外，但是他们的影响力却是显而易见的。内科医生被视为学者，而外科医生则略逊一筹，更多地被人们与买卖人和理发师相提并论。这个谬种误传的观点在杰出的法国外科医生盖迪·萧利亚（Guy de Chaulic）时代提出，迄今依然被提及。

值得提及的是在 1913 年由加里森（Garrison）所著的《医学史》（History of Medicine）中，作者认为萨勒诺医学院主要的成就来自罗杰（Roger）和罗兰（Roland）两位外科医生[31]。罗杰的《实证研究》（practica）一书大约在1170年撰写，独立成书。嗣后由罗兰在1230年至1240年间重新编辑。罗杰此书后来成为标准课本。他十分熟悉癌症，其处方中描述了海藻和海绵烧成的灰中含有可以治疗甲状腺肿的碘，介绍了使用一根空心管缝合肠道，讲解了可以用止血剂、缝合和绷带进行止血，以及通过二次愈合治疗伤口（带有脓汁）。书中还描述了很多可以在外科手术中使用的器械。

亨利·德蒙得维尔（Henri de Mondeville，1260~1320 年）是另一位具有创新精神的外科医生，他强调了清洁创口的重要性。他曾经师从巴黎的学者们，其著作虽然有些冗长却高度实用。如加里森（Garrison）所述，他的许多话语也是入木三分：

上帝在创造盖伦时并未耗尽其创造力。

更多的外科医生知道怎么产生脓液而不是治愈创口。

用六弦琴和十弦索尔特里琴（Psaltery）的音乐让你的患者心情舒畅[32]。

萧利亚（Guy de chauliac）也许是当时最出色的外科医生（1300~1368 年）和 14、15 世纪最著名的医学泰斗。他曾经在图卢兹（Toulouse）、蒙彼利埃（Montpellier）和巴黎（Paris）求学，并且在波洛尼亚（Bologna）参加过专门的解剖课程。他认为人体解剖学是外科医生的基本功，他还写过关于肿瘤、溃疡和骨折等课题的文章，此外介绍过一种由狄奥多里克（Theodoric）推出的麻醉法。运用滑轮牵引的牵引疗法据说是由萧利亚引进的，而且他还提供了不少关于这些装置的精美插图。除了他的经历之外，他还认为伤口愈合应该使用药膏和石膏等外科介入的辅助，而不是等待伤口自然愈合。

萧利亚以极高的道德标准自律，因此被尊为绅士和学者（他也是一个医学历史学家）。也许这就是为什么他对把外科与医学分开颇有微词。他的主要著作《大外科学》［Inventarium et Collectorium（Chirurgia Magna）］写于1363年，其后经过多次修订和翻译，最后在16世纪以简编本形式出现。他作为改革家赢得了"外科重建者"的称号。他对于外科医生提出的建议就是，"一个好的外科医生应该彬彬有礼、头脑冷静、虔诚尽责，而且应该仁慈宽容且绝不贪婪索取、自尊自强[33]。"

外科学的两大伟人都出自这段历史时期。科斯莫斯（Cosmos）和达米安（Damian）是一对来自小亚细亚的兄弟，据说拥有神奇医术。他们在经历了重重苦难之后，取得的神奇成就就是首创了肢体移植术，当时他们切除了一位白人患者患坏疽的上肢，然后将从一个摩尔人遗体上取下的黑色上肢移植到这个白人身上。存世的多幅画作都显示那例患者拥有不同颜色的上肢。

无论这个故事是否真实，此类传说描述了古代的外科医生和他们的工作。当时还有很多诸如约翰·阿登（John of Arderne）和伯纳德·戈登（Bernard de Gordon）。但是，这本书中最重要的部分是如何将这些设想付诸实践，以及12世纪到14世纪外科医生是如何训练的。外科学是一门强调实践性的艺术，其核心是凭借实际经验而非探讨盖伦或希波克拉底的学说。罗杰的著作主要包括四本书，分别探讨外科学的某一个具体领域。书中主要介绍的是他自己的经验，而且除了治疗之外还有多节探讨了诊断问题。重新编辑了罗杰著作《实证研究》的罗兰指出，这本书的读者对象不仅限于是外科医生，还面向那些正在学医的人们。身为教师的罗兰在此书的第二节介绍了他的教学方法。

不要责备我文字过于冗长或文风过于粗犷，因为过分简单的结果往往就是含糊不清而不是简洁。我的读者对象不仅仅是那些目前正在行医的人士，也包括了其他人。因此，我会将我在私下或公开场合听到的博士大人

（罗杰）所说的话语，以及所有我能从他的著作中收集到的信息，都整理的井井有条，帮助大家清晰无误地理解他的思想[34]。

他的目的就是着眼于教学，努力用最直截了当的方式去解释这些过程。外科医生的实践机会大多来自工伤或战伤。这些书中有许多章节介绍这些内容，例如如何处理箭伤。教学方法十分有趣。威廉·孔吉尼斯（William de Congenis）在公元 1200 年前后曾经在蒙彼利埃任教，他的一个学生如此引述他的话：

威廉老师每年在圣诞节和复活节至少为大学学生讲两次课，届时所有其他课程都已经结束了，他的教学方法是在面前摆着一本罗杰所著的外科书籍，但是与照本宣科不同的是，他会按着书中章节顺序，介绍他自己是如何进行手术的，有时赞同罗杰所说，有时则加以改进，而有时则会予以扬弃，这与一般的外科医生的实践做法截然不同[35]。

他的授课方式不仅通过讲课，还让学生观摩手术，"因为学生只有通过这种方式才能充分理解手术，此外他还会获得勇气，因为在外科勇气是必不可少的"。威廉和他的学生并不对游医型的外科医生横加指责，因为他们明白实践经验至关重要。这个学生记载曾经目睹了一台失败的眼科手术，由此发现了一个更简单高效的手术方法。所有的这些都反映出从经验中学习的必要，以及观察和理解这些手术及其优缺点的重要性。

通过实践、记录结果并核对结果来学习构成了经验学习的重要部分。狄奥多里克（Theodoric）在其著作末尾几行字中精辟地描述了经验的重要性：

我不会把未经亲自验证的东西放进这本书中，因为我不希望我的书里别人的想法多过自己的想法。如果可以在其他书中找到同样优秀或更好的思想，那么出版这本书就毫无意义了。我也努力做到言简意赅，因为我不想让我的书读起来索然无味[36]。

罗杰和萧利亚著作中的知识传遍整个欧洲，被学生们带到行医之处。外科医生，特别是外科教师们，首先要成为优秀的医生和熟练的外科手术操作者，方可赢得同行的尊敬，而且也只有凭借这些能力，他们作为教师才能深孚众望。

中世纪的其他进步和重要人物

本章节迄今为止始终对阿拉伯医学的发展给予了浓墨重彩，也介绍了萨勒诺以及英国医学教育的一些发展。其实，中世纪的医学教育还有很多故事，意大利帕多瓦（Padua）、博洛尼亚（Bologna）、蒙彼利埃（Montpel-lier）以及巴黎等地的大学也都取得了重要的进步。例如，帕多瓦大学创建于 1222 年并且在 1250 年建立医学院。该校拥有一套完整的学位体系以及一套完整的考试和毕业程序。和萨勒诺医学院的风格相似之处是，毕业生获颁了一本书、一个戒指和一顶帽子，在毕业仪式后要参加一场由毕业生支付的毕业聚餐，此外还要向主教和学生赞助人赠送礼品，而礼品通常都是手套。帕多瓦的光辉岁月始于 15 世纪，详见下章节。

蒙彼利埃在 1137 年前后成立了一个医学院。尽管有的医学院限定其教师只能选自本校毕业生，但蒙彼利埃医学院与众不同。在 1180 年，吉列姆八世（Guillem Ⅷ）下令禁止任何人垄断自然科学的教学："我不会对任何人授予在蒙彼利埃的独家教学权和办校权……因此我决定，任何人无论来自何处，都有权在蒙彼利埃教授自然科学"[37]。

博洛尼亚是一个同样重要的医学教育中心，当时的名师中包括狄奥多里克（他喜欢用蘸有曼陀罗草和鸦片的海绵作为麻醉剂）、亨利·蒙德维尔（Henri de Mondeville）和萨利塞（Salicet）的威廉（William）。他们的教学方法和萨勒诺和帕多瓦的方法相似，虽然各个大学的组成结构略有差别。

巴黎也是一个重要的医学教育中心，也许是其中最有吸引力的。全欧洲的学生纷纷前来求学。虽然教学的组织化程度很高，但在巴黎却没有什么教学楼，直到 1742 年，教学活动还仍是在巴黎肉店街（rue de la Bûcherie）和鼠街（rue des Rats）的多处住宅里进行。

这个时代的作家全面描述了当时医学教育的其他两个特点。第一个特点是为辅助教学而编制的医学问题。例如，在 12 世纪晚期或 13 世纪早期，温彻斯特（Winchester）的亨利（Henry）撰写了一本名为《医学问题》（Medicinales Questiones）的书籍。他可能受聘于蒙彼利埃医学院，而且他的书属于多本书汇编的性质。此书的第一句话开宗明义，"本书的目的就是简

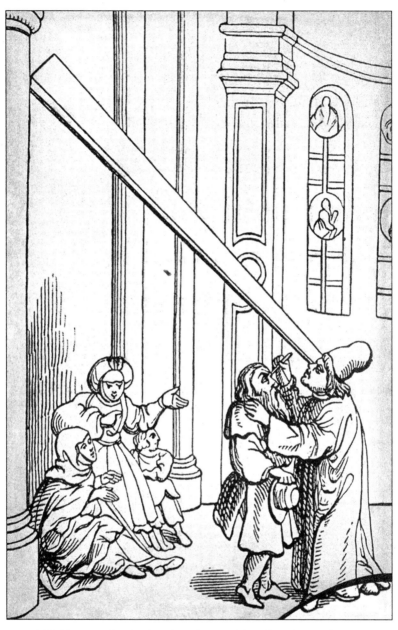

　　图中的医生正在试图从患者眼中取出异物，但因自己眼中也有尘埃
而劳而无功。公元 1540 年前后作品

要介绍所有医学问题，为辩论提供更加简单的入门之说，并且帮助人们了解各个著作中复杂难懂之处"[38]。作为一本教科书，其目的十分明确。其二就是其汇编性质。例如，吉尔伯特（Gilbertus Anglicus）在他的《医学纲要》（Compendim Medicine）一书开篇处承认，"由吉尔伯特大师撰写的关于疾病之书由此开篇，既有独特性也有普遍性，摘录自所有作者的著作和大师们的实用手册"。他在书中旁征博引，由此得名［乔叟（Chaucer）也在其《医生的故事》（Doctors of physic'tale）中提到过他］。

这两个事例阐述了那个时代的一大特征，就是墨守成规。当时的作者们局限于汇编、评论古籍和由此设定问题。因此鲜有新知而且医生的学习效果变化甚少。人们决定去哪里学医，部分取决于教师的质量和名气，部分取决于图书馆等学习资源。

有些地方的协会也发挥了重要作用。例如，佛罗伦萨（Florence）医学协会是第六个成立的协会。协会通过正规程序接收会员，而且在1349年通过了一项法规，规定所有医生必须去参加在医学院举办的公开讲座和讨论，缺席者会被罚款。在1373年之前，院长每三个月选举一次，每个月挑选两个主题，并提前三天通知医生们准备参加辩论。

协会还管理会员们的私生活。例如，禁止他们在公开场所讨论或饮酒。但是协会也提供一些福利。例如，允许他们穿亚历山大丝绒裤子、白色丝袜和配有金扣子的摩洛哥皮鞋。

中世纪的医学教材

在理斯曼（Riesman）的书中[39]，有一个关于早期医科院所用教材的有趣章节。其中，在1395~1516年间，巴黎大学医学系的图书馆里收藏着26部著作，其中包括亚历山大、亚里士多德、阿威罗伊（Averroes）、阿维森纳、康斯坦丁、盖伦、吉尔伯特、希波克拉底、拉齐斯（Rhazes）和热那亚（Genoa）的西蒙（Simon）的著作。这些书籍价值连城，因印刷术的发明得以传世。书籍构成了大学与机构的核心所在，它们是信息的源泉和讨论的依据。书籍也构成了教学的基本条件，为评论打开了大门。如在以下章节中所述，直到20世纪晚期书籍依然是知识传播的主要媒介，著书立说依然是成名成家的主要途径。教师的地位十分重要，而其进行远程教育的重要工具就是书籍。接下来给大家展现的便是几个世纪来发生了怎样的变化。

学生与书籍

学生们对于书籍的需求量居高不下，拉斯达尔（Rashdall）曾写道[40]：

……新生的当务之急就是为自己购置书籍。奥多弗雷德（Odofredus）说，当时新生最典型的奢侈之处就表现在，他在学习期间每个月从父亲那里拿到 100 金币的学费，却没有将这部分钱用于购置书籍。而他的父亲却还在担心这些钱或许并不够儿子买那些昂贵的书籍而只能够买二手图书。

手抄本复制流程（the Pecia system）

人们往往认为制作书籍手抄本是一件非常繁杂的工作，但在当时其实已经存在此类的制作程序，本书作者因此对这个程序的创始人理查德·马歇尔（Richard Marshall）致以如下谢辞：

13 世纪欧洲大学的迅速扩张产生了大批的非专业读者，从而催生了一个对高效、非宗教性书籍出版的需求。尽管之前的书籍有时为了方便撰写而没有装订，但到该世纪中期产生了一个流程，开始教材的大规模生产。出版界人士将书籍的不同章节分配给许多个抄写员，由其分别抄写各章节。各大学都对这项具有学术性的工作很感兴趣，并逐渐接手了这项工作。他们进行了一系列详细的规定，比如对于书籍的质量保证及租用书籍的价格等。特许书商被称为坐商，不仅仅是指其拥有固定经营地点，也有获得官方任命的含义。这个系统显然运转顺利，迅速在整个欧洲大行其道，这一体系不仅能够满足广大读者的需求，也能够轻松应对课程变化。书籍出版的质量监控不仅首次保证了学者们可获得标准版本的书籍（避免版本偏差造成的误解），还便于进行重新修订。但是对于学生来说，最重要的意义便是书籍不再昂贵而且容易得到，再也无须像从前那样被束之高阁或由教堂抄书员定制了。这一发明使得欧洲的知识复兴得以快速发展，无须受到资源紧缺的限制。

文化水平

文化水平与阅读能力息息相关。我们从古埃及医学资料中发现，医生总是手不离笔，中世纪也不例外。尽管书籍数量不多，还是可以找得到的，而且还有笔记和摘录簿可以作为传播知识的媒介。在这种传播方式下，学校就构成了必不可少的机构。当时的欧洲之所以拥有传播医学知识的优势，是因为他们拥有共同的宗教信仰、共同的学术语言及统一的社会体制。直到14世纪末15世纪初期，才开始广泛使用本国语言培训医生。当时已经出现了通过授予奖学金表彰先进个人的做法，寒门学子也可以获得此等荣誉，而且可以由此提升社会地位。教育的普及及其受益已是常事。

小结

本章中我们讨论了从罗马衰亡到15世纪初的一个极其重要的历史阶段。我们从回顾早期修道院里基督教徒的医疗工作入手，转入研究阿拉伯医学。这个阶段传承记述了古代医学文献，以及对希波克拉底和盖伦等古代圣贤著作的评论，医学院得以建立并发展，同时也产生了考试与毕业典礼等仪式。

然而，11世纪和12世纪时大学的兴起，才真正对医学学术发展发挥了巨大的推动作用，以考试和仪式作为其特征。让新从业的医生承担教学工作和加入医学院也是这个过程中关键的一部分。尽管基础知识方面没有发生什么本质上的改变，教学与学习仍旧以古老医学为依据，但是学生们已不再是被动听讲而是主动的参与讨论。同时也有了许多新变化的迹象。比如，那些记载着实际操作手段及治疗手段的摘录簿得到了推广使用。外科医生们凭借经验和结果的学习方式向权威发起挑战。从某种意义上，这种挑战以其蔑视权威的特点，预示了文艺复兴的到来。

这一阶段末期，医学院在整个欧洲如雨后春笋般兴起，各自凭借其特色和师资吸引学生慕名而来。有趣的是，在15世纪时帕多瓦（Padua）医学院30%~40%的生源来自欧洲南部，成为了"医学磁场"概念的典范。大学的吸引力部分取决于它的藏书和图书馆，也取决于它作为高等学府的名望。书籍和通用语言为知识的传播提供了良好的媒介，课程长短则取决于成为医生必须经历的时间。当时还出现了一场关于医学行为和伦理构架建立的争论。

参 考 文 献

［1］ Maimonides. The Book of Knowledge. Translated Russell H M, Weinberg J, Edinburgh:
　　 Royal College of Physicians of Edinburgh; 1981; 63

［2］ Sami Hamarneh S. In: O'Malley C D, ed. The history of medical education. Los Angeles:
　　 University of California Press1970; 51.

［3］ Ibid.

［4］ Browne E G, Arabian medicine. The Fitzpatrick Lectures 1919-20. Royal College of Phy-
　　 sicians. Cambridge: Cambridge University Press; 1962; 70.

［5］ Ibid, 41.

［6］ Ibid.

［7］ Jumay I. Treatise to Salah ad-din on the revival of the art of medicine. Translated by Hart-
　　 mut Fahndrich. Weisbaden: Kommissionsverlag Franz Steiner GMBH; 1983; 8.

［8］ Ibid, 13.

［9］ Ibid, 16.

［10］ Ibid, 27-32

［11］ Guthrie D. A history of medicine. London: Thomas Nelson & Sons; 1958; 90.

［12］ Scott W. Talisman. Everyman Edition; 1906.

［13］ History of the Lockharts of Lee and Carnwath. Private printing; 1976; 5-8.

［14］ Maimonides, 58.

［15］ Ibid, 63.

［16］ Buber M. I and Thou. 2 nd edu. Translated by Smith R G. Edinburgh: T and T Clark
　　 Lrd; 1958.

［17］ Riesman D. The story of medicine in the middle ages. New York: Paul B. Hoeber;
　　 1936; 63.

［18］ Browne, 31-33.

［19］ Gruner O C. A treatise on the Canon of Medicine of Avicenna. London: Luzak & Co;
　　 1930; 25.

［20］ Cockayne O. Leechdoms, wortcunning and starcraft of early England. London: Longman
　　 & Co; 1864-66; 71.

［21］ Riesman, 78-79.

［22］ Guthrie, 107.

［23］ Regimen Sanitatis Salerni. Translated by J Harrington. Salerno: Ente Provinciale per il

Turismo; 1966; 22.

[24] Ibid.

[25] Ibid.

[26] Gillies H C. Regimen Sanitatis. A Gaelic manuscript from the 16th century: Alex MacLaren; 1911; 38-39.

[27] Corner G W. Treatise of medicine at Salerno in the 12th century. Ann Med Hist 1931; 3 : 14-15.

[28] Lawn B, ed. Prose Salernitan questions. London: Oxford University Press for the British Academy; 1979; 12-13.

[29] Lawn, 106.

[30] Jones P M. In: Schlessiner M R. Manuscript sources of medieval medicine. New York: Garland Publishing; 1995; 35.

[30a] Jones P M. Medieval medical miniatures. London: British Library in association with the Wellcome Institute for the History of Medicine; 1984.

[31] Garrison F H. An introduction to the history of medicine. 4th edn. Philadelphia and London: WB Saunders Company; 1929; 152.

[32] Ibid, 156.

[33] Thorndyke L. History of magic and experimental science. New York; 1934 – 41, Vol iii; 518.

[34] Talbot C H. Medicine in medieval England. London: Oldbourne Books; 1967; 91.

[35] Talbot, 93.

[36] Ibid, 99.

[37] Ibid, 56.

[38] Ibid, 62.

[39] Reisman, 345-354.

[40] Rashdall H. The universities of Europe in the middle ages (vol 1). Oxford: Oxford University Press; 1895; 417.

第 4 章　文艺复兴与宗教改革：书籍、人体、血液和烙铁

学习可以增加乐趣，可以增添光彩，可以增长才干。当你独处、退隐之时，它可以作为乐趣；当你高谈阔论之时，它让你显得更有学问；当你处理人间世事时，它让你显得技高一筹。

弗朗西斯培根（Francis Bacon）《读书论》（On Studies）[1]

引言

本章主要探讨医学和医学教育的变迁。文艺复兴与宗教改革运动重塑了世代传承的文化、权威和社会管理方式，让人们再次寻根问祖，更加自信地去质疑和审视一些社会问题。就像很多人质疑的那样，为什么人们耗费了如此漫长的时间才发现了很多事物并非注定一成不变，而前人的智慧也并非达到了登峰造极、不可逾越的水平。正如前文所提及的那样，在过去的千年中，盖伦和希波克拉底的医学著作不断被人们翻译、评论、再翻译，但却从未受到真正的挑战与质疑。医学翻译家以及医学人文学家，诸如尼科洛·里奥尼塞罗（Niccolo Leoneceno），托马斯·李纳克尔（Thomas Linacre）和近期的约翰·凯厄斯（John Caius）等人向医学界介绍了古希腊的医学著作，从而发起了对权威的挑战。当然，这些"新"著作出现在医学院课程中的速度也参差不齐。

本章中讨论的时间跨度从 15 世纪初到 17 世纪中叶，在这 200 余年的时间里，医学知识的构成及其实际应用方式，都朝向有益于患者与大众的方

向发生了巨大变化，而所有这些改变都是在艺术和科学出现了前所未闻的繁荣发展的背景下发生的。本书仅将此时期艺术与科学的全面发展简单地作为医学变革的一个背景。此外，应该将本书视为一部医学教育史而并非医学史，书中介绍了改革案例而并非包罗万象的回顾。还可参阅关于此课题的其他名著。对于本书而言，核心主题是医学教育是如何在思想革命进程中进步发展的。

文艺复兴是个医学、哲学和科学界人才辈出的时代，其中包括维萨里（Vesalius）、帕拉塞尔苏斯（Paracelsus）、库尔佩珀（Culpeper）、哈维（Harvey）、威利斯（Willis）、波义耳（Boyle）、笛卡尔（Descartes）、列文虎克（Vanleeuenhok）、布朗恩（Browne）、格林森（Glisson）、西德纳姆（Sydenham）、洛克（Locke）、培根（Bacon）、哥白尼（Copernicus）、伽利略（Galileo）等。这个时期见证了伦敦皇家学会的建立，激起了人们探索自然奥秘的兴趣。皇家学会初创时如同一所虚设机构，会员们在17世纪40年代开始一起研究培根的思想理念。直到1660年11月28日，皇家学会才正式建立。学术背景各不相同的皇家学会创始人们（包括几位在医学方面颇有建树者）建立了一个"促进物理-数学实验研究学院（Colledge for the promoting of physico-Mathematicall Experimentall Learning）"。其中两个词十分醒目：一是"学院"，一个供人们聚会、分享新知和鼓励实验的平台；二是"研究"，既是运动的一个目的，也是本书的核心所在。

除了介绍文艺复兴与宗教改革时期的重大运动之外，此处和本章后部将具体介绍四大主题。第一个是美茵茨（Mainz）的约翰尼斯·古腾堡（Johannes Gutenberg）于1452年发明的活字印刷术，为知识传播和讨论创造了一种前所未有的途径。这一发明意味着此前遍寻难得的书籍，突然变得俯拾即是而且价格低廉，大大便利了知识的传递。有趣的是，人们起初还对这项新技术心存疑虑，担心因此化学、解剖学等领域会被一个作者的一本书独步天下，压制不同观点交锋的空间。不过，这个观点的谬误很快就被证明，随即抛到九霄云外。以教育学术语可将其称为一个飞跃。

第二大主题是人体与解剖学的发展。维萨里于1543年所著的《人体的构造》（De humani corporis fabrica，通常缩写为Fabrica）一书彻底颠覆了人们对于人体的看法，并且赋予了人体研究的合法性和重要性。需要记住的是盖伦（Galen）首先将解剖应用于动物身上，而当时的教会禁止通过解剖研究人体。维萨里及其追随者们的著作向人们展示了有待学习与掌握的知识。人体解剖学研究帮助人们不断获取新知，这一进程在今天依然未停下脚步，也意味着医学课程必须纳入这些新知识，并确保医生们充分理解其含义。

第三大主题是关于血液及哈维是如何在其《心与血的运动》（Exercitatio anatomica de motu cordis, et sanguinis in animalitus，缩写为 De motu Cordis）一书中论证血液循环的。尽管书中没有介绍完整的实验过程，但证明了可以通过仔细观察与测量来认识人体功能，而哈维也藉此成为生理学研究鼻祖。尽管直到显微镜问世（其本身也是一个伟大的进步）后才发现了毛细血管，从而解开了最后的谜团，但这无损哈维的伟大。这一发现对于医学教育的意义依旧非常深远。

第四大主题是关于烙铁以及外科医生如何学习治疗外伤与伤口的方式。安布鲁瓦兹·帕雷（Ambroise Paré）、彼得·洛维（Peter Lowe）等人的著作阐释了外科取得了怎样的发展，以及直接观察（通常在战场上）是如何改变并推进医学实践的。麻醉术与消毒术不够完善但仍有颇多可为之处。书籍以及通过长期经验建立的讲座、演示和实习课程帮助外科教学得到了长足的进步。

医学协会、医学院和医学系的兴起构成了另一个重要主题。这些组织在整个欧洲发展成为了团结医生互助和共同学习的重要途径。它们以严格的会员标准构成了封闭社团，其目的往往是限制其他社团的出现。上述发展对于医学教育发挥了至关重要的作用，但同时也造成了消极内向的后果，催生了行业内部纠纷和争论。这些组织并未起到启发熏陶作用，也并未改进患者照护。外科医生与内科医生几乎无一例外都被隔绝开来，而那些能应对各种情况的"全科医生"则越来越少。也许唯一的例外是在 1599 年于格拉斯哥（Glasgow）成立的内科与外科学院。

以上四大主题就是本章将要讨论的内容。在本章的文尾将介绍许多这时期在医学和哲学领域为改革进步作出贡献的伟人。

最后，本章将分析这些变化给医学教育带来的冲突与影响。

文艺复兴时期

起源于 14 世纪意大利的文艺复兴是值得纪念的伟大运动，它帮助人们挣脱了经院哲学，进入了一个充满发明创造的新世界。文艺复兴的摇篮是佛罗伦萨（Florence），而但丁（Dante）和彼特拉克（Petrarch）则扮演了先驱的角色。中产阶级历史上第一次积累了足以抗衡贵族统治的巨额财富，并开始赞助和引导艺术、文学和音乐的发展。这些目光敏锐的赞助人，帮助世界上最伟大的艺术家们创作了诸多伟大的作品。

人们重新发现发掘了古希腊作品，也通过亚里士多德（Aristotle）和柏拉图（Plato）的著述重新回归人文主义。医学人文学者将古希腊医学著作翻译成拉丁文，以便当代人阅读和讨论。例如，威尼斯的阿尔丁出版社（Aldine Press）在1525年出版了由托马斯·李纳克尔（Thomas Linacre）翻译的盖伦著作译本。人们拥有对美好事物的追求，希望创造出至少不逊于前人的作品。希波克拉底的医学著作被再次研究并翻译成拉丁文，新思想不断涌现，人们往往能够同时身兼艺术家和科学家。佛罗伦萨新城的建设体现了人们的自信，达·芬奇（Leonardo da vinci）等艺术家们解剖人体，并且通过向脑中注蜡发现了脑室。对于像米开朗基罗（Michelangelo）、拉斐尔（Raphael）、迪雷尔（Dürer）和达·芬奇这样的艺术家而言，解剖和艺术早已融为一体。此类活动为其后的医学发现，特别是在解剖学的发展开辟了道路。

文艺复兴运动在16世纪和17世纪开始走出意大利，将变革和挑战精神带到各地。这场运动不仅事关科学，也与艺术、哲学和其他学科息息相关。例如，哥白尼关于地球和太阳运动的著作为牛顿（Newton）等科学家打下了理论基础。然而，这些发现并未得到当时权威人物的认同，而且需要为此付出代价。科学先驱们可能面临驱逐、流放甚至死刑的处罚。

宗教改革运动

这是这一时期仅次于文艺复兴的伟大运动。改革中的弄潮儿们大多具有跨学科能力，例如，马丁·路德（Martin Luther）的同代人哥白尼也具有医生资质。1517年，德国威登堡（Wittenberg）的马丁·路德将其抨击罗马教廷的《九十五条论纲》钉在了威登堡教堂大门上。他的目的并非与教会决裂，而是希望教会进行内部改革，尽管此举针对的是当时的教会现状，但其结果却是整个教会组织架构的大分裂，新创建的多个宗派与教派脱离了罗马天主教会。这一事件给当时的社会造成了深远的影响，其中包括一直由共同语言和统一宗教维系的欧洲分崩离析。从那时起，拉丁语不再是官方语言，各国语言开始走向前台，书籍和文献也被翻译成各国语言。以教会为核心的权威受到了重大挑战，由此鼓励了思想自由化，也为解剖和实验打开了大门。人们心中依然有上帝，只不过是开始用更加个性化的方式去崇拜他，而且神祇不再神秘。

这一时期的学术研究也得到了极大的发展。丹麦神学家、学者伊拉兹马斯（Erasmus）是欧洲的杰出人物，尽管他本人并不想卷入与宗教改革的政治之中。培根和后期的笛卡尔也都扮演了积极角色。他们和大家一起探索新思维以及社会与科学的正确规律。

古腾堡与书籍印刷

在这场社会巨变的高潮期，一项伟大发明的到来大大促进了进步的变革，这一发明就是活字印刷术。1400 年前后，约翰尼斯·古腾堡（Johannes Gutenberg）出生于德国美因茨一个商人的家庭。他可能是先进了拉丁文学校之后才进入德国爱尔福特（Erfurt）市的大学深造。在经历了一系列磨难和旅行之后，他回到了家乡美因兹，在那里他借到了钱之后，就在 1452 年印刷了 42 行的《圣经》。活动铅字版不仅使人们能够印刷一本书，而且能够反复印刷。

这一巨大的成功在之后几十年间，在整个欧洲催生了大量的印刷厂。活字印刷术为知识提供了大规模交流和传播的媒介。书籍价格一落千丈，普及到更广泛的人群中。中产阶级与商人阶级都希望拥有自己的藏书。

古腾堡对于学习做出的贡献值得大书特书。其巨大影响绵延 600 多年，直至今日才受到电脑和网络的冲击。出身寒微和艰辛创业期后，他终于获得了皇家的认可。古腾堡卒于 1468 年 2 月 3 日。

如前所述，医学教育的历史其实也就是书籍的历史。书籍的生产和应用、撰写和销毁，促成变革的能量和能力。奥斯勒（Osler）在 20 世纪初曾经有段非常经典的论述：书籍"让读者与作者心心相印"[2]。在沃尔特·司各特（Walter Scott）所著的《无畏的哈罗尔德》（Harold the Dauntless）一书中说道：浪漫的童话是读者的梦[3]。书籍是如此的重要，我们在之后的结论部分将再次进行讨论。

人体与解剖

认识人体结构与功能是提高医疗技术的基础，唯此法可改变疾病谱及其自然发展。维萨里以其1543年出版的《人体的构造》这部伟大著作实现了新的跨越。1514年，维萨里出生于布鲁塞尔（Brussels），并于1533年前往卢万（Louvain）和巴黎学习医术。这两座城市当时正是盖伦理论体系的主要据点。当时的解剖学主要是以动物解剖为基础，而盖伦则是毋庸置疑的权威。维萨里作为精力充沛的解剖学家于1537年移居帕多瓦（Padua），而当地政府允许提供尸体进行解剖。解剖课是可以公开进行的，维萨里曾给五百人做过演讲。从那时起他的职业生涯堪称丰富多彩，1538年他完成了《解剖图谱》（Tabulae Anatomica）第一批六个表格的绘制，展示了人体构造。1543年，他完成了《人体的构造》（Fabrica）这一划时代巨著。如果只见过该书，是无法同亲自观看和触摸过画板、插图的人们一样，而充分感受其尺寸、质量和题材范围的。该书的插图作者可能是提香（Titian）的学生，来自卡尔卡（Calcar）的约翰·斯蒂芬（John Stephen），他依据直接观察的结果绘制，并且揭露了盖伦著作中的一些不确之处。对此维萨里明确表达了自己的观点：

> 那些忠实追随盖伦学说的医生和解剖学家们，给解剖学家鼻祖的盖伦添加了多少虚妄之词啊，有时甚至是有悖理智的赞誉。其实我自己有时也感到自己的愚蠢，以及居然会对盖伦和其他解剖学家的著作信任到盲从的地步[4]。

与此大同小异的是，科隆博（Realdo Colombo）在1559年写道："人们一天解剖一条狗所学到的东西，也比几个月把脉和研读盖伦著作要多得多[5]。"

有意思的是，在《人体的构造》之后就出版了供学生使用的简写版《人体的构造—缩影》（Epitome）。《人体的构造》图集影响深远，特别是对维萨里在帕多瓦的继承者法布里修斯（Fabricius）和法罗皮奥（Fallopius）而言。甚至以后在帕多瓦求学的哈维身上也不难发现维萨里的影响。维萨里从此止步不前，深受其著作的盛名所累。1564年，他在赴耶路撒冷（Jerusalem）朝圣途中死于希腊桑特岛（Zante）附近的一场海难。他的全部重要著作都是在三四年间完成的。

在维萨里之后，前文提及的两位重要解剖学者对哈维与血液循环学说产生了直接的影响。第一个是解剖学家加布里瓦·法罗皮奥（Gabriele Fallopius），他于 1548 年在比萨，后于 1551 年在帕多瓦担任解剖学教授。因其在解剖学研究方面的杰出贡献，他的名字也被用作专业术语，即法罗皮奥氏管（Fallopian tubes）。特别值得一提的是，他是西罗尼姆斯·法布里修斯（Hieronymous　Fabricius）的老师。法布里修斯是一位外科医生，1565 年升为教授。他对胚胎学和血管瓣膜做了深入研究，并且描述了血管瓣膜。此外，他也是哈维于 16 世纪 90 年代至 1602 年在帕多瓦求学期间重要的导师。法布里修斯于 1613 年退休。他投入巨资在帕多瓦建立了一座宏大的圆形阶梯教室，可以让人们观察解剖，因此而倍添声誉。

血液与其循环

哈维所发现的血液循环系统具有重大意义。1578 年，哈维在英国肯特郡（Kent）的福克斯顿（Folkestone）出生，并先后就读于坎特伯雷（Canterbury）国王学校和剑桥的盖乌斯（Caius）学院。他在剑桥获得了文学学士学位之后前往帕多瓦师从法布里修斯，并以医学博士学位毕业。在帕多瓦，他的毕业答辩非常精彩，在他的学位证上这样写道：“他在考试中表现十分精彩，他在技能、记忆力和学习方面展示出的水平远超其导师的期望值”[6]。

在世人都接受盖伦学派关于血液并不循环观点的情况下，哈维是第一个站出来反对，并且表达不同观点的人。他的事业在回到英国之后达到了巅峰：1607 年加入皇家医师学会，1609 年成为圣·巴塞罗缪医院（St Bartholomew's Hospital）的内科医师，1618 年荣升詹姆斯一世（James Ⅰ）的御医。不久他又被任命为查尔斯一世（Charles Ⅰ）的御医。1645 年，在他 67 岁时被选为牛津大学莫顿（Merton）学院的院长。他从教 40 余年，至今在大英博物馆里都可以找到他的笔记。在 1654 年，尽管当选为英国皇家医师学会主席，他却以年龄和身体原因宣布退休。

哈维即便年事已高依然治学不倦，他说：“我虽然年近八旬并饱受病魔折磨，但我依然感到思维敏捷，因此我仍将像以前一样坚持学习，特别是神圣的医学”[7]。

像很多杰出的研究工作一样，哈维的研究也是利用业余时间完成的，1628 年，他的著作《动物心血运动解剖论》（De Motu Cordis et Sanguinis in Animalibus，或 On the motion of the heart and blood manimals）终于付梓出版。他提出的建议，如同古今中外的新发现一样，在很长时间内都遭到抨击。也许用莫里哀《无病呻吟》中的迪亚法流斯先生谈到他儿子的英勇的一段话，可以惟妙惟肖地描述他的遭遇：

"他身上最令我满意的一点，也是最像我之处，就是对我们先人观点的盲从。他对那些血液循环这类所谓的新观点不屑一顾[8]。"

哈维首先提出了盖伦的几个错误。"我们完全应该得出这样的结论，即血液在动物体内做环形流动，并且保持运动状态[9]。"

哈维的发现具有多项重大意义。他的研究方式与现代科学家大相径庭，因为他仍然相信生命力和精神。尽管如此，他得证明自己的血液循环理论，而且虽然并未运用彻底的假设驱动模式，他还是努力为血液循环找出证据。例如，盖伦认为血液是源源不断地从肝脏制造出来的。哈维测量出每次心跳所泵出的血量为 60 毫升，一个小时高达 250 公斤，但是血液是不可能以这种速率产生的。他用手臂捆扎实验来显示静脉瓣的功能并只允许血液单向循环，这也是一个重要的证据。他发现毒物可以快速循环，也再次佐证了血液循环说。他还发现，各类血管厚度不同，那些离心脏最近的血管厚度最大，以便承受较高的液压。这些证据都证明了血液循环说，并明确了心脏是动力的源泉。但是哈维的观点与笛卡尔不同，后者将身体视为一台机器，且心脏不仅仅是动力源。

"心脏是生命的起源，是微观世界的太阳，在心脏的脉动下，血液在身体里顺畅地流淌，使人生机勃勃，这就是心脏发挥的至关重要的作用。心脏作为我们生命的守护神，给身体提供营养，使人变得愉悦，让人变得健康，它是生命的根基也是万物的造物主[10]。"

其观点就是心脏不仅只是发挥泵的作用。显微镜技术的进步发现了毛细血管，解开了最后的谜团。

那么哈维的发现对于医学教育又有怎样的意义呢？首先，他补充完善了关于人体的知识，解剖学取得的重大进展也开始改变医学生的课程。他的发现证明了可以通过仔细试验与测量解答问题，改变了医生们对于人体的看法。虽然其对于临床治疗并没有起到立竿见影的效果（在一段时间以后才起到了作用），但是他却改变了人们对人体的认识并为之后的解剖学领域和医学领域的发展铺平了道路。

哈维也是一位伟大的慈善家，向医学院捐建了图书馆和解剖陈列室。他的宅邸用于举办每年一次的慈善晚宴，以表彰慈善家和鼓励教授们致力于人类博爱，并致力于"通过实验来探寻自然的秘密"[11]。哈维改变了医学界并为其创造了新的模式。

其他医生

在哈维因为发现了血液循环而广受赞誉之时，还有其他很多医生也改变了医学实践的模式。下文简述了一些在医学教育史上发挥了重要作用的人物及他们的事迹。

帕拉塞尔苏斯（Paracelsus，1493~1541）

自称为"帕拉塞尔苏斯"的霍恩海姆（Philippus Aureolus Theophrastus Bombastus von Hohenheim），也因其敢于藐视权威而被称作"医学界的卢瑟"。他自称帕拉塞尔苏斯，是为了"超越塞尔苏斯（Celsus）"。这位在那个时期最受争议的人物在巴塞尔（Basel）开始了他的医学生涯。他把自己称为定义医学伦理的先知和信徒。他四处游学，其学习研究并无固定程序。但是正如他的自我描述："当我看到医学除了杀人和使人变瘸之外百无一用时，我决定放弃这种可悲的手艺，另辟蹊径寻找真理[12]。"

他的著作既有宗教也有医学，他将自己的努力归类为宗教改革。他写了大量具有公众影响力的宣传册，其中多处预言民间和政治纷扰动乱。他撰写了两本关于梅毒的册子，以此抨击医生的无能与贪婪。帕拉塞尔苏斯十分关注穷人的医疗问题，其中一本册子的木刻封面上描绘了富有医生和穷苦患者之间的鸿沟。他抨击多位古代圣贤，并且在 1527 年 6 月 24 日，也就是圣约翰（St John）之夜将盖伦和阿维森纳的著作付之一炬。他的目的是通过发现新疗法，用新理论取代古代医学理论，尽管这些理论以圣经和神学为依据。他信仰形象学说，主张用与疾病外貌相似的疗法治疗疾病。他以德语授课，宁愿身着药剂师的围裙也不穿学者长袍。他毫不掩饰自己对化学的热爱，并认为这是一种医学的进步。

希罗尼姆斯·弗拉卡斯多吕亚斯（Hieronymus Fracastorius，1483~1553）

弗拉卡斯多吕亚斯是位著名的内科医生，撰写过一首关于梅毒的长诗《梅毒——高卢病》（Syphillis sive morbus Gallicus），以及一部早期流行病学书籍。他在 1546 年撰写了一本关于感染的书籍《传染病》（Di Contagion），书中介绍了传染病的传播途径的分类，即直接接触、接触污染物和间接接触。

托马斯·林纳克（Thomas Linacre，1461~1524）

林纳克在博洛尼亚（Bologna）接受了医生培训。1518 年回到英格兰之后向亨利八世（Henry Ⅷ）递交请愿信，希望建立一个医生组织，该组织在 1551 年成为英国皇家医师学会。他担任理论学会首任主席，学会最初的集会地点就他的家中。著名的林纳克教授讲座（Linacre Lecture and Fellow）就是以他的名字命名的。

约翰·凯厄斯（John Caius，1510~1573）

凯厄斯在帕多瓦学医，和维萨里为室友。他回到英格兰后，于 1557 年在剑桥与人合作建立了冈维尔凯斯学院（Gonville and Caius College）。

尼古拉斯·库尔佩珀（Nicolas Culpeper，1615~1654）

这里提到库尔佩珀并非因为其所著《草药学》（Herbal）［即《草药大全》，The Complete Herbal。该书业已与《英国医生》（The English Physician）增编本和《医药要旨》（Key to Physic）合编。书中记载了如何将医药与大自然的实际体系相融合的规则，建立一个完整的家庭药房以及医药的自然体系，其中包括作者遗赠给妻子的 50 多个精选药方（choice receipts）]。也不是因为他所应用的医学体系（以占星术为主），而是因为他对当时医疗体制进行批判的方式。这也是最早的指导大众如何治病疗伤的书籍之一。

库尔佩珀的行医生涯始于剑桥，但是并没有获得大学学位。1649 年，他出版了《万物名录》（Physial Directory）即《伦敦药典》（the London Dispensatory）的译本。该书为英国皇家内科医师学会出版的《拉丁药典》（Latin Pharmacopoeia）的非官方译本。为此他和该协会多次冲突，而协会对他也颇多不满。库尔佩珀指责协会用拉丁文出版的书籍价格过分昂贵，因此出版了这本介绍物美价廉疗法的书。自此以后很多书籍都是用本国语言撰写了。

他在前言中写道，因为无法信任其他作者，所以咨询了"我的两个兄弟：合理博士和经验博士，并且专程拜访了大自然母亲。最后还是按照母亲的建议和依靠勤奋博士的帮助，才如愿以偿，获得了我想要的东西。而且听从了当今社会罕见的诚实先生将此书公之于众的提醒，出版了此书"[13]。但是他为什么要写这本书呢？"我的回答是，不管是杰拉德（Gerrard）还是帕金森（Parkinson），或是其他任何人，都没有对写作动机给出一个合理的解释，只是在传统学校里给年轻人上物理课，教会他们鹦鹉学舌而已"[14]。

托马斯·西德纳姆（Thomas Sydenham，1624~1686）

他也被尊为英国的希波克拉底和英国医学之父。西德纳姆特别重视病床旁的医学实践，观察细致入微，记录完善清晰。他还设法对疾病进行分类分析。西德纳姆坚信四种体液理论，而且他的著作也被大量翻译出版。他写道：

……医术只能通过实践和练习获得；而且他将有能力熟练地找到治疗的真正适应，他会最勤奋和精确地探寻病情的自然发展……我有自然作向导，不会丝毫偏离真相[15]。

西德纳姆在牛津大学求学，但是学业却因英国内战而中断。他最终定居在威斯敏斯特（Westminster），并在那里度过余生。他有些最重要的著作是关于流行病学，尤其是热病（1666 年），他将该书献给了他的朋友波义耳（Robert Boyle）。他的晚年深受痛风困扰，而且撰写了一本关于痛风的巨著。他虽然博览群书却从不盲从书本知识。当有人希望他为准备学医而推荐一本书时，这位大师的回答是："读读《堂吉诃德》（Don Quixote）吧，这本书很值得一读，我都经常读呢"[16]。正是波义耳鼓励西德纳姆从事流行病学研究的。而西德纳姆的另一个朋友，约翰·洛克（John Locke，1632～1704）还为纪念他写了一首诗。在洛克撰写其《人类理解论》（Essay concerning Human Understanding）时，俩人关系十分密切。洛克也有医生资格，可能也是西德纳姆的学生。洛克在 1693 年还写了《教育漫话》（Some thoughts concerning Educotion）一书，这本书的主题是儿童教育，而其中"好奇心"一章大力提倡对孩子的好奇心加以鼓励。他主张用浅显易懂的语言回答问题和解释问题[17]。洛克还对医学作如下评论：

　　这就是我所说的关于身体和健康的问题，可以将其概括为几条简单易行的规则。多呼吸新鲜空气，坚持锻炼，保证充足睡眠；清淡饮食，不喝酒或烈性饮料，少吃或不吃泻药；少穿过暖、过紧的衣服；尤其是头部和脚要保持低温，脚要用冷水洗并保持湿润[18]。

　　西德纳姆 1676 年出版的《医学观察》（Medical Observations）是一本用途广泛的经典之作。其中提到了重要的观察结果，并多次提到自然的力量和恢复平衡的必要性。例如：

　　一种疾病，无论其病因对人体如何有害，都不过是自然的作用。而且自然会通过祛除病态体液来全力恢复患者的健康[19]。
　　为什么？因为发热本身就是自然施加的手段[20]。
　　因此我不得不高声赞美伟大的上帝，万能的造物主创造了人类，在人类遭受苦痛时给了他们无价之宝的鸦片，既能控制疾病的数量，还会高效地消灭疾病[21]。

　　西德纳姆对痛风做如下评论：

痛风袭扰的对象就是那些轻松舒适地度过青春年华的老人们，他们年轻时多沉迷于奢华舒适的生活方式、无酒不欢。到老年时，由于久坐不动，而且流连上流社会活动，使得他们缺乏青年人应有的体育锻炼。这些人普遍头部偏大，湿气重、放纵的生活习惯，拥有极好的体质和充沛的精力，耐力非常好[22]。

痛风患者可以顺利入睡。但大概到凌晨两点的时候，他会被大脚趾剧烈的疼痛，或是膝盖、脚踝或是脚背的疼痛弄醒。疼痛的感觉像是关节脱臼了，然后感觉像是有冷水浇灌进了关节……有时感觉像是大力拉扯或是撕裂韧带，有时是痛苦的折磨，有时是紧压感。这种感觉非常剧烈、真实，它使得你不能忍受被子的重量，甚至无法忍受有人进屋时的脚步震动感。整夜折磨，痛苦不堪[23]。

西德纳姆对痛风临床症状描述的如此到位，易懂易记。他也很有幽默感，正如以下引言佐证："镇上来了个小丑，给全镇人健康带来的好处要比二十头驴子驮来的药品大得多。"

西德纳姆强调了疾病的临床特性和自然力的重要性。几代的医生都深深受益于其教导和准确的临床观察力。

马尔切洛·马尔皮吉（Marcello Malpighi，1628~1694）

马尔皮吉是博洛尼亚医学院的教授。他用显微镜发现了毛细血管的存在，佐证了哈维的理论。

张伯伦家族（The Chamberlens）

威廉·张伯伦（William Chamberlen）是胡格诺派（Huguenot）的难民，1569 年定居英格兰，卒于 1596 年，其两子均为外科医生。其子皮特（Peter）因发明产钳而得名。但张伯伦家族将其秘而不宣，直到 1728 年休·张伯伦（Hugh Chamberlen）辞世才申领专利。在这个关于秘方的经典案例中，一个家族把一件手术器具足足秘藏了 150 年。

比滕家族（The Beatens）

另一个著名的医生世家是比滕家族，世代担任西苏格兰群岛国王的御用医生（见最后一章）。从罗伯特一世（Robert Ⅰ）到詹姆斯六世（James Ⅵ），每位苏格兰国王都用比滕家族的人为私人医生，从 1300 年直到 1700 年，史书记载了 76 个比滕医生。（毕业于帕多瓦医学院）马丁·马丁（Martin Martin）在 1695 年访问南尤伊斯特岛（South Uist）时写道，"以下的爱尔兰手稿显示了其性格特点：包括阿维森纳、阿威罗伊（Avveroes）、维果（Johannes de Vigo）、戈都努斯（Bernardus Gordonus）以及希波克拉底的一些书籍。《养生全书》（The Regimen Sanitatis）和《百合医学》（Lilium Medicinae）等都被翻译为凯尔特语（Gaelic）"[25]。他们解决争议的方式十分有趣："我们不会反驳医生们作出的宣告，只是用名誉将其湮没"[26]。看来他们依然是彻头彻尾的阿拉伯人，其著作里只字未提帕拉塞尔苏斯、帕雷（Pare）和维萨里（Vesalius）。值得一提的是，凯尔特语与希腊语、拉丁语和阿拉伯语四分天下，成为可供正规系统研究从希波克拉底到里维埃尔（Riverius）的知识系统的语言之一。这一古典传统随着 17 世纪苏格兰宗族制度的崩溃而寿终正寝。

罗伯特·波义耳（Robert Boyle，1627~1691）

波义耳出类拔萃，出生于都柏林（Dublin）一个巨富之家的波义耳，有充分条件全身心地满足自己的兴趣爱好。1642 年，他在伽利略在城外被处死之际来到佛罗伦萨。他因此事而深受触动并阅读了伽利略的著作，从而引发了他对科学的兴趣。他对皇家学会的建立起到了举足轻重的作用。他是西德纳姆的朋友，也给他推荐了很多疗法。尽管他并没有医学或科学学位，但他依然成为了化学与实验医学的先驱。他有足够的资金实力在牛津建立自己的实验室，尽管他从未名列牛津大学，也能加入一个科学家团体。他的主要著作是《自然实验哲学的实用性》（Usefullness of Experimental Natural Philosophy），其主题是争辩实验科学是科学进步的正确方式，而盖伦主义是站不住脚的。和帕拉塞尔苏斯一样，他也相信化学是进步之道。他和西德纳姆都认为医生的道义责任就是要改进医学实践。他也写了许多关于其他主题的书，包括《怀疑派化学家》（the Skeeptical Chemist，1661 年），书中认为物质是由微粒组成的。他的许多观点都被笛卡尔等人承袭。

他写道："医生应该把人体看成一台出了故障的引擎[27]"，与所处环境间相互影响。他深入思考了一些培根的观点：

我认为一名好医生不应只是自然的仆人，更应该是患者的顾问和友好的帮手，他会促进对患者有益的、利于其恢复健康的运动或举动；但是对于那些他觉得有害的，或是增加疾病风险的，或是危害患者的，他都会反对和阻止[28]。

他特别重视假说和试验，而且重视拓宽医学知识库。在西德纳姆看来，观察是至关重要的，而波义耳却在找寻自然的隐秘起源。他希望通过系统化调查和收集数据能够发现自然的基本原理。这两个朋友由此产生分歧，西德纳姆认为所有可知之事都在等待人们去收集，而波义耳的兴趣点却是自然的运转规律。波义耳认为医生可通过合理组织其研究对象而获益。逐渐融入新知识的改变即能变革医学又不失其地位。

本质上说，西德纳姆是临床医生而波义耳是医学科学家，这一差别延续数百年而且也对医学教育产生重要影响。我们需要什么样的医生呢？是科学家还是临床医生？这将会在本书的最后一部分深入讨论，但是公平地说，在这一点上，这个差异其实是臆造——我们两者都需要，所有医生都要具有这两种属性。

烙铁和创伤

在解剖学和生理学飞速进步的同时，外科医生同样也获得了巨大的进步。此刻巴黎成为了医学界的中心，而安布罗斯·帕雷（Ambrose Paré，1510~1590）成为了现代外科学的鼻祖。他和当时其他外科医生的成就很大程度上得益于战场行医，当时有大量伤员需要救治。面对创伤这一重大课题，当时的标准疗法就是烙铁，以及使用消化药（digestive）和热油。帕雷发现简单的包扎同样有效，并用一句话描述了它的作用，"我来包扎，上帝来治愈[29]。"他曾经在巴黎的神舍医院工作，即便不懂拉丁语，他还是被圣康外科学院（Surgical College of St Come）录取。

他的论著具体描述了他的操作方法，这些方法也是十分实用且经过验证的。他认为外科医生的职责应该是"移除多余之物，复位脱臼，分离粘连，合并分离，调整自然的作用[30]。"

帕雷留下了一本回忆录《旅行游记》（Journeys in diverse places）。书中讲述了他自己充满意外与惊喜的故事。他写这本书也是对巴黎内科学院院长艾蒂安·高米伦（Etienne Gourmelen）对他批评的回击：对两大医学阵营对峙的反思。内科医生们颇为不满的是，一个外科医生居然可以涉猎如此广泛的领域，而且竟然是用法语而不是拉丁语。帕雷将高米伦讥讽为"mon petit maitre"，一语中的问道：你敢教我外科吗？你个从未作过外科的人！外科是通过眼睛和双手学习的。你，mon petit maitre，除了能坐着喋喋不休，你还会什么[31]？

帕雷的格言值得回味琢磨，这些话语印证了他的实践性以及他的经验是如何帮助他人的。

一个一心图财的外科医生必将一事无成。

只有理论没有实践，是不会给外科医生带来自信的。

充分验证的疗法好过于一个刚刚发明的方法。

智者会让病人心存希望，即便他已病入膏肓[32]。

帕雷是外科巨匠，对外科改革具有无与伦比的影响力。他的文字和宣传亲身经验的能力无不佐证了他作为老师的惊人天赋。尤其要考虑当时的条件局限：没有麻醉药和无菌术，而且解剖学、生理学和病理学知识十分有限。

与帕雷同一时期的约翰·哈雷（John Halle，1529～1568），对"一名优秀的外科医生应具备什么样的特征"给出了他的定义：他拥有一颗狮子的心、一双苍鹰的眼睛和一双妇女的巧手[33]。

这段时期还有其他重要的外科医生，例如托马斯·维卡里（Thomas Vicary），他用英文写下第一本解剖学教材。彼得·洛维（Peter Lowe）-《外科整体艺术的讲论》（A Discouse of the whole art of chirurgerie）的作者，在1597年时写下第一本英文的外科教材。这本书的重要性在于阐明了几个教育问题。首先是洛维和巴黎外科学院的关系。他在巴黎受训，而且在与西班牙战争时期在巴黎工作。其次是这本书非常注重实用性。比如，它描述了手术的操作和伤口的包扎，并提供了外科器材的插画，包括一套"可装在小箱子"中随身携带的装置。第三是这本书的辩证方法：巴黎外科学院院长约翰·科伊特（John Cointret）与他的学者洛维之间的对话。

洛维确立了巴黎作为外科学创新中心的重要性："巴黎的教授们博学、睿智、严肃，他们十分关心公众利益，只有通过了外科学全部课程的人才有资格进入他们的学院学习"[34]。

他表达了传承其知识的意图，并在此提到了他的"秘密"：

我用每日行医实践所得将我的劳动成果、我深藏的秘密和我的经验传授给你们。为的是能给你们带来慰藉，减轻你们的负担，使你们身心愉悦。就像我在 22 年的时光里在法国（France）、弗兰德斯（Flaunders）和其他地方给过你们的帮助，包括在巴黎 2 年期间担任西班牙军团少校，以及在战场为我主法王服务 6 年[35]。

他写道："我全身心投入于外科学的研究中。如所有其他学者所认同，外科学不仅仅是一门有利可图而且对各类人等十分重要，也是一门古老而神圣的科学[36]。"

这些对话本身就十分引人入胜，以下是对话摘录：

科伊特：各类学说，只要是基于理性的，无不以定义我们能够理解的目标入手……我想先问问你，外科学是什么？

洛维：它既是科学也是艺术，它展示了如何通过在人体上进行各类手术，运用最为有效的医药来尽可能恢复人体健康。

科伊特：外科医生最常做的手术有多少种？

洛维：五种。

科伊特：哪五种呢？

洛维：第一种是切除有害和多余的东西，比如肿块、疣和癌症等。第二种是帮助和添加人体所需，比如安装人工耳朵、鼻子、眼睛、手、腿、半月板及口腔上腭。第三种是使错位部分恢复到正常的解剖位置，比如将疝入阴囊中的肠管复原至大网膜后，将骨头复原至关节脱臼处。第四种是分离手术，比如切腹取出遗腹子、切开静脉，取出马蛭，切开舌下韧带，切开连指。第五种是将分离的组织器官缝合在一起，比如接骨、缝合伤口、治疗溃疡、瘘管一类的[37]。

读者会发现这些说法和帕雷的文章大同小异。洛维也承认,他的书中引用借鉴了80多位古代学术权威人士。在回答科伊特提问时,他的回答非常有趣:"哲学王子亚里士多德教导我们,要先掌握全局,然后再循序渐进逐渐细化,从简单易学入手逐渐推进到晦涩难懂的,就像所有其他科学那样"[38]。这里并无涉及具体问题,但是原则非常明确:从基础开始,循序渐进。

最后,他提到一个很小却很实际的问题:当被问及一个外科医生需要携带多少器械时,洛维的回答是:"六件。一把大剪刀、一把剃刀、一把柳叶刀、一根探条、一个三球仪(triball)和一根针[39]。"这一答复迄今依然适用。

这些摘要说明了外科的实用性,以及年轻外科医生如何通过学徒制学习大量病例,尽快掌握这门学问。

协会、学会、医学院及监管

在这段医学史中,存在很多业内竞争的情况和无数庸医。之所以出现协会和学会的兴起,就是人们在努力规范医疗标准,并且确保医生群体由博学的学者和受过大学教育者组成。他们的努力略见成效,因为这个目标尚需耗时数百年,多次斗争和法庭抗争方可实现。

欧洲纷纷建立了许多医学协会、医学系或医学院,将各专业的医生组织起来。它们作为管理机构行使权力,限定资格准入门槛。就此而言,它们具有保守性和保护性,旨在保持现状。例如,亨利八世(Henry Ⅷ)于1518年建立了伦敦内科医师协会(London College of Physicians),只接纳获得牛津或剑桥学位的人入会和在伦敦行医。所以,这也部分解释了为什么很多学生去欧洲大陆医学院学医的原因。

协会和学会组织考试,建立图书馆和举办讲座,提供场所供医生聚会讨论医学学术问题。他们设定标准并对希望行医者进行测验,但其规模甚小。伦敦内科医师学会在17世纪只有20~30个会员,而与此同时,服务广大患者的却是大批的"无证医师"。

成立于1505年的爱丁堡皇家外科医师学会(the Royal College of

Surgeons of Edinburgh），是作为"那些通过了解剖学和人体结构考试的外科医师的组织"。从事外科的人们必须具备阅读和书写能力，而且学会每年给他们提供一具死刑犯尸体供他们解剖。1540 年，英格兰的亨利八世建立了皇家外科医师协会。1599 年，格拉斯哥医学院建立了内外科学系（后者目前已是学院），该系的每次会议都以如下文字结束："……为穷人提供免费医疗，本学系休会"[40]。这一点也是其他很多协会和学会共同的理念。

皇家医师学会更多详情将在第 11 章中深入讨论。

欧洲的医学院

在文艺复兴时期，医学院在整个欧洲如雨后春笋般成立起来。其中最著名的有帕多瓦（Padua）医学院、博洛尼亚（Bologna）医学院、巴黎（Paris）医学院和蒙彼利埃（Montpellier）医学院。它们吸引了大批学生不远千里长途跋涉前来学习，毕业生们则将其所学带回自己的家乡。这部分将选择三所医学院—巴黎、帕多瓦和维也纳医学院作为案例，介绍其课程及学习方法。此外，本书还依据佩林（Pelling）和韦伯斯特（Webster）[41]的著作，提到无学历医生，以及简要介绍莱顿（Leiden）大学的成立。

帕多瓦医学院

在 16 世纪和 17 世纪，帕多瓦医学院可能是各家医学院之翘楚—即莎士比亚（Shakespeare）所称的"艺术的摇篮"[42]。哈维曾在这里受过培训，维萨里在这里著书立说，大量杰出校友将学院的名望传遍欧洲。帕多瓦医学院就是人们心目中的圣地。它强调临床教学的重要性，1545 年建立了第一个医学植物园。直到 17 世纪，这里依然沿用阿维森纳的《医典》。但是随着世事变迁，希腊大师们占了上风，希波克拉底和盖伦取代了阿拉伯教师们的地位。

帕多瓦拥有多家医学院。公开考试一般采用学术演讲的方式，仪式上授予一顶帽子、一个指环和书籍，费用由毕业生支付。医学院的巨大进步主要归功于临床教学。1543 年，乔瓦尼·巴蒂斯塔·达蒙特（Giovanni Battista da Monte）在圣弗朗西斯（St Francis）医院病房首开进行床旁教学的先河。学生先要观察患者的外貌然后问诊，记下他的脉搏和所有有助于诊断的线索。这是一场改造医学教育的革命，大大加强了医学教育的实践性。随后这种模式逐步传遍欧洲，而来自荷兰的毕业生发挥了重大作用，尤其是来自乌特勒支（Utrecht）的让·范厄纳（Jan van Heurne）在返回莱顿之后。这一变革的接力棒先是递给赫恩的儿子奥托（Otto），然后是西尔维斯·德博埃（Silviusde Boe）和赫尔曼·布尔哈弗（Herman Boerhaave），他们推进了这场医学教育模式的改革，并将其传布全世界。

帕多瓦的课程有严格的时间规定，由主教宫塔上的钟声宣布。不遵守钟声上下课的老师将受到惩罚。特别有意思的是由吉罗拉莫·法布里西·阿夸彭登泰（Girolamo Fabrici d'Acquapendente）于1594年创建的解剖讲座阶梯教室。这座宏大的建筑依然矗立在"依波（il Bo）"这个古老的医学院里。这里的解剖学课程从讲授维萨里的理论开始，由多位杰出学者授课。依波的大厅展列着那个时期医学大师们的画像和徽章。

值得一提的是，当约翰·奥布雷（John Aubrey）想去意大利学习，并咨询40年前毕业于帕多瓦医学院的哈维的意见时，哈维的回答很富有启发性。"他让我去泉边阅读亚里士多德、西富罗（Cicero）和阿维森纳的著作，并把当代作者贬得一无是处[43]。"

巴黎和近代早期法国

法国在17世纪是医学教育的一大中心，而巴黎则声名远扬（蒙特利埃次之）。毕业生必须取得第二个学位方可在巴黎行医。当时的医疗专业被称为"半影（penumbra）"，特点是以大学毕业生为中心，外科医生和无照医生只能待在影子里。可能普罗大众倒会觉得后一类人比前一类人更实用些。

学生们须要在一定年限里去听医学系的讲座，之后再申请医学学士学位。而医学学士们也要通过举办一系列讲座、参加面试和完成实习任务来展现他们所学到的东西。他们将由主教颁发行医许可证，获得在当地和全世界范围内的执业许可。最后，持证者将加入医生团体，并被授予荣誉的标志——博士帽。

学生们还要研读古人著作。直到1516年，巴黎医学院的评语还记录了对三个本科生的警告处分。这三个学生阅读了指定书籍之外的杂书，结果就因为反驳老师的观点而受到斥责。盖伦在巴黎的影响力尤其巨大，一直持续到17世纪。

　　有多位医学家特别值得一提。其中包括琼·费纳尔（Jean Fernal），他创造了生理学、病理学和治疗学的拉丁词汇。劳伦特·克罗特（Laurent Colot，1520~1590 年），他发明了成人碎石术（与张伯伦家族合作，见第 103 页），并把他的所学传授给了他的后代，并且一直传承到 1727 年的第八代子孙。这也堪称"秘方"医学的又一例证。随着化学的地位日益重要，尼古拉斯·莱默里（Nicolas Lemery）的《化学教程》（Couse de chimie）成为经典之作。

　　课程包含五部分教程：生理学、症状学（研究体征和标记的学问）、病理学、卫生学和治疗学。其他课程包括解剖学、植物学、外科学和药理学。临床监管十分薄弱，而且缺乏临床实践。学生只能先毕业，再学习实践技能。用狄德罗（Diderot）的话来说就是："结果就是年轻医生只能先拿我们做试验，通过谋杀成为熟练医生[44]。"在蒙特利埃附近的一个小镇中，据说有大批无人监管的大学生只能通过"填满他们的第一块墓地"来学习医学。到了 17 世纪，教授们才被要求开设关于疾病病因、进展与治疗的实践课。最有名的课程是 1640 年在蒙特利埃由拉扎勒斯·里弗埃尔（Lazarus Riverius）开设的，用的课本是他的《实践医学》（Praxis Medica）。

维也纳医学院

　　（意大利以外）另一个改革典范就是维也纳医学院了。尽管该院在 16 世纪时规模甚小，但到 19 世纪时已成为世界上最著名的医学院之一了。德林（Durlin）研究了其初创年代，及其为医学生和医生出版的手册和医学入门资料的最早一批印刷本[45]。维也纳医学院建立于 1389 年，当时仅有为数不多的教员和学生。规范学院职能的各项规定，都可以追溯到帕多瓦医学院，因为其中一个教授就是毕业于帕多瓦。《全书》（Liber）就是应学生们的要求于 1520 年撰写的，但并未得到医学院正式批准。维也纳医学院组织结构完善，而且对获得医学学位提出了下面的要求：申请人必须经过一定年限的学习，而且考试时必须当着所有医生回答两位医生的问题。必须在对他的学识、个性和身份进行评估后，方可获得医学院的一致通过。学生需要支付各类费用，到了博士阶段，申请人还要满足更多的条件。

　　在获颁医学博士之前，他的赞助人会将学位申请人带到圣斯蒂芬大教堂（St Stephen's Cathedral），陪同人包括所有博士生和医学系同仁。在教堂

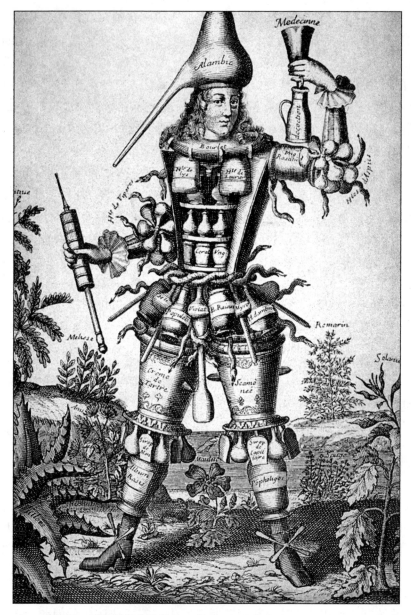

　　药剂师：周身都是各种药片、药水以及给药器具，包括灌肠用的特殊
装置。法国。17 世纪

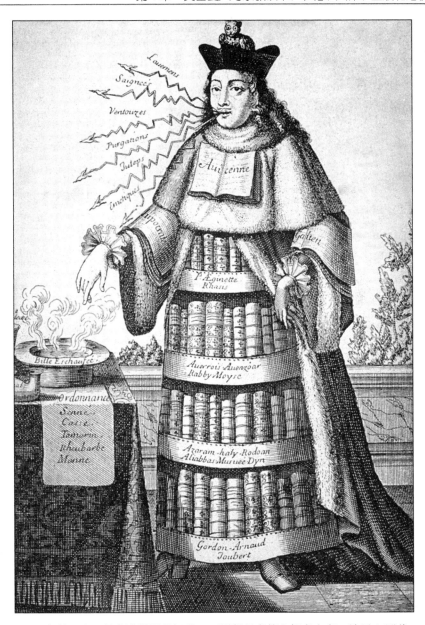

　　内科医生：是充满学识的智者，四周都是书籍和智者之言。袖子上写着
希波克拉底（Hippocrates）和盖伦（Galen）的名言，长袍上写着阿维森纳
（Avicenna）、戈登（Gordon）、阿诺德（Arnoud）、朱伯特（Joubert）和其他
人的名字。法国。17 世纪

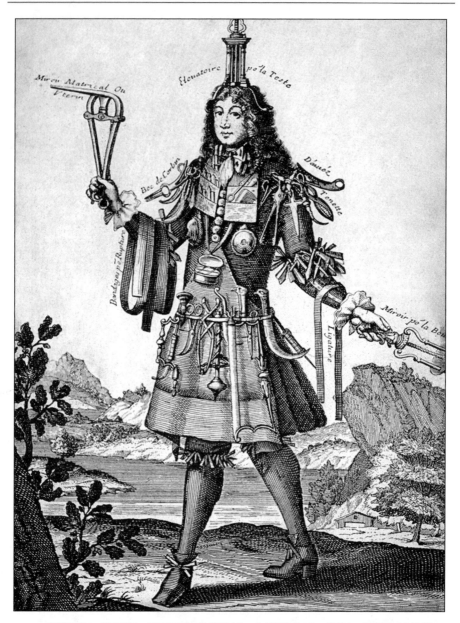

外科医生：实干家，配有各类手术器械，包括手术刀、剪子、绷带和结扎线。
法国。17 世纪

里，申请人需要选择一个更深入的问题，之后执事会宣读誓言。只有保证会在医学院授课至少一年后，他才会得到赞助人推荐。然后他应该赞美医学并引用阿维森纳、盖伦或希波克拉底的一句短话。这段话将有助于他回答那个深入的问题。最后，毕业生一般还要宴请全体老师。

医学院也要负责维也纳医生的管理，虽然管理难度很大，但借此会争取到主教的支持。典型的管理工作包括禁止牧师兜售药物或验尿。

撰写《全书》中的关键人物就是马丁·斯代佩斯（Martin Stainpeis）。他于 1476 年就读于维也纳医学院，卒于 1527 年。他经历了中欧的一些重大事件，并八次被选为院长。《全书》为四开本，共 136 页，在维也纳印刷出版并赠给维也纳主教。在赠书时，斯代佩斯希望主教能够要求之前的毕业生都按照该手册行医。《全书》包括七册：第一册讲述的是医学生如何作出阅读计划；第二册列举了毕业生的读书目录；第三册是药剂师的阅读内容；第四册列举了以后可能犯的错误；第五册列举了常用的单一或联合用药；第六册概括了正确的行医模式；第七册包含了内科医生在看病时需要摆在面前的常用数据。这些书中的细节包罗万象，可供学生在五年学习期间使用。书中提供了一个精心编排的书目，还有各类非医学书［如《伊索寓言》（Aesop's Fables）］，以帮助学生养成阅读的习惯。

书中还有些实用性的提示：例如，在书页的空白处记下值得记忆的东西，在自己的袖珍手册上记下验方，将关于某种疾病的所有章节都总结到一本书中，并在最后列出它们分别出自哪本书。学生们在日常工作中应遵循以下 14 条原则（以下为缩略本）：

1. 每天定时向上帝祈祷并时刻牢记盖伦的话："自然是世间万物的创造者，我们只是自然的仆人。"

2. 医生必须诚实、坦诚，不能对没有把握的事情许诺。

3. 医生在诊病时必须得体和体面。

4. 他不能沉迷于社交活动。

5. 他必须时时保持纯洁的心灵。

6. 他必须每时每刻保持干净卫生。

7. 他必须要终身学习。

8. 他必须远离俗事烦忧。

9. 他的着装必须符合身份。

10. 他必须是一个清高和真诚的人。

11. 如果医生要娶妻，一定要谨慎选择门当户对者，不得娶年龄超过他的妻子。

12. 由于医生工作的纷繁复杂，有时他会感到困惑。那就让他好好看看第七本书，这样会使他变得平和而获得慰藉。

13. 永远不要未经核对就开出处方。

14. 让主和圣母玛利亚永存心间，感到压力时向他们祈祷[46]。

最后，用一段话用来激励医生：

拥有良好的个性和超强的记忆力，行事权当，举止得体，面对疾病充满勇气，谨慎处理危急情况，让患者远离重大疾病，和蔼可亲地对待患者，和同事和睦相处，慎重处理预后，品德良好、冷静、虔诚、热情，不贪婪不敲诈，但是要按照自己的劳动付出和其患者的财物，所追求的目标和自己的尊严，让他得到合理的报酬[47]。

这些古书清晰地说明了学习的资料和方法。工作的高度实践性，学生与教材之间的互动，制作自己的袖珍手册，才是真正的基于问题的学习方式。

未经大学教育的行医者们

这个时期的一大特点就是未经大学教育的行医者数量甚多。对此佩林和韦伯斯特做过研究，并列举了一些伦敦以外的极好例证。皇家内科医师学会当时规模甚小影响力也不大，特别是在外省。会员数量只拥有大约 30 个教员和 6~8 个学员。

外科医生们则借助皇家外科医师学会拥有一套不同的体系。根据佩林和韦伯斯特的记载，在 1514 年，伦敦颁发了 72 份外科行医执照，而平时约有 70 至 100 个外科医生。在当时，外科医生已经是由具有较高学识和博览群书的男人组成了，他们的积极贡献似乎超过内科医生。

然而，对于伦敦的大多数市民来说，医疗服务可能是由更低阶层的人提供，如理发师、药剂师或助产士。大多数药物来自家人、邻居、牧师和一些无行医执照的男性行医者或一些睿智的女性，这些人都没有接受过教会或民间的正式批准。其人数很难评估，据不完全统计在 1550 年至 1600 年间约有 236 人，但这一数字可能也只是冰山一角。在医师学会看来，凡未经其批准的均被视为没文化的人，但是我们可以看看库尔佩珀对此观点是怎么回应的。

佩林和韦伯斯特这样写道：

> ……大多数行医者都承认其没有执照，而且也只受过不多的教育，主要凭借天赋。很多人只是些商贩。批评家们热衷于引述那些行医者散发的"公平交易"宣传册中内容。这些人有的是油漆工、玻璃工、裁缝、织布工、细木工、磨刀匠、厨子、面包师、蜡烛商……使用的是些腐烂发臭的野草……在城镇和乡村……妄称自己是内科和外科医生[48]。

有趣的是，在当今这个广泛参与的舆论环境下，医学院还是欢迎这些行业的人们入读的。

女性获准在医学实践中发挥重大的作用。她们可以是药剂师或者外科医生，而且有位厨子的太太也被基督医院聘任为外科药剂师。在 1550 年至 1600 年间，医师学会遣责了 29 位女性行医者。

佩林和韦伯斯特估计，在医疗管理体系混乱的伦敦有大约 50 名内科医生，100 名外科医生，100 名药剂师和 50 名其他行医者。如果在 1600 年人口总数为二百万，那么平均每 400 人中就有一个行医者，这还不包括助产士、护士和公共卫生工作者。可能就是因为这样的混乱局面，很少人选择接受长期教育也就不足为怪了。然而，也有些人坚持想要获得资质，如同今天的人们一样。

为了调查外省的情况，佩林和韦伯斯特以诺维奇（Nor wich）市为例，因其可能是外省情况的典型。诺维奇是重要的贸易中心，其人口仅次于伦敦。它有一个大教堂和足以进行研究的稳定的居民群体。其档案系统也非常完善。许多医生都有博士学位，还有由牛津、剑桥和其他大学颁发的医师执照。当地从 16 世纪 50 年代开始就建立了外科和内科医师协会。值得一提的是诺维奇的行医者们每三周都会举办一次必修课。约克郡（York）也有解剖课程。协会选举一名会长，并两年换届一次。像其他组织一样，医师协会也向穷人们提供免费医疗。到 1571 年，诺维奇协会也接纳药剂师，这比格拉斯哥协会早了 60 年。女性行医者也担当了重要的角色，协会章程中以"兄弟和姐妹"相称来体现男女平等。

佩林和韦伯斯特详尽记录了诺维奇的行医者和他们的日常工作及负担。其描述清晰地展现出这些医疗活动大多发生在伦敦及牛津、剑桥大学以外的地方。英国和欧洲大陆的联系十分紧密,融合进程囊括了医学专业所有的分支。研究生和继续教育的兴起,大大降低了医疗服务的价格,而且专门设立为穷人提供医疗的场地。行医者在人口中的比例到达了 1∶400 (可能更少),如果加上护士、助产士和其他人,这个比例会大大上升。由于日渐增强的社区联系,这一医疗体系即时没有受过高等教育的医师的管理,也可以良好运作。英国全国范围内的职业整合可能会需要更长的时间才能实现。

莱顿 (Leiden) 大学,1575 年

此处提到这所大学是因为它的建立方式。在该市获得的几个重大选项中,奥兰治 (Orange) 的威廉国王 (William) 为了奖励它在对抗西班牙长期围攻期间的援助,提出由全体市民们选择十年免税或建立一所大学。难能可贵的是,市民们选择了大学。如果你自己去莱顿问问,这个故事未必被当地人认可。但一位资深学者承认,他喜欢把这个故事讲给他的学生听。在 17 世纪末 18 世纪初,莱顿大学成为了欧洲医学的中心,不限宗教背景向所有人开放。在 1590 年,它建立了最早的植物园之一。莱顿大学的解剖学教授杜普 (Tulp,1593~1674),借助一幅伦勃朗 (Rembrandt) 给他的解剖课画像而得到了人们永久的纪念。

其他重要的影响

这段时期还有很多其他对医学的重大影响。此前已经提到了一些科学家,但由于这个群体较小,在叙述上可能会有一些重复。另外,还有一些学者、剧作家和哲学家都思考或塑造了医学实践。他们当中有些是受过医学教育的,其他人则是通过敏锐的观察力去观察人的行为。

两位剧作家:莎士比亚 (Shakespeare) 和莫里哀 (Moliere)

这个时期尽管本·琼森 (Ben Jonson)、韦伯斯特 Webster 或马洛 (Marlowe）等很多剧作家都对医学感兴趣，但其中两位最为精彩的是莎士比亚（Shakespeare）和莫里哀（Moliere）。莎士比亚的作品敏锐地描绘了那个时期及医生所扮演的角色，莫里哀则对医学实践独具慧眼。

莎士比亚

莎士比亚显然对医学实践和健康了解颇多。他的女婿约翰·霍尔（John Hall）医生可能对他产生了一些影响，而且霍尔的病例笔记也起到特殊的作用。

莎士比亚的作品中经常提到医学。例如在《第十二夜》（Twelfth Night）中，托比（Toby）先生说道："难道我们所有人不都是由四种元素所组成的吗"[49]？同一剧中的费边（Fabian）也认识到了尿液在诊断中的作用："把他的尿样交给那个睿智的女人[50]。"

麦克贝思（Macbeth）在提到诊断时说：

大夫，要是你能够，
替我的国家验一验尿液，查明它的病根，
使它回复原来的健康，
我一定要使太空之中回响着我对你的赞美。
什么样的大黄肉桂，或是清泻药剂，
可以把这些英格兰人洗刷干净[51]？

对毒药、药剂师和药物用途，莎士比亚都十分熟悉。他描述了药剂师的卑微社会地位和各类药物的广泛用途。特别是在《罗密欧和朱丽叶》（Romeo and Juliet）中，药物扮演了尤其重要的角色，其中一种具有服下可以造成死亡的假象的作用。剧中核心部分，有一条送给弗劳尔·劳伦斯（Friar Lawrence）的消息要他传递出去，但他却未能这样做，因为：

担心我们俩都走进了一个染着瘟疫的人家，
他们锁住大门，不让我们出来，
因此而耽误我的曼多亚（Mantua）之行[52]。

瘟疫和防疫措施阻止了消息的及时送达，最终造成了相爱的两人与世长辞。

莎士比亚的笔下出现过七个医生，其中一个被提到但没有出现。描绘最完整的要数辛普森（Simpson）了[53]。尽管他也会提到医生对金钱的贪婪以及有时对疾病束手无策，但他从不刻画一个坏医生。例如在《雅典的泰门》（Timon of Athens）中，泰门说：

> 去，痛痛快快地喝个醉，
>
> 让烈酒烧枯你们的血液，
>
> 免得你们到绞架上去受苦。不要相信医生的话，
>
> 他的药方都是毒药，
>
> 他杀的人比你们抢到的还多[54]。

他的笔下多次提到外科医生，而且也并非全是赞许之词。

莫里哀

莫里哀的笔触对医生就更加尖刻。以下引文来自他的一部作品，但他的其他作品也触及了医疗实践和医生的教育[55]。例如，在《无病呻吟》（Le Malade Imaginaire）中，迪亚法留斯先生（Monsieur Diafoirus）是一个以其子所受教育为傲的医生：

> 他从来没有表现出生动的想象力，也没像其他人那样才思敏捷。但是这些品质却让我预知到了他的判断力将会是超强的，这种品质对于我们艺术的培养是必要的……最终，他凭借刻苦用功学习，以优异成绩毕业。毫不夸张地说，在他在校两年期间，辩论时没人的嗓门大得过他。他俨然学霸，若无他作为答辩反方将主题表达得淋漓尽致，论文答辩几乎都无法进行[56]。

在《爱情灵药》（L'Amour Mèdicin）中有一段十分精彩的话语，描述医生们如何争论不休和将其秘而不宣的理由：

> 大众其实只要知道，即便医学鼻祖和古代作家在医学问题上都存在永恒争议就足够了。因为这门学问仅限于博览群书的学者，无须让大众懂得，

也用不着将分歧和矛盾公之于众[57]。

在《无病呻吟》一剧结尾，在一场模拟毕业考试中，考生对不同疾病的疗法回答同样的答案。当时巴黎医学院只信奉灌肠术、放血术和泻药，舍此别无他法。

正如考尔德（Calder）所说：

……莫里哀笔下的巴黎医生采用的办法，就是保证他们的理论系统和行为守则能够自圆其说。为此目的，他们把完整的医学缩小为一个自称的独立体系；他们只字不提症状和经验，代之以一套自我认证的语言编码。在解释阿片类药物为什么能够催眠时，这个考生是这么回答的：

"Quia est in eo

Virtus dormitiva

Cunjus est natura

Sensus assoupire."

他的回答并没有告诉我们阿片的化学构成和人体对它的反应。而只是在文字上兜圈子。他的说法是，阿片催眠是"因为它含有一种致催眠的成分，它会让人产生困倦"。

而大师们对此问题的回答是"Bene，bene，bene，bene respondere，dignus，ignus est entrare，In notsro doctor corpore"。大概可以翻译为"他回答的非常好，他考试及格，可以加入我们这个学术机构"。全票通过[58]！

最后，莫里哀在舞台上的最后一句话和他在关于医学的最后一句话是：

Vivat, vivat, vivat, vivat, cent fois vivat

Novus doctor qui tam bene parlat!

Mille, mille annis at manget et bibat

Et seignet et tuat[59]！

翻译为："万岁，万岁，万岁，万岁，新医生万万岁！你说得太好了！愿他千千万万年都能吃、喝、放血和杀人"。这是对法国医学院的精彩评论，也佐证了在前几章中关于巴黎和蒙特利埃医学院的评论。

哲学家们

多位文艺复兴时期的学者和哲学家都对医学思想和学习的理解作出过重要贡献。伊拉斯莫斯（Erasmus）可能是其中最杰出的。此前我们也讨论过洛克关于教育的著作。然而，还有三个人尤其值得一提：托马斯·莫尔（Thomas More）、弗朗西斯·培根（Francis Bacon）和雷内·笛卡尔（Renè Descartes）。

托马斯·莫尔爵士（1478~1535）

莫尔的经典之作《乌托邦》（Utopia）创作于1515年，书中描述了一个完美无缺的社区和其管理方式。在对他的朋友彼得·吉尔斯（Peter Giles）介绍此书时，他十分抱歉地说自己的手稿拖期了。他对此的解释和其他大忙人很像：

> 当我到家以后，我总要和我的妻子谈谈心，和孩子聊聊天，和佣人说几句话。所有的这些在我看来都是很有必要的，有必要的就是要做的，要不然这个人在自己的家里就成了陌生人了[60]。

他笔下的乌托邦特别重视解决贫穷和平等的问题，并将教育置于优于地位之上。只要时间允许就会举办讲座，而大部分人都可以免费参加。乌托邦的精神，体现在为了公众利益而合作、共事及公共服务上。

在这个城市中有四个大型医院，拥有足够宽敞的空间，就算人再多也不会出现拥挤的现象。患者们都会提前预约并全程受"精明的医师"的在场照顾，所以有这么一种说法就是，没有人会躺在家里生病也不去医院。他们一致认为健康才是"最大的幸福"，疾病是不幸，是幸福的最大敌人。虽然没有哪个国家比乌托邦对医生的需求更小，但是：

> ……这里的医生所获荣耀远胜他处，因为人们将医学知识视为哲学中最美好最有益的部分。在他们努力探寻自然的秘密时，得到的不只是巨大的快乐，还将得到人们的感激和赞美[61]。

也许最具争议性的，是莫尔建议那些身患长期病痛和不可治愈疾病的人们接受安乐死：

……牧师和地方官员劝告他，考虑到他无法再履行人生职责，拖延死亡的到来只会让他人感到麻烦和苦恼，自己也会饱受痛苦折磨。他可以自行决定不再与这个致命疾病纠缠下去。见到他继续活下去不过是种折磨，而且他并非不想死，特地给他提出一个希望选项。或是可以带他离开这个痛苦的人生，就像解救出囹圄或受刑台那样；或自己情愿继续受折磨，直到被其他力量带走[62]。

在乌托邦里，有的人可以一心从事学习，而无需从事劳动。而大多数人在一生中，要用他们业余的时间来学习，而且对他们的教育是用他们的母语。他们有条件学到过去的一切知识。

莫尔对教育、社区和健康福利的重视，与他对安乐死的认可一样具有重要意义。数百年来，《乌托邦》被人们广泛阅读传诵，发挥了巨大的影响。

弗朗西斯·培根（1561~1626）

培根的一生错综复杂。他毕业于剑桥大学，做过副检察官、掌玺大臣和大法官。在 1618 年，被授予维鲁拉姆男爵（Baron Verulam）的称号，1621 年晋为圣阿尔本子爵（Viscount St Albans）。他尝试建立哲学的新体系，激发了科学家和哲学家的灵感。"隐形学会"，即皇家学会的前身，就是为了讨论他的著作而建立的。他最著名的作品有《学术的进展》（The Advancement of learning）和《工具论》（Organum Novum）等。

在《学术的进展》中，培根强调的是学习的速度（以及教师们少得可怜的薪水）。他同样也重视哲学的重要性，"如果有人觉得哲学是无用的学问，那么他就没有意识到所有其他学科都是来源于哲学[63]。"这句名言极其经典，告诫数百年来的人们应该先获得文学学位后方可学医。这一理念今天依然得到很多人推崇。

培根也研究人的学习问题并且断言，人的理解力作为学习的基础，包括以下三部分：

> 历史有助记忆力
>
> 诗歌有助想象力
>
> 哲学有助推理力[64]

在他看来，历史事关世界、自然历史和机械物体的研究。知识的体系可以分为四部分：健康、美学、力量和娱乐。"所以说，知识就是医学，又称治疗的艺术；装饰的艺术，又称美容；运动的艺术，又称体育；纵情享乐的艺术，又称知识分子的奢侈品[65]。"

他认为，医学的艺术和成功是很难评估的：

……几乎所有其他科学和艺术都是以行为和杰作来评价，而不是以成功或事件作为标准的。律师的评价标准是他的辩护能力而不是事业的问题。船长的评价标准是他能否正确掌握航向，而不是此次航行带来的财富。但是对于医生也许还有政治家，就没有具体的标准来证明他的能力，而只能主要通过事件来评判。因为他们可以看得出，一个患者会死亡还是会痊愈？或者一个国家能够保存或是要灭亡，其原因是人为还是意外[66]？

评价一个医生工作的质量和他的能力的标准也是个问题，他在书中多次提及。医生的职责并不只是恢复健康，还有解除痛苦和疼痛，不仅仅是他们可以改善患者的健康状况，而是"尽可能帮助患者获得一条公平便捷的出路"[67]。后一句话的含义和莫尔的《乌托邦》有异曲同工之处。

在《工具论》中，培根做出了对自然和人类的诠释。该书以科学中人所扮演角色的经典名句开篇：

人类作为自然的仆人和诠释者，其对自然规律的理解决定了其对事物或人类思维的行为和认识能力，舍此既无所知也无所能[68]。

他也明确提出了"人类的知识就是人类的力量。不知原因无从获得结果"[69]。知识就是力量！他接着说道，"发现源自机会和试验，当时的科学不过是将已有发现排列组合而已，因此丝毫无助于发现。"他认为可以用两种方法调查发现真理。第一种凭借我们的感官，利用信息创建理论和原理。第二种就是应用原理来创建普遍适用的理论。培根赞同应用推理和想象去发现新事物和关系，用归纳法和演绎法去理解自然。然而，他也承认新的想法被人接受并非易事。

再次重申，旨在汇聚有识之士和增进学识的医学院、大学和相关团体，其惯例和规则往往与科学进步背道而驰。他们的讲课和练习无不墨守成规，他们的头脑里容不下一切不符常规之事和想法[70]。

但是眼下对于科学进步和新举措与新学科的最大障碍，在于人们丧失进取的勇气和缺乏没有不可能之事的信念[71]。

这也点出了本书的另一主题，宣传新知识和新思想。

培根的文章显示出他广泛的兴趣爱好。特别是他的《读书论》（On Studies）一文，更是凸显了他对学习的热爱。本章开头的引文就出自此文。学习能够帮助那些有天赋自我提高和自我培养的人们。"读书不是为了否定或反驳；不是为了相信或认同；不是为了聊天和谈话；读书的目的是权衡和思考[72]。"以下是他对书的价值的陈述。

有些书是用来细细品味的，有些是可以一扫而过的，而少数书籍需要仔细咀嚼和消化吸收，这些书只需阅读其中部分；读书的目的不是为了满足好奇心；有些书要用心通读，且要全神贯注。有些书可以由别人代读，而且可以由他人代为撰写摘要……读书使人充实，交谈使人机智，写作使人精确[73]。

不难发现培根的文字能够激发人们的思辨和讨论，有利于他们产生新想法和新思路。

雷内·笛卡尔（1596~1650）

笛卡尔毕业于法国拉弗莱什（La Fleche）的耶稣会学院。像其他很多人一样，他也渴望发明一个新的推理方式，进而发现新思想。他四处游历，不断充实自我，丰富人生阅历。他的主要作品《方法论》（Discourse on Method），重点在于教育问题，其中还特别提到了医学教育。他首先提到思维的重要性，但同时认为"仅仅是具备良好的思维能力是不够的，重要的问题是如何运用智力[74]。"他对读书如此评论，"读一本好书，如同有机会与先贤促膝谈心，在一场经过精心准备的交谈中，这些作者们会告诉我们他们思想的精华之处[75]。"

他提出要遵守的四项守则：

第一条，绝不承认任何我自己不能证明的东西为真理。

第二条，将所研究的每个复杂问题都分解为尽可能小的多个小问题，排好顺序依次解决。

第三条，将这些小问题从简单到复杂排列，先从容易解决的问题着手。

第四条，将所有问题解决后，再综合起来检验，看是否完全，是否将问题彻底解决了[76]。

笛卡尔的格言"我思故我在"，就是他的方法学的原点。既然我知道我的存在，那我如何解释其他别的一切呢？

笛卡尔讨论了哈维关于心脏运动学一书，并进而对人体其他部分提出了更多问题。他最终得出结论，人体就是一架由上帝创造的机器，远胜人类所能为。这个结论对于描述人体具有重要意义，也对理解人体机能找到了新的方法。它改变了人们的理念，也自然地引起了很大争议。由此产生了笛卡尔逻辑这门新的哲学，其历史悠久，出自名门。

笛卡尔认识到医学还存在太多未知领域：

当今的医学并没有什么显著的用处；我并非有意贬低，但是我敢说，即便那些从事医学的人们也都承认，与有待掌握的东西相比，已知的东西几乎微不足道[77]。

他在《方法论》中的最后一段写道，"已经决定余生无暇他顾，将全力去获取关于自然的知识，以便从中推导出一些可能比我们当今所知更可靠的医学规律[78]。"

培根、莫尔和笛卡尔的谈话，让我们能够更全面地了解16世纪、17世纪的学术思想。本来也可选取其他的例证，但是这三位学者能够更深刻地反映当时变革的深度，及这些变革对医学思想和教育的影响。

小结

16、17 世纪是重大变革的时期。文艺复兴和宗教改革运动带来的社会文化模式，对当时的权威和先贤著作构成了挑战。从此学者和哲学家们开始以不同的方式思考，这种变化也对医学和医学教学产生了影响。医学教育和研究的环境发生的改变，不只是因为新知识，更是因为新的思想方式的问世。

新的知识不断涌现，特别是在解剖和生理学方面知识层出不穷，化学的地位也日益提高。医学院的课程也在发生变化，学习的方法也随之改变。书籍印刷产生了巨大的影响，甚至可能是历来最大的影响。人们开始采用更多的方式授课，帕多瓦医学院的大课堂和其他地方无处不见改革的身影。解剖课的讲授者由那些熟悉人体结构的人们担任，而不再是那些只知背诵盖伦所著古书之辈。这本身就是巨大的转变。临床经验的地位益发重要，而帕雷等外科医生的教学可做例证。学习的技巧基本相同，不管是彼得·络维（Peter Lowe）采用的"问题——回答"模式，还是弗拉卡斯托留斯（Fracastorius）在描述梅毒病时运用的诗歌模式。但是医学教育和学习的场所，依然不仅局限于大学或医学院，也局限于提供学习场所和专业技能实践的协会、公司和学院。

如本书中提到的，旨在保守秘方的学习方式依然明显存在，所提到的张伯伦家族和克罗特的例子也说明了其顽固性。医学行业依然各自为政，在各分支之间存在相当大的竞争。医学的考试结构和认证与中世纪时期大同小异。大学和一些学会、学院的选拔标准，依然主要是人们的读写能力。内科医生和外科医生阵营之间的对立和对抗于事无补，而且此后持续了几个世纪。整体来看，外科医生更为进取，并且从经验中学习到更多东西。

但是最重要的问题，可能还是对于医学实践的态度，这一点从本章中介绍的许多人物的教导和论著中可见一斑。焚毁古人典籍的帕拉塞尔苏斯就是个很好的例子。哈维开始探索心脏的工作机制并证明了盖伦理论的谬误，彻底颠覆了关于人体的全部概念。其理论后来又被笛卡尔的机械论所取代。显微镜等新技术的发明，进一步扩展了人们的视野。

人们也在重新思索医生的角色，揭示了西德纳姆等内科医生和波义耳等实验医学家之间的区别。医学教育提出的问题是应该采用什么样的模式？这是对 20 世纪初进行的大辩论的预演，也被称为奥斯勒-弗莱克斯纳

（Osler-Flexner）辩论，其焦点是应该给有志从医者提供什么样的教育。这场辩论长期存在。

医学教育在这一时期的发展带来了彻底的改变。但是关于患者关怀的改变成果并未达到预期，医学理论虽然已经取得进步，但依然任重道远。

参 考 文 献

［1］Bacon F. On studies. In Pitcher J, ed. The essays. London：Penguin Books；1985；209.

［2］Osler W. Principles and practice of medicine. 9th edn. New York：Appleton；1920. IN preface by T McCrae.

［3］Scott W. Harold the Dauntless. Oxford：OUP；1913；518.

［4］Porter R. The greatest benefit to mankind：a medical history of humanity from antiquity to the present. London：Harper Collins；1997；181.

［5］Colombo R. De re anatomica, Venet. 1559 Lib Xiv；258.

［6］Sloan A W. English medicine in the seventeenth century. Durham：Durham Academic Press；1996.

［7］Ibid.

［8］Moliēre J P. Le Malade Imaginaire.

［9］Porter, 214.

［10］Porter, 210.

［11］Royal College of Physicians Annals, IV, f；63a.

［12］Porter, 202.

［13］Culpeper. The complete herbal. 1653, page vi.

［14］Ibid.

［15］Lathan R G. The works of Thomas Sydenham. London. See VolI, page 4.

［16］Blackmore R. A treatise on syphilis. 1723, page xi.

［17］Locke, J. Some thoughts concerning education. 1693；para 118.

［18］Locke, para 30.

［19］Sydenham. Vol 1；29.

［20］Ibid, Vol 1；54.

［21］Ibid, Vol 1；173.

［22］Ibid, Vol 2；123.

［23］Ibid, Vol 2；129.

［24］Bannerman J. The Beatons：a medical kindred in the classical Gaelic tradition. 1998. Edinburgh：John Donald Publishers Ltd；1998.

［25］Ibid, 89.

［26］Ibid, 91.

［27］Kaplan B B. Divulging of useful truths in Physick. The medical agenda of Robert Boyle. Baltimore：Johns Hopkins University Press；1993；73.

［28］Ibid, 125.

［29］Guthrie D. A history of medicine. London；Thomas Nelson &Son；1958；90, 146.

［30］Porter, 158.

［31］Guthrie, 144.

［32］Guthrie, 148.

［33］Porter, 186.

［34］Lowe P. The Whole Course of Chirurgerie, 1597. Facsimile edn. Classics of Medicine Library；1981；82.

［35］Lowe P. A discourse on the whole art of Chiruigerie. 1612.

［36］Ibid, B.

［37］Ibid, chapter 1.

［38］Ibid, B3.

［39］Ibid, Chapter 1.

［40］Gibson T. The Royal College of Physicians and Surgeons of Glasgow. Edinburgh：Mac-Donald Publishers；1983；19.

［41］Pelling M, Webster C. In：Webster C, ed. Health, medicine and mortality in the sixteenth century. Cambridge：Cambridge University Press；1979；165-235.

［42］Shakespeare W. The taming of the shrew. Act 1, scene 1.

［43］Aubrey J. In：Clark E, ed. Brief lives. Oxford：Clarendon Press；1898；Vol 1 : 300.

［44］Brockliss L B, Jones C. The medical world of early modern France. Oxford：Clarendon Press；1997；500.

［45］Durling R J. An early manual for the medical student and newly-fledged practitioner. Martin Stainpeis'Liber de modo studendiseu legend in medicina, Vienna 1520. Amsterdam：Clio Medica；1970；7-33.

［46］Ibid, 22-23.

［47］Ibid, 23.

［48］Pelling an Webster, 185-6.

［49］Shakespeare W. Twelfth night. Act 2, scene 3.

［50］Shakespeare W. Twelfth night. Act 2, scene 4.

［51］Shakespeare W. Macbeth. Act 5, scene 2.

［52］ Shakespeare W. Romeo and Juliet. Act 5, scene 2.

［53］ Simpson R R. Shakespeare and medicine. Edinburgh; E and S Livingstone; 1959.

［54］ Shakespeare W. Timon of Athens. Act 4, scene 3.

［55］ Calder A. Mobiere. The theory and practice of comedy. London: The Athlone Press; 1993.

［56］ Moliēre. Le Malade Imaginaire.

［57］ Moliēre. L'Amour mēdicin.

［58］ Calder, 133.

［59］ Caler, 137.

［60］ More T M. Utopia. Knoxville: Wordsworth Classics; 10.

［61］ Ibid, 95.

［62］ Ibid, 97-8.

［63］ Bacon F. The advancement of learning. 1605. In: Encyclopaedia Britannica. Chicago; 1952; 30.

［64］ Ibid, 32.

［65］ Ibid, 50.

［66］ Ibid, 51.

［67］ Ibid, 52.

［68］ Bacon F. Organum novum. In: Encyclopaedia Britannica. Chicago; 1952; 107.

［69］ Ibid, 107.

［70］ Ibid, 124.

［71］ Ibid, 125.

［72］ Bacon F. In: PitcherJ, ed. The essays. London: Penguin Books; 1985; 209.

［73］ Ibid, 207.

［74］ Dscartes R. Discourse on method (1637). Harmondsworth, England: Penguin Books; 1968; 27.

［75］ Ibid, 30.

［76］ Ibid, 41.

［77］ Ibid, 79.

第 **5** 章　知识之舟起航：18 世纪

但为何思而不做？可以用实验来证明啊[1]。

约翰·亨特（John Hunter）致爱德华·詹纳（Edward Jdnner）的信

人即使再自私自利，其天性中依然会保留利他的原则。秉持这些原则促使其乐见他人幸福，而他除了作为见证者外并无所获[2]。

亚当·斯密（Adam Smith）《道德情操论》
(The Theory of Moral Sentiments)

引言

在 18 世纪，多个因素左右了当时的医学教育思想。在这个大革命的年代，1776 年美国独立战争和 1789 年法国大革命造就了人心思变的大环境。以托马斯·潘恩（Thomas Paine）1792 年所著的《人权论》（The Rights of Man）为代表的多部巨著奠定了时代的基调。这也是一个启蒙的时代。尤其值得一提的是苏格兰的大卫·休谟（David Hume）、亚当·斯密（Adam Smith）、杜加德·斯图尔特（Dugald stewart）和弗朗西斯·哈奇森（Francis Hutcheson）等人，引爆了一场新的思想解放运动。英格兰的杰里米·边沁（Jeremy Bentham）（1748～1832）的笔锋触及了功利主义和追求幸福等问题。

这还是一个博学之士辈出的时代，学者们博学多识，对于科学、医学和艺术无所不通。其中的典型代表人物包括英国利奇菲尔德（Lichfield）的伊拉斯谟斯·达尔文（Erasmus Darwin）[1731~1802，英国著名博物学家查尔斯·罗伯特·达尔文（Charles Robert Darwin）的祖父（译者注）]。这位毕业于爱丁堡大学的医学生兼医生和诗人于一身[作品包括长诗《自然之殿》（The Temple of Nature）]，而且还是一位机械设备发明家。他的发明包括留声机和仿形机等。他涉猎广泛，科学各领域几乎无所不包，而且还创建了科学精英团体——伯明翰月光社（the Lunar Society of Birmingham），其成员包括富兰克林（Franklin）、韦奇伍德（Wedgwood）、博尔顿（Boulton）和瓦特（Watt）。暮年被尊为最伟大的英国诗人之一，著名英国诗人布莱克（Blake）、华兹华斯（Wordsworth）、柯勒律治（Coleridge）和谢莉（Shelley）等人都深受其影响。另外一位博学家是约翰·普林格尔（John Pringle）爵士。他于1730年以优异成绩毕业于莱顿（Leiden）大学，获医学博士，随后定居爱丁堡（Edinburgh），任职伦理学教授但继续行医。参军后担任政府顾问，并于1752年撰写了《军队常见疾病观察》（Observations on the Diseases of the Army）。有趣的是，另一名爱丁堡大学毕业生詹姆斯·林德（James Lind）（1716~1794）在一年后出版了《坏血病大全》（A Treatise on Scurvy）一书。

这个时代也产生了很多伟大的收藏家，其中包括亨特（Hunter）兄弟，他们在伦敦和格拉斯哥（Glasgow）的收藏品迄今依然价值连城。汉斯·斯隆（Hans Slone）爵士的收藏品奠定了大英博物馆的馆藏。詹姆斯·库克（James Cook，1728~1779）的环球发现之旅带回了许多海外新奇藏品。他的旅伴约瑟夫·班克斯（Joseph Banks），是一位著名收藏家，也是约翰·亨特的多年挚友。

这个时代还见证了艺术的百花齐放。戏剧、写作、诗歌、视觉艺术等都在18世纪取得了前所未有的蓬勃发展。

健康领域也取得了世人瞩目的进展。英格兰尽管幸免了欧洲南部盛行的瘟疫，但天花、疟疾和热病等疾病将其人口数量在1731年锐减到520万，为百年来最低水平。当时的死亡率超过了出生率。约翰·彼得·弗兰克（Johann Peter Frank，1779~1827）对公共卫生产生了强烈的兴趣，其百科全书《医务监督的完整体系》（system einer vollstamdigen mcdizinischen polizey）被尊为公共卫生专业的开山之作。医学实践大致一如既往，但也涌现出了很多曾对医学教育产生重大影响的发明（后续章节讨论）。直到18世纪中叶之前，拉丁语一直是科学界的官方语言，其后人们才开始用本国语言授课。直到 19 世纪 30 年代，考试官方语言仍然是拉丁文，而在爱丁堡则延续到 1833 年。私立和附设的医学院开始在各大医学中心大行其道。人们开始在医院病房中进行教学，比如英国外科医生珀西瓦尔·卜特（Percival Pott）就开始在圣巴塞洛缪（St Bartholo mew）医院举办私人讲座，而且在病房中教学。此类情况在英国的许多特许市也已屡见不鲜。私立医学院之翘楚为威廉·亨特（William Hunter）所创办，本章后部提及。当时的医学教师收入微薄，主要来源为学生缴纳的学费，不过有时倒也收入颇丰。1771 年，亚历山大·门罗二世（Alexander Monro Ⅱ）在书中写到，他的父亲有将近 300 个学生，每个学生要支付 3 基尼（guinea）金币[3]。

当时很多名人如狄德罗（Diderot）、伏尔泰（Voltaire）和卢梭（Rousseau）等都曾经学医但未行医，因当时学医被视为社会精英的标志。当时的医疗活动限于城镇地区，服务广大农村人口的则多为医学和非医学从业者。威廉·巴肯（William Buchan）于 1769 年撰写了《家庭医学》（Domestic Medcine）一书，旨在向大众普及医学知识。当时的医疗活动几乎处于无法可依、无章可循的状态（对医疗活动的监管实际上始于 19 世纪，将在第 6 章介绍）。医学教育最重要的转变，是开始对学科进行全面系统的介绍，而且那时的学生还可以对所学科目和导师拥有选择权，教学过程结构更加清晰。学生时常抱怨其所学科目缺乏指导。有的学校缺乏解剖用尸体，学生开始对枯燥的授课鼓噪不满。

这个世纪的三大世界级医学中心如磁铁般吸引着来自各国的学子：荷兰莱顿大学、苏格兰爱丁堡大学和英格兰伦敦大学。有趣的是，后两所大学的创办者是四位苏格兰人，彼此相识而且都出生在兰开夏郡（Lanarkshire），住家相距不过 30 英里。卡伦（Cullen）、斯梅利（Smellie）和亨特（Hunter）兄弟这四位好友之间的友谊长达 30 多年。这个世纪末见证了在法国兴起的临床教学革命（见下一章）。

此期间的医学史可谓汗牛充栋。提及他们的名字无异于一一列举当时的医学巨擘：赫尔曼·布尔哈夫（Hermann Boerhaave）、伯纳德·阿尔昆（Bernhard Albinus）、威廉·卡伦（Willian Cullen）、约翰·格雷戈里（John Gregory）、斯蒂芬·黑尔斯（Stephen Hales）、威廉·亨特（William Hunter）、约翰·亨特（John Hunter）、阿尔布雷特·冯·哈勒（Albrecht Von Haller）、伊拉斯谟斯·达尔文（Erasmus Darwin）、约瑟夫·布拉克（Joseph Black）、亨利·卡文迪什（Henry Cavendish）、约瑟夫·普利斯特里

(Joseph Priestley)、安托万·洛朗·普适（Antoine-Laurent Lavoisier）、威廉姆斯·赫伯登（William Heberden）、乔凡尼·莫尔加尼（Giovanni Morgagni）、马修·柏丽（Mathew Baillie）、爱德华·詹纳（Edward Jenner）、托马斯·珀西瓦尔（Thomas Percival）、约翰·彼得·弗兰克（Johann Peter Frank）、约翰·普林格尔爵士（John Pringle）、詹姆斯·林德（James Lind）、威廉姆斯·威瑟灵（Williams Withering）等。他们的贡献业已在医学史教科书中青史留名。

这一时期的科学家有了诸多重大发现：埃德蒙·斯通（Edmund Stone）在 1763 年从柳树皮中提取出了阿司匹林，威瑟灵于 1785 年从毛地黄中提取出了洋地黄，詹纳（1740~1823）于 1798 年发明和应用了疫苗接种。外科学的进展包括改善外伤处置技术，膀胱取石和治疗白内障等，这些都取得了进展。

但是这一时代最鲜明的特征，是那些医学院和教师们将各国学子从世界各地吸引到自己麾下求学的魔力，我们将之称为"医学磁场"。为了阐明这个概念，将详细介绍三地四人，而且将在第 10 章中详述其各自的特点。他们是莱顿的布尔哈弗（Boerhaave，1669~1738）、格拉斯哥和爱丁堡的卡伦（Cullen，1710~1790）、伦敦的威廉·亨特（William Hunter，1718~1783）和约翰·亨特（John Hunter，1728~1793）。这个过程适用于许多其他专业和几乎任何时代。当然可以提及其他大师的名字，但此三地四人实在是解释"医学磁场"的最佳案例。

学习方式

18 世纪的医学教育以学徒式[4]为主。导师所招收的学生需为此支付学费，从导师处学得各种方法和秘方。学生要求具备读写和计算能力，双方签订正式合同。学生大多寄宿导师家中，而且要恪守一些准则，例如不赌博、不酗酒和不去戏院等。在当过外科学徒的托拜厄斯·斯摩莱特（Tobias Smollett，1721~1771）所著的《罗德里克冒险记》（The adventures of Roderick Random）中，主角确认自己有本事"放血、灌肠、打石膏和配制药水"[5]。斯斯摩莱特是亨特兄弟的朋友，《罗德里克冒险记》中的一些故事往往以自己的经历为蓝本。

罗德里克的学生生活从入读一所北方的大学开始，学习的课程包括希腊语、数学、伦理学和哲学。他讨厌逻辑学，对纯文学很感兴趣，在诗歌方面也有些天赋。毕业之后，他给城里的外科医生兰斯洛特·克莱伯（Lancelot Crab）先生做学徒。他学到了医学药学知识和一点手术技巧，麻烦的是，这个医生总是打发他做各种杂活。他辞了职，去伦敦时身边只带着几件衣服，"一个袖珍工具箱、一本霍勒斯·怀斯曼（Horace Wiseman）写的外科学和 10 基尼金币"。他想到海军当个外科医生，但为此先得通过卫生部门举办的考试。恰好当他到达考场时，一个年轻人刚刚考完出来，大家从他那里得知了全部考题。最后，在被一个小职员叫到了名字后，他走进了考场，面对的是坐在一条长桌旁的 12 位板着脸的考官。当考官们得知他是苏格兰人后，说道"我们几乎找不到什么别的乡下人来考你了—你们苏格兰人如同埃及的蝗灾那样在我们这里遍地都是了"。接下来的一些问题包括怎么处理肠道伤口等，这道试题和答案最后以引起了考官间一场争论结束。考官通知他出去，最后他幸运地通过了考试。

　　根据莱恩（Lane）的统计，英格兰在 1783 年有 2607 名外科学徒，占医

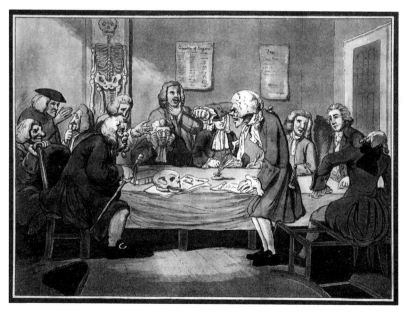

罗德里克·兰多姆（Roderick Random）1800 年在苏格兰考医生资格证时在外科礼堂面对考官。复印于伦敦惠康图书馆

务人员总数的 82.3%[6]。医学世家屡见不鲜，而且往往几代人从医。即便学徒式教学对过去和现在不乏益处，但这种做法的课程设计欠妥，而且培训缺乏灵活性。课程中容易充斥过时的内容，而且学徒们可以见到的症状十分有限。

医学生，大不易。对于很多人来说，学医就意味着鞍马劳顿和囊中羞涩。邦纳（Bonner）对当时学生们特点的描述可谓入木三分[7]。做学徒或念大学的学生们大多是青少年，他们的举止往往粗鄙吵闹，待人冷漠而且愤世嫉俗。他们在课堂上嘘声起哄，抛物打闹，甚至开枪取乐。但一般来讲，学医是个长期艰苦的过程，学徒尤其如此。那时成立了很多学生社团，例如 1734 年在爱丁堡成立了皇家医学社（the Royal Medical Society），1771 年成立了盖伊圣托马斯医院物理学会（the Guy's and St. Thomas's Hospital Physical Society），1801 年在格拉斯哥成立了医学-外科社（the Medico-Chiourgical Society）。学生们普遍身体状况欠佳，家书中时常诉说自己的病情。只有良好的教学才可保持他们的积极性和兴奋度。例如，本杰明·布罗迪（Benjamin Brodie）在讲到圣巴索罗缪（St Bartholomew）医院的约翰·阿伯内西（John Abernethy）时："他的课让我们始终聚精会神，他教给我们的知识始终记忆犹新[8]。"

布尔哈弗（BOERHAAVE）

赫尔曼·布尔哈弗（Herman Boerhaave）于 1668 年出生在一个牧师家庭，入读莱顿大学时曾经希望成为一名神学家。获得哲学博士毕业后，一度在图书馆任职图书管理员。期间，他通读了馆藏书籍，也包括各类医学书籍。1693 年，他获得了哈德威克（Harderwyck）大学的医学博士学位。1707 年，他发表了《学院派医学》（Institutiones Medicae），1708 年发表了《治病格言》（Aphorisms Concerning the Cure of Diseases）。布尔哈弗担任了植物学和医学教授，并且在 1718 年担任了化学教授。他编写的《自然化学》（Elementa chemicae）是整个 18 世纪这门课程最杰出的教科书。他桃李满天下：有在哥廷根（Göttingen）办校的阿尔布雷特·冯·哈勒（Albrecht van Haller），维也纳的格哈德·冯·哈勒（Gerhard van Swieten），乌普沙拉（Uppsala）的卡尔·林奈（Carle Linne），而与爱丁堡的关系将在后面更详细地描述。他被世人尊称为整个欧洲的导师。他是大家的良师益友，书函相通联络广泛。他的学生们在社会上扮演了各不相同的角色：托马斯·塞克（Thomas Secker，1721 年获莱顿大学医学博士）是达勒姆郡霍顿利斯普林市（Houghton-le-Spring in County Durham）的助理牧师，1758 年成为坎特伯雷大主教（Archbishop of Canterbury）。来自苏格兰斯凯岛（skye）的马丁·马丁（Martin Martin）于 1710 年毕业于莱顿大学，撰写了关于苏格兰西部岛屿一书，多年后被约翰逊（Johnson）和鲍斯威尔（Boswell）依据此书复走了他的旅程。

莱顿大学的考试制度与其他大学大同小异，考题大多出自希波克拉底和盖伦的著作。如果学生通过了考试，即可向校长提出毕业申请，包括以拉丁文印发其论文。学生毕业的过程基本上是对公众公开，其中包括论文答辩。获准毕业者将被授予医学博士学位。被赫尔曼·布尔哈弗授予学位是一份让人铭记终身的殊荣，常见诸逝者讣告。布尔哈弗是如此声名远扬，据说曾经一封来自中国的写给欧洲布尔哈弗的信，居然寄到了莱顿大学。他是一名虔诚的基督徒，即便辞去神职也从未停止神学研究。他同时也是一名热衷探索自然科学真理的加尔文教徒（Calvinist）。他热爱音乐，常在其位于莱顿附近的乡间宅邸举办音乐会。

布尔哈弗度过的岁月堪称学习研究的一生，从未停止利用读书所得重塑自己的思想。比如，他在 1707 年发表的《学院》（Institutiones）秉承了笛卡尔派哲学，但在 1732 年发表的化学巨著却充斥了反机械论的观点，并且留下了"简单才是真理的标志（Simplex veri sigillum）"这一名言。

布尔哈弗并无新的重大发现，也没有做出什么石破天惊的实验，是教书育人使他名满天下。布尔哈弗在莱顿大学任教期间，装备齐全的报告厅既用于公开解剖课，也给学生授课用。布尔哈弗的讲座被收录成书，在世界范围内传播。詹姆斯·休斯顿（James Houston）是莱顿大学 1710 年在校的一名年轻的苏格兰学生，他记录了自己在莱顿大学的学生生活。他这样写道：

我可能没什么资格评价荷兰人的天分，因为我从未在那里生活而且我认识的荷兰人也限于我的教授。但如果能用布尔哈弗为范例的话，我认为他是他所在时代最杰出的人物。他具有清晰的头脑、准确的判断力、无与伦比的记忆力和不知疲倦的敬业精神。的确，他的头上没有其他作者享有的发明家的光环，但他凭借自己的特质为物理学界所做的贡献，远超世上所有前人的集合总成。他不辞辛苦，将大量晦涩术语消化吸收，整理为一整套睿智、有序和理性的知识体系[9]。

布尔哈夫善于归纳总结、分类澄清，将知识系统化。当时的莱顿不过是一个小城市，民风宽容谦让，而且市议会有志改革进取。莱顿和爱丁堡一样做出了重大决定，而布尔哈弗正是其中的关键人物。他同时担任 4 所大学的教授。其巨著《学院》中囊括了关于动物、疾病、症状、保健和治病等方面的论著。莱顿大学拥有庞大的植物园和一间教学医院。他博览群书，而且能够对新思想敞开心扉。他不喜欢笛卡尔，但又认为希波克拉底和西德纳姆是杰出人物。

遑论其各种身份，布尔哈弗说到底是一个教师，一个启迪激励了来自世界各地一代学子的宗师。除了见诸记载的内容之外，还有很多记载布尔哈弗涵盖欧美巨大影响的文章书籍不胜枚举，将其喻为偶像。威廉·希拉里（William Hillary，莱顿大学 1723 年获医学博士）在他 1761 年在伦敦发表的《医学知识探秘》（An Inquiry into Improving Medical Knowledge）一书中这样描述布尔哈弗：

他具有过人的洞察力、清醒的判断力和强大的记忆力，足以获取所有博学之士所有知识，精通多国语言和各门科学知识。此外，他还是一名卓越的哲学家、伟大的解剖学家、化学家、植物学家和当时最杰出的医生[10]。

另一个学生的笔记记录，让我们可以管窥一个莱顿大学学生的生活[11]。辛克莱（Sinclair，1771?~1767）来自苏格兰偏远北部的凯思内斯郡（Caithness）。他早期师从于爱丁堡大学的一名外科大夫和药剂师乔治·扬（George Young），其工作地点位于劳恩市场（Lawn Market）。辛克莱在 1736 年去莱顿大学之前，可能在爱丁堡大学学习过。他在 1737 年去了巴黎，并取得了兰斯（Rheims）大学的医学博士学位。在他的记录本中描述了他的荷兰之旅和花销。当时的莱顿大学有很多苏格兰学生，而那时的莱顿还是一个洁净、静谧的小市镇，吸引着包括来自远在俄国的各国学子。他们骑马、击剑和从事学业，甚至还有一个苏格兰牧师专门负责照顾他们，他们遍访荷兰各地，游览名胜，广为交游。

辛克莱忙得不亦乐乎。当时有由布尔哈弗和阿尔昆（Albinus）举办的各类公开和内部讲座，而且他每天要听 4 门公开课和四个私立学院的课程，其他的时间还要誊写讲座笔记。也许最有意思的一段就是关于他购买的书籍和费用的记录。其中记载他花了 100 基尼金币买了 48 种书，其主题几乎无所不包，因为莱顿当时盛产各种畅销书。除了医学和科学外，他还购买了莎士比亚、屈莱顿（Dryden）、法夸尔（Farquhar）等人的著作，足以建成一个够档次的小型图书馆。最有意思的是，后来辛克莱带着他从欧洲所学和他的图书馆回到苏格兰北部的一个小镇瑟索（Thurso）任教。

档案记载，在 1701 年到布尔哈弗去世的 37 年间，有 746 个英语国家的学生入读医学院（342 个英格兰人、242 个苏格兰人和 120 个爱尔兰人）[12],[13]。这些学生的成就之大，从以下数字可见一斑：55 人成为了伦敦皇家医师学会的会员或医生，其中包括 4 位院长，而 45 人当选皇室学会会员，例如担任会长的约翰·普林格尔（John Pringle）公爵。他们成长为御医和出类拔萃之辈，在推进慈善医院运动中发挥了巨大的作用。如后所述，布尔哈弗的学生们创办了爱丁堡医学院，接替莱顿大学成为了 18 世纪后期最伟大的医学院。

布尔哈弗的学生威廉·卡伦（William Cullen）是爱丁堡医学中心的创始人之一。根据他的记录，"他所受的教育希望他将布尔哈弗的体系视为完美无瑕、完整无缺和包罗万象的。如后所述，在他敢于质疑自己的偶像时，人们极力要求他悬崖勒马，以免祸及自己和他的大学[14]。

布尔哈弗与学生、友人之间的通信联系十分广泛，他可以使用拉丁文、法语和荷兰语。汉斯·斯隆（Hans Slone）爵士同时担任皇家学会和皇家医师学会的会长，与布尔哈弗之间的定期通信联系超过 25 年。布尔哈弗最后一批给斯隆的信（保存在大英博物馆）在 1736 年 7 月由年轻的林奈（Linnaeus）递交。布尔哈弗在他 70 多岁时请斯隆给林奈帮个很特殊的忙：

请尽力如我一般结交此人，将他作为你的密友，甚至可以将财产托付于他。由此可见此人的可信赖度。热忱亟盼他能获得你的信任，请将对我之信任悉数赋予此人[15]。

多么感人至深的一封信！这封信是由欧洲医学界的前辈写给英格兰医学界最富盛誉的挚友，递交信件的林奈创立了动植物分类法。

18 世纪以来，莱顿大学和布尔哈弗的遗产不断扩大。从教学角度看，可能对 19 世纪最为重要。在一座通向首层的小型环形楼梯上，点缀着许多描述医学生生活的卡通画（韵律和诗坛）。第一幅是一个医学生离开家和母亲泪流满面的场景。第二幅是他负债累累，为美酒、美食、美女所惑无法自拔。接下来的漫画描述他发奋学习，最后被父亲接回家。在楼梯顶端有一个小房间，名为"汗水屋"。门楣上写着"入此门者，需抛弃一切欲望"，还有一条标语："在此流汗，必有所获"。这个房间在 18 世纪用作考试前休息室，墙上画满了过去学生们的签名。即使在今天，那些通过医学博士考试的人们仍在墙上签名，表示他们的努力不会白费。

在莱顿大学的布尔哈弗博物馆中有 4 幅画像，分别描绘了医生的四种形象：上帝、天使、人和魔鬼。画像十分精美，画中的内科医生和外科医生分别身处不同的临床环境。在第一幅中，内科医生在救治患者，同时还有其他三个医生在救治患者。第二幅把医生描绘成救死扶伤的天使，而在第三幅中，患者逐步康复。在最后一幅中，医生被描绘为魔鬼，给人以道德启示。画中的患者在病愈后，将自己曾经的病痛抛之脑后，医生要求患者付费，而医药费太贵，此刻的医生被看成魔鬼。在最后一幅画下注释："在患者仍然疼痛难忍时收取预付款"。

卡伦（Cullen，1710～1790）与格拉斯哥大学和爱丁堡大学医学院

苏格兰是 18 世纪英国医学教育的中心。大多数医生毕业于格拉斯哥或爱丁堡：1750 年到 1800 年，2600 名学生从苏格兰的大学获得他们的学位，是牛津或剑桥的 10 倍。牛津和剑桥培育精英，而苏格兰的大学则面向中低阶层，鼓励贫寒学子求学。完成学业需要 3 年时间，其中至少有 1 年在格拉斯哥或爱丁堡。他们的课程面面俱到：内科学、外科学、产科学以及临床实习。内科学和外科学整合教学具有重要意义，虽然在伦敦仍然将两者分开（后被亨特兄弟恢复）。英格兰和爱丁堡的医学院拒绝和外科医生、助产士合作。人们开始试设化学和植物学课程，威廉·卡伦建议格拉斯哥大学建立化学实验室并且首次开设植物学课。他招聘了约瑟夫·布莱克，后者在给他父亲的信中说："我每天都发现化学是自然哲学的重要分支，适用于艺术的各种形式，尤其适用于医学[16]。"布莱克跟随卡伦来到爱丁堡，他也记录了卡伦的一些重要特点：

　　这时卡伦医生也开始在格拉斯哥首次开设了化学课。考虑到我可能帮得上忙，就聘用我作为他的实验室助手。卡伦给了我高度的信任和友情，还指导我的学业，仿佛我是他的孩子一般[17]。

　　很有意思的是为什么成为 18 世纪医学教育中心的是爱丁堡而不是格拉斯哥？两地都需要优秀的医学院，但爱丁堡得到了市长大人乔治·德拉蒙德（George Drummon，1687~1766）的支持并且说服了市议会，同时获得了爱丁堡医学会批准设立有关岗位。而格拉斯哥则显得更加保守，大学高层对此并不是很感兴趣。创建了一所医院，大大促进了临床教学。此事给大学校长们的信息是，应该敢于承担风险和主动进取。

　　1726 年建立的爱丁堡医学院，可作为案例研究为什么某些中心变得如此重要。很多苏格兰人被布尔哈弗和同事们的医学教育吸引到莱顿大学求学。亚历山德·门罗一世（Alexandra Monro，1697~1767）是一名解剖学专家，曾师从布尔哈弗。罗伯特·席博德爵士（Robert Sibbald，1641~1772）曾经在莱顿大学求学一年，回乡后创建了爱丁堡皇家医师学会，他也成为了城市学院（后成为大学）的第一位医学教授。所创建的医学院聘用了安德鲁·辛克莱（Andrew Sinclair）博士和约翰·卢瑟福（John Rutherford）博士为神学教授，安德鲁·普卢默（Andrew Plummer）博士和约翰·英纳斯（John Innes）博士为医学和化学教授。这四人都曾在莱顿大学学习。由于法国政局动荡，爱丁堡当仁不让地成为了城市大学医学院的选址。1750 年，在当地一间特殊病房开始进行临床教学，首开英国之先河。爱丁堡等地的大量校外班对大学医学院提供了有力支撑。在格拉斯哥（从 1803 年开始完整记录）每年录取 300~500 名学生，在 1820 年达到了 1000 名。与之形成对照的，是每年的毕业生仅有 5~15 名。在竞争十分激烈的情况下，讲师的收入由学生注册费支付，杂费金额也不高。在亨特的伦敦大学也是如此，讲课费是医生收入很重要的来源。大多数学生都有推荐信，但他们一般都不富裕，学校并无固定的课程表，学生可随意选课。

　　这个时期出版了很多选课指南，其中一个名为：《爱丁堡医学生选课指南》（A Guide for Gentlemen studying Medicine at the University of Edinburgh），介绍当时可供选择的课程［1792 年出版，作者为何人始终备受争议，传闻为詹姆斯·汉密尔顿（James Hamilton）或亚历山大·汉密尔顿（Alexander

Hamilton），但两者均予以否认]。这本书打开了通往纷繁复杂的医学世界的大门。在那个市场主导的年代里，教授们的收入直接来自学生。指南开门见山：

年轻学生往往不了解掌握多少知识才能成为医生，如果在缺乏指引的情况下自行学习，很容易被不切实际的幻想和推测诱入歧途，而不是专注于自己的学业。……师长和同学们常常被问及如何制定学医计划，但他们提供的意见往往受到个人看法或利益所左右，显然不足为据。下面的表格准确介绍了爱丁堡大学的所有医学院校，提示学生如何充分利用其资源的正确方法[18]。

作者举例如下：

解剖课：门罗（Monro）博士的解剖课讲座课程设置比其他人更全面，堪称欧洲之最。

化学课：布莱克（Black）博士是闻名遐迩的知名学者，听他授课必定获益匪浅，对此毋庸赘述。

药物学课：用于疾病治疗的药物近年来业已减少到不多的数量了，而且其历史、质量、外观和可产生正确疗效的剂量等知识也更容易掌握了。因此，在爱丁堡学医的年轻人完全可以不用理会霍姆（Home）博士的课。

医疗实践课：格雷戈里（Gregory）博士的能力可谓家喻户晓，堪称著名的卡伦博士继承人。因为他尚未列出具体的课程安排，所以对此课程不予置评[19]。

最后一句话被格雷戈里博士知道后很是失望，所以在1793年写出了长达152页的回应词。意料之中的是，汉密尔顿博士随后给格雷戈里博士写出了一份长达86页的反驳说辞。

作者随后发表自己对于众多私立学校和教师的看法：

由于私立学校的性质，教授们教学时都尽职尽责，不敢疏忽懈怠。但是，这一优点却被一些源自部分私人教师的负面效应所抵消了[20]。

最有意思的是，作者接下来为多个不同类型的学生制订了学习计划——可供大家使用的基本课程。其中包括以下信息：

- 准备在伦敦或巴黎完成学业；
- 希望获得爱丁堡大学医学博士学位；
- 希望在毕业后马上成为外科大夫或学徒；
- 希望在当外科大夫学徒后继续深造医学和外科实践知识；
- 已经在另一所大学学习过，希望在爱丁堡大学毕业；
- 已经获得其他大学的医学博士学位，就读爱丁堡大学医学院，希望师从不同医学专业教授[21]。

对于各种情况都给出了相应的计划。以下是给那些打算在毕业后马上成为外科大夫或学徒者的选课建议：

第一年：解剖、化学、医务室、医学研究所、产科；
第二年：解剖、临床讲座、医务室、药物学、医疗实践；
第三年：解剖、医务室、手术实例讲座、产科、医疗实践[22]。

另一个很有意思的信息介绍了图书馆的开闭馆时间：上午 10 点到下午 1 点，而且介绍了在每学期的第一周，大部分教授都会开办免费讲座来帮助学生选课。

此刻亚当·斯密正在撰写《国富论》（The Wealth of Nations）。在其 1774 年写给卡伦的信中，他将爱丁堡大学拥有的领先地位归因于其教授无薪授课，而且必须勤奋和学业有成方可吸引学生[23]。斯密观点的依据是学生们都拥有远大理想。他在《国富论》中写到：

如果教授们都尽职尽责，我认为就不存在大部分学生会不好好学习的情况。如果讲座真的精彩，无须用考勤纪律去强迫学生参加[24]。

在学费水涨船高的今天，这句话值得教师们铭记。

亚历山大·门罗二世子承父业成了解剖学教授，随着亚历山大三世同样子承父业，谱写了一曲三重奏。二世功成名就，但是三世（1773～1859

年）却未能达到父辈的成就。他讲课时常说，"1719 年，我还是莱顿大学的一名学生[25]。"

卡伦出生在兰开夏郡的汉密尔顿市，父亲是一名律师。他入读格拉斯哥大学时，该校还没有医学院，因此他当了外科学徒。在伦敦逗留一段时候后曾游历了西印度群岛，最后返回汉密尔顿定居。他和去伦敦学习医学的威廉·亨特结下了友谊。他们在几年间的通信涉及很多想法，包括格拉斯哥大学医学院。盖伦返回了格拉斯哥，在 41 岁时被聘任为教授，教医学、化学和哲学。在 1755 年前往爱丁堡之前，他业已被视为格拉斯哥医学院之父。他主要用英语而不是拉丁文讲课。到 1820 年时，拉丁语已经不再是苏格兰各大学的通用语言，人们认为继续用拉丁语考试已经不合时宜。格拉斯哥大学哲学教授佐治·贾丁（George Jardine）这样比喻道：

……在三四年里只用英文授课而不用其他语言提出什么问题；然后突如其来地考他们拉丁语法和塞尔苏（Celsus）的学说[26]。

约瑟夫·布莱克是卡伦在格拉斯哥和爱丁堡的助手。卡伦在 1777 年撰写了一本畅销的《医学业实践要点》（First lines of the Practice of Physic）教科书，但他并不擅长创新。他的声誉和魅力来自对学生无微不至的关怀和全身心投入教学。他不仅仅是一位出色的讲师，也是个对许多学子尽心尽力的导师，其中包括布莱克（Black）、罗伯特·威廉（Robert William）、威廉·威瑟灵（William Withering）、约翰·罗杰森（John Rogerson）、吉尔伯特·布兰（Gilbert Blane）、约翰·兰瑟姆（John Letsom）等。他邀请学生们到家中共进晚餐，讨论一些医学和非医学的主题。他有一个藏书 3765 册的图书馆，其中部分是非医学类的。丽莎·罗斯纳（Lisa Rosner）在《改革时期的医学教育》（Medical Education in the Age of Improvement）中写下了对学生生活的看法[27]。

本杰明·拉什（Benjamin Rush）从教师的角度对卡伦评价如下：

他的长期目标就是培养学生从被动接受的心态转变为主动学习的心态，迫使学生们养成有利于他们今后自学的思维方式和观察力[28]。

爱丁堡大学的另一名老师约翰·格雷戈里（John Gregory）写到：

他的用意就是帮助学生们掌握现有的实用医学数据和原理，尽管这些东西往往是枯燥繁复有时甚至是让令人生厌的。另一方面，我们得用光明的未来和共同的追求，唤起他们的积极主动性来愉悦他们，这样也许可以让漫漫苦旅显得不那么漫长，即便这样做可能显得有些离经叛道[29]。

罗斯纳（Rosner）引用了萨缪尔·巴德（Samuer Bard）的评语：

我对卡伦最仰慕之处，就是他授课的方式。我们每两周在他家聚会一两次，每讲一小时的课，我们就花一小时对前晚的课程进行自由讨论，他创造了极大的自由度和宽松气氛，鼓励每个人发言甚至提出不同意见。此刻，我情不自禁地将他与身边围绕钦佩的学生们的苏格拉底等古代先哲相提并论[30]。

卡伦授课的观点连贯，浑然一体。这一点对于爱丁堡的诸多演讲者们各持己见、互不相让的混乱局面下，对学生们可谓大有裨益。他能够调动大家的情绪，不时讲个故事来保持学生的注意力。他以宏观视角看待整个世界和他的各个主题，不纠缠于细节而是关注它们之间的相互联系。他总是希望向体系中添加新的元素，但同时保持原有体系的连贯性。

他也是学生版的皇家医学社团（the student's Royal Medical Society）活动的积极参与者。该会是 1734 年由 6 名解剖一名死于发热的妇女尸体的学生们成立的，并且在 1778 年得到了皇家特许状。在 1775 年的新礼堂落成仪式上，他献上祝酒词："祝福所有师生长期友好相处，抽空一起喝酒"[31]。

卡伦十分勤奋敬业（"医学磁场"的一大特征）而且高效率著称。每天早上九点前他已经读完了所有信件，由助手登记日期、来信人等信息，在外出之前口授回信。他会签发信件，注明合适的处方。他将包括抄送邮件在内的所有信件往来都放在文件夹内备查。大多数来信都在一天内回复。自 1781 年起就开始使用由瓦特发明的打字机。试想在拥有电脑和电子邮件的今天，他会如何做呢？

卡伦的《医学研究所》（Institutes of Medicine）基于三大支柱：生命和健康（生理学）、病因（病理学）以及疾病的预防与治疗（治疗）。他非常重视疾病的分类方法，曾经因为修改布尔哈弗的体系而遭到批评。正如卡伦本人记录的那样：

> ……有人对我提出强烈抗议…… 我保证过我会对此事很谨慎……我真诚地把布尔哈弗博士尊为哲学家、医生和一个前无古人而且当时看来尽善尽美体系的建立者。但是，我不是一个激烈的改革者，而且仅限于在某种程度上，敢于指出不完美之处，即便是布尔哈弗的体系……[32]。

学生们的学业压力很大。在给父亲的一封信中，托马斯·伊斯梅（Thomas Ismay）这么写道：

> 早上约7点开始看书直到9点，然后去听卡伦博士的讲座，10点下课回来吃早饭并整理一些讲座笔记。12点到1点，我在医务处。1点到3点去听门罗博士的课，然后回来吃饭，你能想象我有多饿么？4点到5点去听杨博士的课，5点到6点整理杨博士和门罗博士课上的笔记。7点到9点整理我借阅书的笔记然后吃晚餐。10点到12点写信，每周二和周四的5点到6点参加临床讲座[33]。

卡伦是一位伟大的老师，热爱他的学生。他工作敬业负责而且把他的学识传授给成千上万的学子。他和其他爱丁堡同事一起，将很多毕业生送往世界各地。美国的第一批医学院都是由爱丁堡毕业生建立的：宾夕法尼亚大学（1756）和纽约国王学院，以及稍后于1767年成立的哥伦比亚大学医学院。

威廉·亨特（William Hunter，1718~1783）

威廉·亨特于1718年出生于兰开夏郡的隆考尔德伍德（Long Calderwood），在10个孩子中排行第七。他在格拉斯哥大学就读神学，但毕业时没有获得学位。从去伦敦前，他是卡伦在汉密尔顿的助手。随后他去爱丁堡求学一年，师从亚历山大·门罗一世。在伦敦，他加入了著名产科医生威廉·斯梅利的团队，并和他一起生活了一段时间。随后他加盟了另一位解剖学家和助产士詹姆斯·道格拉斯（James Douglas），然后返回家乡。1743年，他陪同道格拉斯去了巴黎，听了当时欧洲最杰出的费兰（Ferrein）

教授的解剖课。这段经历大大拓宽了他的视野，返乡时带回了将在伦敦使用的方法。很有意思的是，当在温莎堡（Windsor Castle）图书馆中发现达·芬奇的解剖图画并展示给威廉·亨特时，他是如此评价的：

我认为达·芬奇是他那个时代最杰出的解剖学家和生理学家，而且他和他的导师是首先倡导进行解剖学研究的人。我相信达·芬奇也是已知开始从事解剖绘图的第一人[34]。

威廉·斯梅利（1697~1763）出生在拉纳克（Lanark），在格拉斯哥大学学医，在去巴黎之前在家乡从医，最后在伦敦定居。他成为了当时最杰出的产科学家和导师。他在 1752 年写了《产科学》（Treatise on Midwifery）。当时在伦敦有个很大的"苏格兰帮"，斯梅利与他们都熟识，包括威廉·皮特凯恩（William Pitcairn）、托拜厄斯·斯摩莱特（Tobias Smollett）、约翰·阿姆斯特朗（John Armstrong）、威廉·威尔基（William Wilkie）、约翰·普林格（John Pringle）、托马斯·迪克森（Thomas Dickson）等人。他经常在全欧洲到处游历，在伦敦是做外科大夫和产科大夫。他未达到医学会会员的条件，虽多次申请都被拒之门外。

当亨特成立了自己的医学院时，他提供的课程远比当时伦敦的其他竞争对手更全面，因此吸引了大批学子来听他的课，这样他们就有机会参与尸体解剖课，这些人中也不乏伦敦的上流社会人士。1777 年，亚当·斯密和爱德华·吉本（Edward Gibbon）听了亨特的讲座后，将其尊为杰出的演讲家。其中部分原因是亨特讲授了解剖学和产科学取得的重大进展。他主要是通过授课而不是书本来介绍这些进展，人们必须亲自到场，亲耳聆听方可从他那里获取这些知识。在某种意义上，他与之前说过的那些人如出一辙，要得到"秘籍"，就必须亲耳倾听大师介绍，而不是借助他人读书来了解。这种做法当然有很多商业上的好处，但也有其不利之处。亨特发表文章不多，他抱怨说有些解剖学家将他的发现撰文发表，记在自己名下。特别值得一提的是他和爱丁堡的解剖学家门罗博士的事情。亨特在其《医学评论》（Medical Commentaries）的文章中，以坦白直率的口吻答复了门罗教授二世（Monro Junior），其中 100 多页都在争辩，门罗的解剖学发现有可能窃取了他的创意。除了一些十分详细的解剖学知识外，其中还有一些听过亨特讲座的人提供的证言，他们佐证了亨特的论点。

威廉·亨特多年从事产科工作，患者中不乏时尚名人。他是夏洛特（Charlotte）皇后的私人医生，在皇后的多次妊娠生育时提供了重要帮助。在他最中意的伦敦咖啡厅里，他的祝词经常是："祝所有英国贵族离开这个世界时身边都不会没有一个苏格兰医生，因为我相信他们来到这世界时肯定离不开苏格兰医生"[35]。到18世纪末，由于亨特和他同代人所做的贡献，当代非干预的简单生育方式才得以问世和确立。这一进展主要归功于亨特初到伦敦时的导师斯梅利，以及在曼彻斯特（Manchester）行医的查尔斯·怀特（Charles White）。亨特的产科工作和讲课使他收入颇丰，有能力继续从事生理学和解剖学实验和收集更多的资料。

威廉常常给有志从医的人们提一些有趣的建议：

如果我要帮助一个具有所需天赋的人尽快成为伟大医者的话，我会让他先当个实际从事解剖工作的人，让他进入一间大医院工作，一边照料患者，一边解剖尸体[36]。

如果现在让威廉提出职业建议的话，会是什么呢？是否会包括遗传学、药物学、分子生物学，甚至艺术和社会科学呢？可选范围过于庞大，很难帮助年轻医生做出最适合的选择。我觉得他们可能会利用榜样来帮助学生做出选择。

这两个入门讲座的其他方面也同样很有意思。第一个讲座有62页，讲的是从中国、雅典、罗马、阿拉伯半岛，直到18世纪的解剖学史，让学生们听得如痴如醉。讲座中提到维萨里（Vesalius）、哈维（Harvey）、切塞尔登（Cheselden）、阿尔昆（Albinus）和詹姆斯·道格拉斯（James Douglas）等，把他们称为"我的良师益友"。他的第二个讲座主要关注解剖学的作用和价值。在67页，他提到：

大家都认同解剖学是外科的基石。通过解剖尸体，可以教会我们如何轻松自如地切割和分离活人身上的组织和器官……这需要我们的大脑获取信息，让双手变得灵巧敏捷，让我们的内心具有某种非人性的东西，敢于在我们同类身上使用刀具切割血肉[37]。

最后一段话说得如何入木三分啊！

他对那些认为解剖学没有价值的人提出了强烈批评："在我们医疗行业中，有些人总是告诉学生们说，内科大夫学一点解剖学就足够，外科大夫也用不着学太多？上帝帮帮他们吧[38]。"

威廉·亨特职业生涯中有一段很有意思的插曲，就是担任英国皇家艺术学会的教授，他和拉姆塞（Ramsay）和雷诺兹（Reynolds）等艺术家都很熟。皇家艺术学会在 1768 年成立，其基础性文件规定，"需要聘用一位解剖学教授，每年举办六次关于艺术设计的公开讲座。"皇家艺术学会汇聚了英国当代的伟大艺术家，共同探讨艺术和举办展览。之所以任命威廉·亨特，是考虑到他既是一个杰出的解剖学家，也是一个艺术收藏家。佐法尼（Zoffany）创作的亨特在艺术学院讲课的油画就是一幅经典作品。他的讲座总是以一段关于艺术家的角色作为开场白，他提到艺术家应该描述大自然，必须贴近自然而且要描绘得"栩栩如生"。他在一次演讲的开头说道："人体构造如此神奇复杂，人从生到死都可用来进行研究"，其实就是对自己职业生涯的评语。

他也指出，对于艺术家来说，"除了鲜血以外的身体各部分，其本色都是苍白或白色的。人体表面的红色、紫色和蓝色都是红色血液透过血管和皮肤发出的光[40]。"他对演讲乐此不疲，并说道："我会尽力学习提高，分享学习的快乐；我对皇家艺术学会的各位会员都心存感激，他们给我以启迪。这些内容都会出现在我的讲座中"[41]。在他的演讲中时常提及诗歌以及雕塑和绘画等内容。

在伦敦从事了一段时间教学后，威廉开设了自己的解剖系列讲座，并自我宣传说它们"与在巴黎的讲座别无二致"[42]。1768 年，他最后搬到了大风车街的住所，那里有"一座精美的圆形露天剧场，多间可做讲座和解剖之用的房间，其中一间装修典雅、陈设富丽堂皇的房间如同博物馆一般"[43]。

《绅士杂志》（the Gentleman's Magazine）刊登的一则威廉·亨特先生的讣告，如此描述了他的教学人生：

亨特老师以谦和友善著称，他讲课清晰易懂、自信谦虚、乐于助人。而最大的特点是，他十分善于讲些恰如其分妙趣横生的故事，将晦涩难懂、枯燥乏味的解剖学讲的图文并茂、生动活泼。让即便心浮气躁、生无定性的学生也能聚精会神地听课，以丰富实用的知识充实学生的心灵[44]。

布罗克（Brock）引用了西蒙斯（Simmon）的话说道，对于威廉来说，"没有什么比演讲更快乐的事了[45]"。威廉·亨特自己也说："获得和传播知识为人生一大乐事，职责所在和我人生的追求[46]。"

威廉善于运用实例。他常常对学生说：

我坚信，人的权利不仅在于选择也在于拥有，这些都是人生的乐趣。有个谬种流传的观点认为，儿童的脾脏和懒散有关，这种说法歪曲了科学和美德，让我们以为功德可以忽略不计，无知和欺诈可以横行无忌。但在我们医生看来，无可辩驳的真理是，最后胜出的一定是能力卓著和勤奋敬业的人们。当然，能力不是成功的唯一必备条件，人的失败可能是因为无人举荐，也可能是重大心脑疾病等不利条件。但即便病夫也同样渴望拥有生活和健康，他们也会努力提升自己的能力。毫无疑问的是，具有专业能力的人们会获得最佳机会。在我看来，年轻人培养自己的心智才是最重要的，拥有德行才能走遍天下[47]。

威廉为格拉斯哥大学医学院制定了一个重大计划，希望获得卡伦和布莱克的帮助："你、布莱克和我，我们应该不难赢得人们的尊重。我们应该尽快吸收所有的英格兰学生以及大部分的苏格兰学生。最重要的原因是，我非常希望和我的两位姓门罗的好友一起教授解剖课，我欠他们的情[48]。"虽然这个计划无果而终，但亨特仍然在苏格兰拥有巨大的影响力。

约翰·亨特（John Hunter，1728~1793）

约翰是亨特家族10个孩子中最小的一个，他在1748年离开长考尔德伍德，去伦敦找他的哥哥。此时距离1745年詹姆斯二世党人起义和查理王子兵败已经三年了。他和托马斯·汉密尔顿同车去伦敦，后者后来成为了格拉斯哥大学的解剖学教授。约翰对自然科学很感兴趣，到伦敦后威廉安排他解剖一个人体上肢。这个领域正好给了他大展身手的机会。他开始师从于切塞尔登（Cheselden）和波特（Pott）学习外科学，两位都是当时最杰出的外科大夫。他的《病例记录》（Case Netes）中记载了很多患者的情况，篇幅长达五卷。他花了短短2个月的时间在牛津大学圣玛丽学院（St Mary's

Hall）学习。由于疑患结核，他参军在贝尔岛（Belle Isle）和葡萄牙（Portugal）做外科大夫。在此期间他着手撰写《血液、炎症和枪伤》（The Blood，Inflammation and Gunshot wounds）一书，多年后在 1794 年发表。返回伦敦后，他着手关于比较解剖学和胚胎学的研究，逐步收集资料，最后荣升英格兰皇家外科医师学会会员。

约翰·亨特作为外科医生切除亚当·斯密所患痔疮的故事十分脍炙人口。在这位伟大的道德哲学家和经济学家亚当·斯密来到英格兰时，和他的朋友亨利·邓达斯（Henry Dundas）一起住在温布尔顿，英国首相也去拜访了他们。斯密的手术大获成功，同时还治好了他的膀胱疾病。这个故事描述了两位亨特兄弟的不同之处。亚当·斯密赠送了威廉一本《国富论》（The Wealth of Nations），感谢约翰治愈他的痔疮。

在他的医学事业蒸蒸日上之时，他与安妮（Anne）喜结连理。安妮是一名诗人，常和罗伯特·彭斯（Robert Burns）通信来往，并为奥地利作曲家海顿（Haydn）的《创世纪》（Creation）写了一个剧本。很有意思的是，安妮的一位好友爱丽丝·李（Alice Lee）嫁给了美国外科大夫威廉·希彭（William Shippen），而希彭曾在 1759 到 1760 年冬天和约翰一起求学。希彭对美国外科界也做出了杰出贡献（后面章节讲述）。安妮也对约翰产生了巨大的影响，虽然他们两人生活的世界好像各不相同，约翰解剖尸体，而安妮在家里享受伦敦上流社会的精彩。她会在参观约书亚·雷诺兹（Joshua Reynolds）画展前，确保约翰的妆容得体，还说服他剔去了凌乱的胡须。约翰从杰明街搬到莱斯特广场，他在那里的住所拥有自己诊室、演讲厅和博物馆。在圣乔治医院的员工拒绝在医院授课时，他就在自家授课。在他众多的学生中，他与学生爱德华·詹纳保持了定期通信来往。其中还有他关于刺猬的名言："为何思而不做？为何不做个试验？"詹纳在格洛斯特郡（Gloucestershire）的伯克利（Berkeley）行医时，于 1796 年 5 月 14 日用一名挤奶女工手上的脓汁给小男孩詹姆斯·菲普斯（Jams phipps）做了免疫接种。

当时的伦敦拥有多位出色的外科大夫，约翰·阿伯内西（John Abernethy）、阿斯特利·柏斯顿·库伯（Astley Paston Cupper）爵士和后来成为美国外科学之父的菲利普·辛格·菲齐克（Philip Syng Physick）。人们应该记住约翰对小菲齐克之父所说的话。当被问及需要读什么书时，亨特把他带到解剖室后说："这些就是你的儿子在师从我时要读的书，其他书不读也罢。"在病理学方面则有马修·贝利（Matthew Baillie，1761~1823），亨特的侄子和一位神学教授的儿子。另一位杰出的病理学家是莫尔加尼（Giovanni Battista Morgagni，1682~1771）。他的五卷巨著《疾病的病因和定位》在1761年出版。病理学界的第三位巨匠是比沙（Marie Francois Xavier Bichat，1771~1802），当时病理学才开始被视为一门科学。

约翰·亨特像他的哥哥一样，也从事教学工作。但他的口才不如哥哥，也没有那么多听众。他有些羞涩内向，而且对自己的记忆力缺乏自信。但重要的不是他的表达方式，而是他授课的内容。1793年他给圣佐治医院负责人的信中写道："我的首要目的是为医院服务，其次是学习和分享各种知识。这或许是一个外科大夫的最高境界[49]。"他保持了很强的好奇心，曾经回忆道"当我还是个小孩子的时候，就很想了解云和草是怎么回事，为什么叶子在秋天会变颜色。我观察蚂蚁、蜜蜂、蝌蚪和石蚕。我缠着大人问的问题，总是没人知道答案或是漠不关心[50]。"

1774年前后他开始举办系列公开演讲，总数达到100多场。他对自然史的广泛兴趣促使他想在伦敦建立一所自然史学院。为此他写信给詹纳说："我计划讲授包括人体解剖和教学在内的自然史[51]。"但他的想法没有实现。他到底是不是一位好老师有待分辨，但他确实能转变思路和重新思考。比如，他不喜欢人们引用他的演讲，还说："不要问我曾经说过什么或写过什么，但如果你问我现在的立场，我会马上告诉你[52]。"还有，"你们最好别记我的这个观点，因为明年我很可能改变想法[53]。"最让人难忘的可能是，当被指出他的话和一年前自相矛盾时，他回答到："这倒完全可能。我希望我每年都能变得更聪明一些[54]。"多么机敏的回答！他在开始演讲时喜欢说："我课上所讲关于外科学的内容，可能会和书本上有很大出入。我所讲的观点的办法是我所提出的，因为是以事实为准，所以我有理由认为它们是可信的[55]。"

这正是约翰·亨特给我们留下的东西：他敢于质疑一切，创造了一个充满好奇心、试验和乐趣的环境。他既是思想家也是教师。人们时常见到亨特静静地期待奇思妙想和"灵光一闪"。他对医学教育的观点也被阿伯内西（Abernethy）记录在其《亨特演讲录》（Hunterian Oration）中。

因为医学是一个不可分割的整体，所以应该保持学习的完整性。如果支离破碎地学，就无法准确理解某一部分。内科大夫必须懂外科，而外科大夫则需要了解疾病治疗情况。疾病的外在表现可以帮助我们推测和判断身体内在的变化和进展[56]。

约翰·亨特作为皇家学会（the Royal Society）的会员，经常有机会和当时最杰出的科学家会面。他先后在丁大街咖啡馆和圣·马丁道的杨斯洛特（Young Sloughters）创设了小型会员聚会制度。有记载说，这些聚会上经常出现针对不同想法的热闹喧哗的讨论和辩论。亨特是公认的主席，而与会者来自各行各业，有皇家天文学家、工程师、建筑师和数学家。亨特的兴趣广泛得囊括整个自然界。他对所有的事情都保持好奇心。

这也反映在他的演讲中，即使是一个名为"外科手术的原理和实践"的讲座上，所讲的内容也远远超过生理学和健康的概念，他可以从生物学角度看待外科实践。

亨特工作十分勤奋。威廉·克里夫（William Clift）是亨特的学徒，和亨特一起生活了 7 年。他写道："我弄不懂亨特先生是如何休息的。当我在午夜离开他的时候，他依然在挑灯夜读，第二天早上 6 点我们又见面了[57]。"另一处记载到：

……从早上 6 点或更早时间直到 9 点，亨特都待在解剖室；吃过早饭后，他在家中会见患者，之后就去查房。4 点吃中饭，之后睡一个小时。在没有安排讲座的时候，他就和助教贝尔（Bell）口授记录，直到凌晨 1、2 点，每晚只睡 4 个小时。

亨特兄弟的影响

在伦敦等地有很多学生，他们通过与一个或多个亨特接触或学习来完成自己的教育，比如美国的威廉·希彭（Willian Shippen）和约翰·摩根（John Morgan）都是约翰·亨特的住校学生。这样，他们就通过卡伦，与欧洲大陆的医学教育一脉相承。菲齐克（1768~1837）是约翰·亨特的得意门生，被尊为美国外科学之父。他们在伦敦和费城之间保持联系，讨论实验工作。他从亨特那里认识到实验方法对确立手术原则的重要性。比如，他在小猫身上做的一个试验，就是切开胸膜，将一根细管插入胸腔。亨特兄

127

弟在产科学和解剖学界的影响力也是相当巨大的。

小结

本章介绍的这四位大师诠释了 18 世界医学教育的发展。他们都热爱教学，工作极其敬业，善于发现机遇和可能。他们想改变世界，创造一个可囊括所有知识的体系。比如，约翰·亨特就对实验工作有特殊的兴趣和强烈的好奇心。这些"医学磁场"吸引了大批学子前来求学。这是第 10 章的主题，将在后面探讨。

在本章节开头处的两段引言，指引了 18 世纪医学教育发展的方向。第一段是有关好奇心和研究工作，这方面以约翰·亨特的工作最为卓越。这段话鼓励挑战和实验，提供了新的思维方法。第二段是亚当·斯密的话（多视其为经济学家，但实际上是一位道德哲学家），强调了医学的慈善性质以及教育和学习的意义。医学的宗旨在于服务他人，利于患者和公众。这也是医学和医学教育的根本目的。

参 考 文 献

［1］ John Hunter to Edward Jernner. Correspondence date 2 August, 1775 in the archives of the Royal College of Surgeons of England.

［2］ Smith A. The theory of moral sentiments. Edition edited by Raphael D D, Macfie A L. Indianapolis: Liberty Fund; 1984; 9.

［3］ Bonnet T N. Becoming a physician. Medical education in Britain, France Germany and the United States, 175W1945 Oxford: Oxford University Press; 1995; 72-89.

［4］ Lane J. The role of apprenticeship in eighteenth-century medical education in England. In: Bynum W F, Porter R, eds. William Hunter and the eighteenth century medical world. Cambridge: Cambridge University Press; 1985; 57-103.

［5］ Smollett T. The adventures of Roderick Random (1748). Oxford: Oxford World Classics, 1979.

［6］ Lane, 57-103.

［7］ Bonner, 61-102.

［8］ The Works of Benjamin Brodie. Dublin Quarterly Journal of Medical Science 1865; 40：134.

[9] Houston J. Dr Houston's Memoirs of his own life time. Bickerstaff J, ed. London; 1747; 56-57.

[10] Booth C C. Herman Boerhaave arid the British, Part 2, Boerhaave and the development of medical education iii Britain. J Roy Coll Phys of London 1989; 23 : 194-197.

[11] van Strien K. A medical student at Leiden and Paris. William Sinclair 1736-38, Part 1. Proc Roy Coll Physicians Edinb 1995; 25 : 294-304.

[12] Innes-Smith R VG English-speaking students at the University of Leyden. London and Edinburg; h, Oliver and Boyd. E. A; 1932.

[13] Underwood E A. Boerhaave's men at Leyden and after. Edinburgh: The University Press; 1977.

[14] Cunningham A. Medicine to calm the mind. Boerhaave's medical system and why it was adapted in Edinburgh. In: Cunninghams A, French R, eds. The medical enlightenment of the eighteenth century. Cambridge: Cambridge University Press; 1990.

[15] Quoted by Booth op cit; 197.

[16] Joseph Black to George Black. Correspondence dated 10 March, 1753. University of Edinburgh Archive.

[17] Edinburgh university Manuscript Dc. 2. 76.

[18] A Guide for Gentlemen Studying Medicine at the University of Edinburgh (authorship disputed James Hamilton or Alexander Hamilton both of whom denied authorship. 1792) London: Robinson) 1792.

[19] Ibid, 2

[20] Ibid, 5.

[21] Ibid, 10.

[22] Ibid, 15.

[23] Adam Smith letter to Cullen. Correspondence dated 30 September, 1774, Cited in Thomson J. An account of the life, lectures and writings of William Cullen, MD (2 vol). Edinburgh: Blackwood; 1859; vol 1; 475.

[24] Smith A. The Wealth of Nations. Vol 2. Campbell R H, Skinner AS, eds. Oxford: Oxford University Press; 1976: 764.

[25] Comrie J D. History of Scottish medicine. London: Balliere, Tindall & Cox; 1932; vol ii: 493.

[26] Jardine G. Outlines of philosophical education, illustrated the method of teaching the logic class in the university of Glasgow. Glasgow: Glasgow University Press; 1625; 469.

[27] Gesner L. Medical education in the age of improvement. [Edinburgh: Edinburgh University Press; 1991.

[28] O'Donnell J M. Cullen's influence on American medicine. In: Passmore R, Doig A, Ferguson J, Milne I, eds. William Cullen and the 16th century medical world. Edinburgh: Edinburgh university Press; 1990; 241.

[29] Gregory J. Additional notes to the managers of the Royal Infirmary Edinburgh: Murray arid Cochrane; 1803; 169.

[30] Rosner, 58.

[31] Cullen quoted in: Macarthur D C. The first 40 years of the Royal Medical Society. In: Passsmore R, Doig A, Ferguson J, Milne I, eds. William Cullen and the 18th century medical world. Edinburgh: Edinburgh 1. University Press; 1990; 250.

[32] Cullen quoted in: The Cullen Bicentenaryexhibition. In: Passmore R, Doig A, Ferguson J, Milne I, eds. William Cullen and the 18th century medical world. Edinburgh: Edinburgh university Press; 1990; 250.

[33] Ismay T. Letter front Thomas Ismay, student of medicine at Edinburg; li, 1771, to his father. University of Edinburgh Journal 1936-7; 5 : 58.

[34] Huntet W. Two introductory lectures, delivered by Dr William Hunter, to his last course of anatomical lectures at his theatre in Windmill Street: as they were left corrected for the press by himself. To which are added, some papers relating to Dr Hunter's intended plan, for establishing a museum in London, for the improvement of anatomy, surgery and physic. London; 1784; 37.

[35] Porter R. William Hunter: a surgeon and a gentleman. In: Bynum W F, Porter R, eds. William Hunter and the eighteenth century medical world. Cambridge: Cambridge University Press; 1965.

[36] Hunter. Two introductory lectures; 73.

[37] Ibid, 67.

[38] Ibid, 68.

[39] Kemp M, ed. Dr William Hunter at the Royal Academy of Arts. Glasgow: University of Glasgow Press; 1975; 34.

[40] Ibid, 35.

[41] Ibid, 37.

[42] Finch E. The influence of the Hunters on Medical Education. Ann Roy You Surg 1957; 20: 216.

[43] Ibid, 217.

[44] Gentleman's Magazine obituary (LIII, I, 1793 365-6) Hunter.

[45] Brock C H. In: Simmons S F, Hunter J, eds. William Hunter: a memoir. Glasgow: Glasgow University Press; 1983; 6.

［46］Finch, 206.

［47］Porter, 13.

［48］Finch, 237.

［49］Finch, 206.

［50］Finch, 208.

［51］Finch, 221.

［52］Moore W. The knife man. London：Bantam Press；2005；245.

［53］Ibid.

［54］Ibid.

［55］Finch, 221.

［56］Finch, 223.

［57］Finch, 224.

［58］Finch, 225.

第 **6** 章 19世纪的保守与改革

我认为医院是通往医学的唯一途径，也是医生的目光首先投向的地方，但是医学真正的圣地是实验室，只有在这里才能通过实验分析，寻求对人正常和病理状态的诠释[1]。

克洛德·贝尔纳（Claude Bernard，1813~1878）

引言

19世纪是医学发生天翻地覆改变的另一个时代，世纪末的医学可能会让世纪初的医生们很难接受。医学职业在变化，社会也在变，基础知识也随之而变。世纪初一个典型的内科医生会是个具有良好教养和受过高等教育的人士，终将成为一个临床科学家，至少大多数人都达到这一水平。直到1830年，伦敦的医生执照考试依然用拉丁文考试。当时的教育体系充满随意性和盲目性，而且组织混乱，主要的学习内容就是听讲座和参加查房。教学其实并无真正的课程可循，学生可以随意选课。当时人们都认为，培养医生仅需医院和某些私立学校而无须正规机构。自从亨特时代起，伦敦的私立医学院就开始兴盛而且保持了发展势头。而在爱丁堡、格拉斯哥、都柏林等其他城市，合作学校仅提供了一部分医学生。特别值得一提的是，当时的医疗工作和标准几无监管可言，大多数医生都是不胜任的。因为19世纪初最主要的医学课程就是解剖学，而且尸体供不应求，从而导致掘墓盗尸行为猖獗，最臭名昭著的例子是1827年发生在爱丁堡的谋杀案。但这种状况在19世纪末得以改变。

而苏格兰的情况与此大相径庭。正如纽曼（Newman）所记录的：

> 苏格兰的医学教育自成体系，但其在 19 世纪初的发展对当时英格兰的医学教育具有十分重要的意义，因为当时苏格兰的医学教育的水平之高，足以为天下效尤模仿。但不同寻常的结果是，其医学教育不仅没有被英格兰模仿，反而出现了许多苏格兰教师涌入英格兰，这种情况以前也有过，不过这并未让苏格兰的方法在英格兰大行其道。英格兰的教育体系一定曾经顽强地抵制苏格兰教育体系，而且尽管遭到极力抵制，到本世纪时其教育体系还是更加苏格兰化了。这一源自德国的欧陆传统体系是苏格兰通过美国巴尔的摩学来的[2]。

纽曼的著作今天依然是关于 19 世纪医学教育学的重要信息来源。

英国各地都建立了医学会，如后所述，也诞生了大批的医学期刊。《英国医学杂志》（The British Medical Journal，BMJ）是在 1840 年 10 月 3 日的一个星期六创刊，而《柳叶刀》（The Lancet）首次出版的时间是 1823 年。

评估教育改革需要讨论五个主题：

1. 临床检验的重要性；
2. 知识、科学和病理学。典型病例；
3. 行业的变化——规范和管理；
4. 公众健康和卫生改革；
5. 医学生、学生生活以及女性医务工作者。

临床教学法

19 世纪初时传授知识的标准方式就是课堂教学，医学院耗费大量时间让老师讲授各科目的知识。临床工作主要是病史采集和开处方，而对于临床检验的内容在教学中几乎没有涉及。但情况很快开始有所改变了，其中最重要的变化是医院成为了医学教育的中心。门诊和病房不仅让医学生得到锻炼和进步，也吸引了大批来自世界各地的医生进行教学。

法国，尤其是巴黎成为了这种新思潮的典范，引领了 19 世纪的前数十年医学教育的方向。医院成为了治病疗伤之所而不再是那些无家可归者的避难所，而巴黎主恩医院（The hôtel-Dieu）在这方面扮演了核心角色。主恩医院成立于 1794 年，根据法国大革命后的政府所提交的一份报告，在巴黎、蒙彼利埃（Montpellier）、斯特拉斯堡（Strasbourg）成立了三个卫生学院。在 19 世纪的第二个十年，又陆续建立了多所医学院，使得巴黎成了医学生的首选之地。根据纽曼的记载，来自爱丁堡的卡伦（Cullen）、克里斯蒂森（Christison）和特纳（Turner）在 1820 年都同时身在巴黎[3]。

法国的医学教育逐步整合成一个统一的特许体制，医生也被划分成不同类别。例如，农村医生可能仅需短期培训。更重要的改变在于整合了医学和外科学教育，并且出现了全职医学教师。这就意味着医学教师们不用私人行医了。医学生们获颁全国奖学金。与临床方法密切相关的是生理学和病理学取得了发展。在诊断疾病时，师生要同时考虑到病患的症状、体征、生理和病理情况。

经典的床旁教学即使放在今日依然包括病史采集和以下四种方法：

视诊——看到了什么？

触诊——可以触摸到什么？

叩诊——以身体为鼓，可听到什么变化？

听诊——可以从体内听到什么？

这四项检查在法国当时成为了常规检查，而且与尸体解剖结果直接相关。基尔（Keele）曾详细描述过这种临床诊断方法在接下来两个世纪的发展情况[4]。

视诊一直是临床检查的组成部分，但往往不过是大致检查一下。一般不需要患者脱衣服，只观察其面部和双手。触诊也很受限制，一般不检查衣服覆盖的区域，也不检查脉搏。如果加上病理解释，在那时视诊和触诊已经足够诊断疾病。叩诊概念首次见于李奥波得·奥恩布鲁格（Leopord Auenbrugger，1727 ~ 1809）在维也纳出版的一本小册子《新发现》（Inventum Novum）。叩诊的方法是用多根手指叩击身体，或者用一根手指横放在身体要检查的部位，用另一根手指叩击这根手指，同时听叩击的声音。奥恩布鲁格（Auenbrugger）是在敲打酒桶的时候发现这一方法的，他注意到敲击空的和满的酒桶时声音有所不同。这一方法被巴黎的高尔维沙（Corvisart）慧眼识珠，予以采纳。他将叩诊的声音与尸体解剖结果相联系，而且能够区分患者肺脏、心脏和腹部不同的叩诊声音。

另一个重大突破是由莱乃康（Laennec，1781 ~ 1826）发明的一种能够听到体内声音的设备——听诊器。他对听诊器发明的介绍实在是医学史上的一大佳话：

> 1816 年一个深为心脏病症状所苦的妇女来看病。因为患者过于肥胖，叩诊和触诊检查几乎毫无用处……当时我刚好想起一个声学常识，觉得这时候它可能会派上用场。这个原理的意思是声音通过某些固体物品传导时的增音效果，正如我们在一块木头的一端用大头针划过，可以在木头的另一端听到刮擦音。受到这一点的启发，我把对折的一叠纸卷成了一个圆柱，将圆柱的一端对准心区，另一端对着我的耳朵。意料之中的是，我高兴地感受到了心脏的跳动，而且比直接用耳朵贴着听还要清晰。此刻我发现我们找到的方法，不仅可以帮助我们探查心脏活动，还可以听到胸腔脏器运动发出的各种声音[5]。

这一发现迎来了心肺疾病诊断的新纪元。这四个方法再加上病史采集，直到今天仍然是临床检查的基本内容。当然，还有 X 线、各类扫描、心电图以及其他检查，但其基本原理大同小异，这些新的检查方法只是加强了我们观察、感觉和倾听的能力。以上的临床检查方法在此基础上不断取得重大进展，因为临床医生发现他们可以利用感官观察体内情况，而且可以综合病理检查结果开辟诊断疾病的新方法。

所有这些检查方法的进步让来自世界各地的学子们受益匪浅，他们回国后又将之在整个欧洲和美洲推广。临床教学又增添了新的内容。严格的病史采集（包括家族史）、视诊、触诊、叩诊和听诊，加上与尸检结果结合，使得学生对疾病有了新的理解和思维方式。通过视、触、叩、听、尸检等检查，疾病有了定量的界值可言，并可通过观察疾病的发生和发展了解其自然史。

当时最经典的一句医学箴言认为：“即便可疑，聊胜于无”。皮埃尔·路易斯（Pierre Louis，1787～1872）则把它改为“宁缺毋滥”[6]。他指出如放血等某些传统疗法其实并无实际效果，倒是不用它反而少给患者造成伤害。仔细的临床检查和随访，可以记录疾病自然史和医生干预对病情的影响。

四步体检法随后传及维也纳，洛基坦斯基（Rokitansky）和斯柯达（Skoda）等人将巴黎模式发扬光大和推广，从而为 19 世纪后半期医学的发展铺平了道路。

医学科学：实验医学的兴起

19世纪后五十年的医学教育进步的主要推动力来自德国，以医学科学发展为主要特征。医学取得了巨大进步，彻底改变了健康和疾病的模式，引领了新世纪的发展。在化学、物理、细菌学和免疫学等领域的研究进展，催生了新的诊断方法（放射学）、患者支持方法（麻醉和消毒）和疗法。19世纪末，医学专业化进程大大加快了。所有这些进展都对医学教育产生了重大影响，详见本章开头处伯纳德的引文。这是个充满了振奋人心的新事物和改革的时代。在此之前，医学科学还是业余爱好者们的天下，而在此之后崛起为一门独立的科学。

法国曾经对临床检查方法的发展发挥了重要作用，而到19世纪50年代时则由德国科学家们代领风骚，但法国科学家们的影响依然巨大。例如，弗朗索瓦·马让迪（Francois Magendie，1783~1859）于1921年创刊《实验生理学杂志》（the Journal de physiologie Experimentale）。此外，克洛德·贝尔纳1865年发表了《实验医学简介》（An Introduction to the study of Experimental Medicine）一书，堪称此领域发展的里程碑，尽管按照德国的说法他未曾建立医学院。这本书还是值得深入探讨的。

克洛德·贝尔纳（Claude Bernard）

贝尔纳著作的《实验医学简介》一书奠定了19世纪中期医学思想的基石，因此被尊为实验医学的鼻祖。他是这么形容的：

要满足医学课题的需求，实验医学必须包含三个基本部分：生理学、病理学和治疗学。……生理学教授如何维持人体正常环境和保持健康。关于疾病及其根本原因的知识，即病理学，一方面的作用是指引我们如何预防疾病症状发展；而另一方面，指引我们如何用药物消除症状……治疗疾病[7]。

贝尔纳指出，医学科学与其他科学一样，必须依靠实验学方法，也即"对观察和实验产生的数据进行直接、严格的推理论证[8]。"他对观察也做了更深的解释：

人们只有在狭窄的范围内才看得清周围的现象；……为了扩充知识，必须借助特殊设备来扩大其感官的能力，同时他还配备各式设备来深入观察体内的情况，将其分门别类，探究隐藏部位的问题[9]。

他以此开创了实验医学，大大拓宽了诊断技术的范围，而且改变了学习医学的模式，引领人们走上了医学教育的康庄大道。医生的思路不再局限于感官观察，而是必须予以拓展，方可认识疾病的病因学和进展，并做出正确诊断。由此开始，医学教育通过采纳这些新概念而获得了扩充。正如贝尔纳所说：

我们必须长期浸染在实验室环境中，方可充分领会科研工作各项细节的全部重要性。而这些细节往往被那些妄称为医学通才者们不屑一顾……因此，生理学实验室应成为所有科研型医师研究工作的基本条件。但我要再次解释一下以免误解。医院或病房并非一般人理解的医师的实验室。如我们之前所说，这里不过是医师的观察点；……医学的源头当然是临床，因为是由临床发现和界定了医学的目标，即治病疗伤。尽管临床是医师的第一位学习场所，临床并不是医学的基础；医学的真正基础是生理学，因为只有生理学才能通过显示病态与正常状态的关系，从而解释清楚病态现象。如果把病理与正常情况分开讨论，而不是一起解释，医学科学将不复存在[10]。

上面的信息很明确：如果我们希望认识人体的正常和异常情况和实现治疗的有效性，就必须科学地教育医生。这些观点对全世界的医学教育学都有深远的影响。

法国

19 世纪末叶，法国出现了一个伟大人物——路易·巴斯德（Louis Pasteur，1822~1895）。他的葡萄酒和醋等应用研究，引发了一系列医学的颠覆性发现。他的"微生物理论"彻底改变了医疗卫生界。值得一提的是，巴斯德并不是专业医生，而是以科学家的角色从事他感兴趣的医学研究。甚至可以说，这还不是"医学研究"，只算是对医学问题的研究。

英国

英国的查尔斯·达尔文（Charles Darwin，1809～1882）也在 1859 年用《物种起源》（on the origin of species）一书改变了人们对世界的认识。托马斯·赫胥黎（Thomas Huxley）、威廉·普鲁特（William Prout，1785～1850）、查尔斯·贝尔爵士（Charles Bell，1774～1842）和马歇尔·霍尔（Marshall Hall，1790～1875）等名人都出自爱丁堡医学院。伦敦的威廉·夏普（William Sharpey，1802～1880）对生理学研究做出了重大贡献，之后会提及的约瑟夫·李斯特（Joseph Lister）就是他的学生。

美国

随着赴欧洲学子纷纷归国以及史密森学会和约翰·霍普金斯大学的创建，美国的医学科学也取得了长足发展。其中的典型人物为威廉·韦尔奇（William Welch，1850～1934），之后我们会谈到许多关于他对医学教育所做的贡献。他在获得医生资格后赴欧洲，与路德维希（Ludwig）一同进修生理学，与孔海姆（Cohnheim）和雷克林豪森（Recklinghausen）一同进修病理学。当他回到纽约后，在贝尔维尤（Bellevue）医院医学院建立了病理学实验室，随后获得了约翰·霍普金斯大学的病理学教授职位邀请，1885 年时任职。再后来，他返回德国成为科赫（Koch）和佩腾科弗（Pettenkofer）的同事。他招聘的员工多为德国教育体系培养的毕业生。美国医学教育的具体发展会在后面的章节再次讨论，但要强调的是，这些发展促使人们重新思索医学教育。

德国

德国和德国科学界同处医学科学革命的焦点。大学的改革，专业科研机构的建立，为那些有时间自由去创新的人提供了场所和人才。这里所谓的自由有两个重要部分：

＊Lernfreiheit——学习自由

＊Lehrfreiheit——教学自由

学生和老师都来去自如毫无阻碍。值得指出的是，在临床方法和科研发展中，人和机构的建立都具有重要意义。促进教学自由度的推动力，部分原因在于科学家们培养了大批的访问学者，他们回国后继续原有工作。这也是医学磁场和传播知识的优良范例。

参与这一改革进程的德国医学家们改造了医学的面貌。1847 年，3 个学生——亥姆霍兹（Helmholtz）、比奥斯·雷蒙（Bios-Raymond）和布吕克（Brucke），与卡尔·路德维希一起发表了被拜纳姆（Bynum）[11]称为宣言的一份声明，宣称生理学的目标是用物理和化学的原理解释所有重要的生命现象。这种提法在当时是极其超前的。菲尔绍（Virchow）等名人在体系内调动，他从维尔茨堡来到柏林接管新成立的病理学研究所出任所长一职，并成了德国国会议员。病理学研究所的一扇窗户面向国会大楼，菲尔绍可以由此查看国会是否在开会。科赫（Koch，1843~1920）是德国第二代研究人员，即便在学生时代也经常发表文章，而且他的发现（比如结核杆菌）往往极其重要。人们至今依然在教授科赫假说"微生物是病因"。德国医学取得的巨大进展，吸引了成千上万的学生来德国求学、工作。这种传播知识的方式对美国以及其他地方医学教育学的相继发展产生了深远影响。

《德国大学与医学科学》（The Medical Sciences in the German Universities）

本书所有涉及的书籍中最有趣的一本是西奥多·毕罗（Theodor Billroth）1876 年在维也纳著作的《德国大学与医学科学》一书。这本书的特点是博学、实用性强、妙趣横生。其中，第一页中的一段如下：

如果一个人想从书籍中获取海量医学知识，或许他还要从书籍中学到怎样学以致用。如果有个人已有大量医学知识，他还不是一个医师，他必须要从带教老师在诊断、预后判断、治疗的时候多看、多听、多学习。为了锻炼自己成为一名医师，他要积极地参考带教老师的技术。知道得越多，越有可能完成任务。我们现在努力的目标是通过书面记录的方式让医师的技术打破传统，提高医术，即使脱离某个天才也能正常工作，达到纯粹科学的境界。用算术和逻辑学规则控制医学知识和技能是为了使所有事情更加绝对、持久。我们在追求绝对真理和绝对美好方面曾经奋斗了多久啊！

"你们如能明辨善恶，将无异于神明[12]。"这段话中提到了现代医学所有向善的一面。但他又说：

> 我不确定能否实现这一目标，至少是在医术的层面；希望用不着等到人们能够将诗歌完全解析为韵律，将绘画完全解析为色彩或是将音乐解析为音质的那天[13]。

这些问题将人们带回现实世界。之后他对19世纪医学教育史做了十分实用的总结。例如，作为维也纳的一名教授，他通过施威腾（Gerhard van Swieten）建立了莱顿大学和布尔哈弗与维也纳之间的联系，而且他列举了维也纳医学院的工作，将其进展总结如下：

> 在各学科中，示范法教学逐渐成为主流。首先是解剖学，然后延伸到实用医学、外科学、产科，以及自然科学和生理学。直到19世纪中期，教师们都满足于向学生展示和解释现成的东西，他们主要关心的是如何将研究结果以最简洁和系统化的方式告诉学生。但是自从19世纪40年代，德国教授们不仅被要求了解最新的研究进展，传授给学生，而且自己也要成为所教授领域的研究者……迄今唯有德国大学为自己设定了如此崇高的理想作为目标；其他国家的大学尚未坚持将此项要求作为大学最重要的特质……提高教师标准自然会导致学科的细分和专业化；假定只有研究者才能成为优秀教师，那么就有必要增加教师的数量[14]。

毕罗强调病理学解剖对认识疾病的重要性，而且高度重视公共卫生。他对学生问题予以认真考虑。这学生学的是不是太多了？如果他从事乡村医生的工作但是对医学科学产生了兴趣，他还会满足于这一工作吗？医师不一定非是学者吗？他是如此回答这些疑问和其他关于"科学"教育的批评意见的：

> 首先，我得说明我对那些针对现代医学教学方法提出的批评的立场。各国有学养人士无不尽其所能，向各阶层和各国家传播求学求知的渴望；他们必须不断鞭策提醒自己和别人提高自己的学术水平；他们必须不懈努力地支持其政府对此方向的努力……如果忽视对这些领导者的教育，降低

对其知识和科学的标准要求，对他们的教育与各类工匠，比如补鞋匠、裁缝和制梳商混为一谈，我认为，这样会破坏我们全国的文化进步，而且会在为期数百年的自然资源耗竭之前招致国破家亡和弱肉强食的厄运[15]。

毕罗旗帜鲜明地表示了自己的精英主义和民族主义观点。他曾说过：我们的临床教学是纯正德国式的，德国人的优点就在于能够不断从中发现错误，予以改正和提高[16]。提及小规模大学的优点时，他给予学生以下建议：

小规模大学的最大优势是教师可以熟悉每位学生，熟知每个学生能够掌握的技能，这在大医院几乎完全不可能。因此，临床学习初期一定不要去大规模大学！只有当你课程快结束而且你开始实习时，再不时去听几周的课[17]。

他也探讨了学生的培养问题，并且对过早按照医学常规要求学生会很快扼杀他们的科学精神。毕罗给学生详细介绍包括每门课课时的具体内容。如果课时允许，他会建议学生选修第二门课[18]。他对于考试的看法尤其有趣：

在考试时，他曾遭遇过一个中年医师考官。因为医学科学的快速发展，这两人可能完全不理解对方，或者说想要达成共鸣还需长时间讨论。也许考官下处方是以盎司（ounces）和谷（grains）为单位，而考生对于此一无所知，因为他的带教觉得没必要教这些内容，他计算和下处方都是以克（grams）为单位[19]。

因为知识在快速发展，考官也必须与时俱进，这个观点无论古今都是正确的。

正如之后的章节会提到的，毕罗也提到了教师培训的问题。他强调培训的重要性，而且记录了 1811 年的一条特别条例：批准"为培养医学和相关学科教授而设立培训学校"。优秀学生遴选出来后，将交由教授指导。有趣的是，"并未给这些学生安排任何可能妨碍其实现主要目标的工作，以及任何与其职责无直接关系的任务"[20]；前辈们以守护教学时间做出了榜样。

此处所讲的"教学"不是指"教育学"，而是如何成为一名临床科学家。他主张保留课时费，因为能够促进师生间的人际交流。他对大师的个人影响力在造就新一代医生方面可发挥的重要作用深信不疑。他写到：

> 培养能力出众的大学教师只有一条已经实际验证过的途径——确保在大学供职的都是最杰出的科学家，而且给他们配备了教学必需的设备……我们必须牢记，大学的教育目标不仅是培养那些本专业的行家高手，而且要培育出专业的大师级人才——全面发展的人才，即便将他们抛洒在四方天地，依然会成为文化先驱[21]。

他这些话的重点在于原创性和创造力。毕罗的著作让人手不释卷，常读常新。这本书影响了许多人，书中的哲理影响了全世界，此点会在之后的章节验证。

19 世纪的其他进展

显微镜的临床常规应用就是在 19 世纪实现的一大进步——为此菲尔绍（Virchow）在其《细胞病理学》（Cellular Pathology）一书中说过"一切细胞来自细胞（Omnis cellula a cellula）"，出自他在学会的讲座记录[22]。细菌学发展成为一门真正的学科，而且新发现不断涌现，确定了某些疾病的致病微生物。

前面曾经提到科赫首创的对炭疽、霍乱特别是肺结核的研究，而且当然还得提到他的假说。科赫的助手叫做佩特里（Petri），一个人们今天依然传诵的名字。科赫在 1882 年 3 月 22 日，在柏林生理学会宣布其发现了结核杆菌，即刻成为全球媒体的焦点。

对传染性疾病取得的这一认知，在某种程度是就是进一步认识了免疫学和疾病的生物反应。研发的大批疫苗对控制传染发挥了重要的作用。例如，开凿巴拿马运河的工人曾经饱受黄热病的折磨，使得战胜黄热病成为了"要搬走的第一座大山"。

"搬山"的工作由于高效疫苗的成功研发和供应大获全胜，而且对运河的顺利完工发挥了重大作用。免疫学解决了许多疾病的困扰。乔治·伯纳·萧（George Bernard Shaw）在他的剧作《医生的两难选择》（The Doctor's

Dilemma）中描述过这些进展，剧中以漫画手法介绍了著名英国临床医生奥姆罗斯·莱特（Almroth Wright）爵士[23]。正如拜纳姆说的，人们习惯于把莱特称为"常有理爵士"。漫画中描绘了患者的一天，他们带着水壶到药店去取马的免疫血清来治病。冯贝林（Von Behring）是一位出色的免疫学家，在漫画中的形象往往是个药剂师。

与此同时，化学家们在尝试找到能抑制病原微生物生长的化学物。例如，保罗·埃尔利希（Paul Ehrlich）致力于设计出一种魔术子弹药物，在经过 606 次的修正后终于成功开发出第一代有效抗菌药物，而强大的德国制药业开始批量生产这些高效抗菌药物。

另一个伟大进展是威廉·伦琴（Wilhelm Röntgen）在 1895 年底发现的X 射线。这一伟大发现通过亨利·贝可勒尔（Henri Becquerel）和居里夫妇（the Curies）所做的贡献，开辟了诊断和治疗的新纪元。

无菌手术是由李斯特在格拉斯哥、爱丁堡和伦敦首创，其推广史之后会详细描述。消毒技术加上卫生清洁措施，大大提高了外科医生手术的自由度，为 20 世纪外科领域的新进展打下了坚实的基础。与此同时出现的是麻醉术的广泛应用，大大拓展了外科手术的应用范围。有趣的是，竟然是外科医生首先受益于科学进步，而内科医生获得发明的特效药治疗患者还要再等几十年。众所周知，温度计和血压计的发明也对临床护理产生了深远的影响。

热带医学也从新的研究发现中获益匪浅，当时发现了可导致疟疾等特定疾病的微生物和媒介。到 19 世纪末业已建立了多个机构专门研究热带疾病，包括 1899 年成立的伦敦卫生和热带医学院[24,25]。

19 世纪末，科学成为了医学发展的主推力，而且整合为教育项目，尽管有些中心更具紧迫感。疾病模式开始改变，尽管速度很慢，直到 20 世纪这些发展变化的结果才清晰呈现出来。所有这些都要吸纳到医学课程中来，使得课程内容拥挤不堪。健康的概念业已被改变为体现科学和疾病认知的重要性。

公共卫生学

19 世纪在促进大众健康方面取得了重大进展。在这个工业化的时代，人们涌向城市，流行病学和卫生改革兴起。哲学思想也发生了改变，边沁

（Benthamite）就曾写过关于实用性和（与他人合写）社会变革的需求，处理譬如贫穷、失业和儿童福利等议题的文章。著名的英国《改革法案》（Reform Acts）赋予公民选举权，女性在 1907 年得到当地选举权，1913 年得到全部选举权。

约翰·彼得·弗兰克（Johann Peter Frank，1745～1821）是公共卫生变革的重要发起人之一，他在 1779 年到 1826 年间先后发表了合计六卷的《卫生警察》（Medical Police）一书。这部巨著奠定了日后由政府督导的卫生改革的基础。随着时代的进步，细菌学和免疫学催生了更多的知识。由查德威克（Chadwick）、法尔（Farr）和西蒙（Simon）发起的英国卫生改革，主要是以弗兰克的著作为蓝本的。在埃文斯（Evans）的《死于汉堡》（Death in Hamburg）一书中，讲述了一个城市与霍乱斗争的精彩故事，详细刻画了当找出疾病的传染源后，市议会和居民之间的内部矛盾[26]。

另一个类似的冲突是由亨里克·易卜生（Henrik Ibsen）（1828～1906）的戏剧《人民公敌》（The Enemy of the people）所刻画的。剧中当地的一个医生在城市的温泉浴场发现疑似传染病，却无计可施，因为市议会担心会影响贸易而拒绝采取措施。在该剧的第五幕中，这名医生所说的传世之言应该被所有即将从事医学行业的人们铭记在心，"当你准备出门为自由和真理斗争时，千万别穿你最好的裤子"，意思是指有人会朝他抛掷东西。最后事态日趋严重，他不得不离开这座城市[27]。这个故事与卡尔·波普尔（Karl Poppers）的遭遇有些类似，当时他被路德维希·维特根斯坦（Ludwig Wittgenstein）质问能否举例说明道德规则，波普尔反唇相讥道："别用拨火棍威胁客座讲师们"——意思是据说维特根斯坦曾经向波普尔挥舞过拨火棍[28]。

这种对健康的社会层面（社会阶级、过度拥挤、就业、贫穷和饮食）的全面认识，逐渐被纳入医学课程，将在详述 20 世纪医学教育发展的下一章介绍。

英国的公共卫生问题在 1854 年由于伦敦医师约翰·斯诺（John Snow）的举措而被大众关注。在伦敦苏豪（Soho）区霍乱流行期间，斯诺标记出每个患者的位置，而且成功地发现霍乱的传染源就是布罗德（Broad）街的一个公共水泵。斯诺拆掉了水泵手柄，一举阻断了霍乱的扩散。斯诺采用的方法树立了依据知识有效行动的榜样[29]。其后有大批报告问世，[例如：查德威克《关于英国劳动人口的卫生状况的报告（1842 年）》（Report on the sanitary condition of the labouring papulation of Great Britain （1842） by chadwick]，由此开启了一场有医学参与的运动。流行病学开始确立为一门学科，也设定了相关课程和学位证书，更详细的描述参见费（Fee）和艾奇逊（Acheson）的《公共卫生学教育史》（A History of eduction in Public Health）一书中[30]。书的标题取自约翰·格林利夫·惠蒂埃（John Greenleaf Whitter）的诗句：

健康挑战医生的统治
学校从来学不到知识[31]。

因此，即使对医学的"非临床"方面也设置了教育规划并沿用至今。对医生来说，流行病学和统计学具有与临床方法应用同等重要性，这是古往今来从希波克拉底到西德纳姆（Sydenham）时期都公认的。约翰·西蒙爵士（John simon，1816~1904）写道："在预防医学领域取得的进步主要是将病理学与实际应用相结合的结果[32]。"如果不是科学进步，许多改变是完全没有可能的。然而，死亡率的下降可能与此关系不大。

医疗行业和规范

19 世纪的医学领域里最有趣的发展之一就是医疗行业的发展和医学组织的成立，包括成立于 1856 年的英国医学会，它由 1832 年在伍斯特成立的省医学会和外科学会演变而来。这个世纪成立了大量的地区性、区域性以及专业性的医学组织，同时还出版了很多杂志，包括《英国医学杂志》（1840）和《柳叶刀》（1823）。然而，主要的问题还在于管理制度，如何监督医疗行业和皇家医学院这样的医疗机构的发展方向。这个问题在查尔斯·纽曼《19 世纪医学教育的进展》（The evolution of medical educationin the nineteenth century）（1957 年）一书中做了详细的阐述[33]。这一过程以 1858 年《医疗法案》（the Medical Act）的颁布而告一段落。这一过程得到了所有各方的参与，而英国政府首席医务官约翰·西蒙在幕后发挥了重要作用。

在 19 世纪初，医疗行业（至少是其正规部分）规模很小，1800 年，伦敦皇家医学院仅有 179 名教授（fellow）、执业医师和非执业医师（extra-licentiates）。到 1847 年，人数已经扩大到 683 个人，其中 76% 在伦敦[34]。正如本书前面提到的，尽管内科医师都接受过大学教育，但外科医生则普遍缺乏大学教育。然而在整个世纪中，外科医生的地位都在不断提升，而到约瑟夫·李斯特则登峰造极地荣升医学界的贵族。伦敦的医院不断扩张到伦敦以外的其他地区。同时医院员工的地位和全科医生之间依然存在鸿沟，双方关系比较糟糕。1858 年的《医疗法案》（一部规定内外科医师资质的法案）旨在使所有医生在教育问题上处于平等地位，可能让某些人难以接受。在这一背景下，成立英国医学总会的故事开场了。

医学总会（The Generod Medical Council，GMC）的成立

详情请参阅纽曼的著作（前述）。医学总会成立的第一阶段是旨在加强规范医生行为的《药剂师法案》（Apothecary's Act），由此开始酝酿成立医学总会之事。通过多次讨论，至 1806 年时终于形成了一部旨在更好规范医生、药剂师、药店老板和药品供应商行为的议案大纲，详细规定了以上人员的从业资格和学历要求。其中内容包括如何任命考官的信息以及英国区域划分等。该草案得到了普遍的认可，次年进一步修订后增加了更多内容：医师需要年满 24 岁并拥有英国大学学位。但是，争论还在继续，议案的制定者也在试图争取医学会的认可，但是令他们感到愤怒的是，皇家医学会对这项议案存在异议而且表示反对。

这一议案在 1812 年获得了药剂师们的支持，他们组成协会，并且邀请两个皇家学会加入。这是迈向成立医学总会的第一步。然而，皇家医学会最初拒绝合作，但随后以增加条款作为合作条件。这项议案最终在 1815 年6 月 12 日获得了通过，让药剂师们能够设立考试委员会，批准英格兰和威尔士的大多数医生参加药剂师协会举办的考试，而将皇家学会，特别是皇家医学会边缘化了。这一变化不过是个开端，改革大潮即将到来。我们应该记住的是，关于法案的这些辩论都发生在医疗行业正在面临重大变化的时代（见上文），这些变化包括引进临床方法、病理学的重要地位以及采用科学方法的开端。

加强规范医疗行业的进程，在一股改革大潮的推动下继续发展。改革的参与者包括 17 个不同机构，其教育和资质标准各不相同。除此之外，更重要的是，公众人士已经无法区别医生是否拥有执业资质了。丘吉尔（Churchill）出版社从 1845 年就开始出版一本医学辞典，但其词条并不全

面。业内也一直希望建立一项注册制度，使所有的"注册执业医师"在法律面前人人平等。但是仍然有一个问题，他们怎么实现平等呢？药剂师如何才能获得与在皇家医学会注册的临床医生相同的资质呢？但是皇家医学会拒绝改革。

柳叶刀杂志的创立者以及坚定的改革家——英国国会议员托马斯·威克利（Thomas Walkley）始终致力于实现改革。威克利几乎是处在舌战群儒的局面，而且是越挫越勇。他想建立一个伦敦医学会，将所有医学专业机构纳入麾下。他对体制和医学会的改革投入了高度热忱。就在他开始实行改革运动后不久，威克利于 1835 年当选国会议员，而且争取了许多议员对改革的支持。威克利和议员们制定了一系列医疗议案。1840 年，颁布了一部以规范医生、成立医学院以及支持学院教授在其所有科室行医以及在英国各地担任医疗职务为主要内容的议案。议案详尽规定了"医师资格"，以及建立理事会和医生注册制度。但是这个议案被束之高阁了。1841 年，又提出了第二个议案。但是这一次遭到了药剂师的反对，而且连国会一读都没通过。

罗伯特·皮尔（Robert Peel）的内政大臣詹姆斯·格拉汉姆（James Graham）着手制定一个更完善的议案。经过了多番拖延和争论之后，这一"旨在加强规范英国医疗工作"的议案终于在 1844 年提交议会。这一议案与 1858 年版十分相近，但是，这一次的反对者居然是威克利以及药剂师们。1845 年提交的新议案尽管解决了提出的诸多关注，但是在经过多番争论之后还是被否决了。1847 年，威克利和（国会议员同事）沃伯顿（Warburton）建议制定另一个议案，对颁布医疗法案做第七次尝试。但是这次遇到的阻力更大，反对的声音越来越强。1850 年，这一次的尝试也宣布流产。

在随后的 1853 年到 1858 年间，以大学、国会议员、上议院议员和英国政府为主提出了一系列议案。这一列的动作果然引起了民众对形势发展的疑惑。医学专业人士之所以持反对意见，是因为对医学科学化心存恐惧吗？反对的目的只是为了阻止其发展吗？此刻大多数人都对这项议案的真实目的感到困惑。争论主要集中于委员会的组成、考试制度、英国各区域是否建立独立的注册制度等问题。业内依然意见纷纭，议案的各个新版本都无法令各方都满意。开始将"单一门户入口"作为一项为各专业机构保留一定自主权的措施，同时也为这一问题的解决提供了一个开端。西蒙爵士在幕后发挥了十分重要的作用。西蒙的意图是医师执业资质的准确定义、精确的注册体系、注册医生可享受的特权，以及对未注册者的处罚。西蒙把这些内容记入备忘录，此刻所有的争议都顺利解决了，只剩下委员会的代表权或提名权的问题尚有待解决。

1858 年，政府换届。帕默斯顿勋爵（Lord Palerston）败选，将首相宝座让给德比勋爵（Lord Derby）。正致力于推进医学议案的考伯先生（Cowper）再次将此事提上议程（第十六次尝试）。他提出了题为"规范内外科执业医师资质的议案"。其中的重大让步之处是同意委员会由代表和提名成员组成。委员会直接对枢密院负责而不是对国会负责。这一个办法是新任内政大臣斯宾塞·沃波尔（Spencer Walpole）设计提出的。他还提议由医学总会起草决议，交由枢密院审批，以便建立注册制度、界定医师资格、要求考试机构合作及选定主考官等。总会将在英格兰和威尔士、苏格兰和爱尔兰设立三个分会。考虑到那些期待更激进解决的人们的不满情绪，又起草了一个新议案（第 17 号）。在对考伯议案（第 16 号）进行复议期间，甚至有人提出彻底停止有关的整个立法进程，其依据是医学改革不切实际而且这个问题应该由医疗行业自行找出解决办法。在立法进程启动 54 年后，这一议案最终通过了小组委员会阶段和上议院，在 1858 年 8 月 2 号获得了御准。

医学总会建立之路的艰辛和复杂揭示了医疗行业内部的分裂不和。公众要的是躲开庸医，为什么就做不到这一点呢？显然，各有关机构关心的主要是他们个人的命运而不是公众的需求。同样，在这场辩论持续的 50 多年里，整个欧洲都发生了重大变化。法国和德国都对临床医学教育进行了改革，而且科学革命已经开始影响医学教育。变革之风业已吹到英国，而且这个议案（尚未被视为改革过程和医学教育的新开端）不过是这一场变革的一个层面。未来五十年的一件趣事，就是审视医学总会当前重新认证医师资格的工作以及是否取得了经验教训。150 年来，医学总会一直为改革创造条件、提供信息来源并且保障了公众的利益，而且致力于保持医疗实践处于最高水平。这个故事（一个引人入胜的故事）在下一章还会继续。

专科医生培训

医疗行业发展进程的另一特点就是专业化。在 19 世纪末，很多医生都有自己的专业兴趣，而且正如我们指出的，专业社团正在纷纷建立起来。当然，也有人认为这会有损医生地位而加以反对。这是否意味着有的医生不能从事所有的医学工作了。在接下来的很长一段时间内，专业化对医学教育产生了深远的影响。20 世纪的很多工作都是围绕着如何更好地培养专业化医学人才。

这一专业化进程也包括精神卫生专业的专业化，其开端为创建例如伦敦精神病院等精神病医院，或如塞缪尔·图克（Samuel Tuke）在约克郡（York）创立的精神病人休养公寓。这期间出现了对精神科有专业兴趣的内科医生，心理学成为了医学的一个分支学科。这些进展构成了弗洛伊德在维也纳的研究工作的宏观背景。

学习生活

19 世纪初，医学生们以郊游、饮酒取乐和不思学业而声名狼藉。多数人经济条件比较差，需打工方可维持生计。他们可能为了省钱而住在家里，同时为社区或社区医院工作，做助手或指导其他医学生。彼得森（Peterson）举了后来成为著名外科医生的约翰·布兰德-萨顿（John Bland-Sutton）的例子，萨顿就是这样挣到学费的[35]。医生的社会地位并不高，即使是获得了执业资格也并不意味着高收入。彼得森还引用了约翰·贝多（John Beddoe）的话，当时贝多就是否从事医生职业征求查尔斯·黑斯廷（Charles Hastinys）的意见，英国医师协会（the British Medical Association BMA）的创始人黑斯廷的答复只是一句古语，"医生不到老的没牙嚼不动的时候，是挣不到面包的"[36]。亨利·阿克兰德（Henry Ackland）在谈到圣约翰大学的学生时说道，"他们的行事做派会被人看做下等人，粗鄙的习惯简直是匪夷所思，闻所未闻的"[37]。有人还提到了学生团体之间的打斗，甚至出现了肢体冲突。对此，人们的看法也不尽相同，在圣约翰大学的一次开学活动中，一位资深教师说道，"你们即将开始学医了，而学医只有两个目标：第一，成名；第二，赚钱[38]。"他们讲的故事往往很粗俗，也许是受解剖室工作的影响。接受过大学医学教育的学生中，也有一些跳槽到其他行业的，他们会去接受文科教育以获得更高的地位和尊重。

一个世纪以来，医学生的粗俗形象业已大有改观了。也许是因为花费

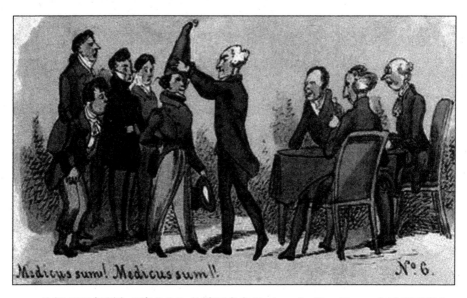

这幅 1825 年题为"毕业生"的漫画来自 Northern Looking Class。它展示了毕业仪式上同学们的情景。"Medicus Sum"（我是医生）的标题和蠢学生之帽反映了公众对医生能力的广泛担忧。此幅画已获格拉斯哥大学图书馆授权

过高的原因，他们变得更认真了。彼得森根据现有知识总结道，在维多利亚时代，要想获得最好的医学教育，一个学徒要花费 500 到 600 英镑[39]。在 19 世纪初，要想师从杰出的外科医师做学徒，要花费 500 基尼金币，到 1884 年，所需费用也大概如此。众所周知，学徒期和这一时期所产生的友谊可能会持续终生。在伦敦的医院里，所有讲座和实习的费用是 100 英镑，加上生活花费、书本、器械和考试费用，总共大约需要 600 英镑。资深教师成了行为榜样。一名 19 世纪 50 年代的伦敦医学生泰勒（S. T. Taylor）得知自己有机会去观摩皇家医学会的威廉·弗格森（William Fergusson）爵士的一台很复杂的手术时非常高兴。他对威廉爵士的记录如下：

据说他来伦敦的时候口袋里只有半个克朗，当然，这样描述可能有一些夸张的成分。不过，他当时手头确实不宽裕……现在，据说弗格森的年收入是 20,000 英镑，当然具体的钱数只有他自己才知道。但毫无疑问，这是一笔不小的收入[40]。

如同 18 世纪一样，有些可以帮助学生通过考试的书。例如由罗伯特·胡珀（Robent Hooper）在 1815 年出版的《解剖学和生理学考试》（Examinations in Anatomy and physiology），就是面向准备参加外科协会考试或医疗运输委员会考试的学生的[41]。这本书针对"医学生和准备参加更高级考试的人们……"这其实是一本从解剖学到内外科等学科的问答形式的书。

至今还保存的一些医学生的手写笔记，为我们呈现了当时医学院所教的内容以及讲授的方法。例如，在苏格兰国家图书馆的档案室里，还保留着弗雷德里克·库克（Frederick Cook）的手写笔记，内容是关于 1852 年 11 月辛普森医生的产科讲座。笔记中描述了詹姆斯·杨·辛普森关于分娩中氯仿应用的见解：

1. 当患者开始主诉疼痛感增强时开始使用，通常是在第一产程末。

2. 尽量保证患者处于平静状态，特别是在使用氯仿时。如果你同她们讲话，会使她们兴奋。

3. 疼痛时给药，疼痛缓解时撤药[42]。

这段话直接录自一位大师。内容清晰、记忆犹新。这些知识就这样以"秘方"的方式被传递给了后来的学生。

也可以找到这一时期其他学生的笔记供研究。有些与课本相关联，其中有一本是"盖伊医院化学课的摘要"。有两个理由充分显示了这本笔记的趣味性：第一，它显示了 19 世纪化学在医学教育中的重要性；第二，这本书虽然是印刷版的，但是与印刷页相对的每页都是空白的，可供学生写笔记和注释。达拉谟（Durham）大学图书馆有一本 1811 年 10 月威廉·巴罗（William Barlow）的副本，上面有一系列书写工整的笔记，例如：

氮气可以在数秒钟之内置动物于死地
磷酸常用于制药
病人的腹痛可能由涂料中的铅引起
消化不良可以使用铋制剂[43]

笔记中还描述了黏膜的特点和尿结石的化学组成。这一卷的前言为一段精彩引语：

　　每门通过讲座来教授的学科，教学大纲都会对学生有好处。大纲可以使学生在看书前对课本内容有一个大致的理解，并指出课本的章节划分。同时，大纲可以比口头描述更精准的定义医学名词的意义和范围，提供更便捷的科学参考……在编写课本的过程中，人们开始更多地注意不同部分的顺序和分布[44]。

　　这是一段需要至今铭记的精彩序言，作者堪称教科书编著者的典范！

女性与医学

　　女性从医的故事说来话长，一言难尽。历史上曾经出现过著名的女医务人员，例如意大利萨勒诺的达姆·特图拉（Dame Trotula），但是在19世纪的英国却不可能有女性学医。若是从21世纪的观点来看她们为此所进行的斗争，很难理解为什么要耗费这么多年时间。即使在社会上依然存在对女性偏见的今天，医学院新生中已经有半数以上都是女生了。在关于女性从医和那个时代的文学作品中，就充斥了"斗争"之类的内容，例如贝尔（E. M. Bell）的著作《攻坚克难：女医生的时代》（Storming the citadel：the Rise of the Woman Doctor says it all）中的详尽描述[45]。这些作品读来让人印象深刻，而且尽管教育对男女并无特殊之处（女性一样可以参加讲座、门诊和解剖），但是女性获取这些知识的方法却充满了偶然性，而且常常突然遇到变故和取消。

　　女性为此遇到的难度不可低估，从雪莉·罗伯斯（Shirley Robers）的《索菲亚·杰克斯-布莱克：19世纪医学改革的一位女旗手》（Sophia Jex-Blake：a woman pioneer in 19th century medical reform）一书中可见一斑[46]。在这场女性运动中还有几个与布莱克齐名的女性，她们彼此熟识。这些人包括：伊丽莎白·加勒特（Elizabeth Garrett，后改名为加勒特·安德森）和伊丽莎白·布莱克威尔（Elizabeth Blackwell），美国第一位取得医学学位的女性（在被录取入纽约州的日内瓦学院之前她曾经报考过29个医学院）。她们曾经因为学识超人，时常被其他人羞辱，还曾经有男学生请愿将她们赶出课堂，也几乎得不到高年资医生们的支持。即便在某一次会议上决定了录取她们，但在另一个会议上结果可能相反。例如，在索菲亚·杰克斯-

布莱克被爱丁堡医学院医学系录取后，仅仅三天后这一决定就被理事会推翻了，主要原因是某些教师，特别是药物学教授罗伯特·克里斯蒂森爵士（Robert Christison）横加阻挠，不过最后她还是被录取了，与其他三个同学寄宿在巴克卢街（Buccleuch Place）15 号，开始了她们的医学生涯。与此同时，加勒特在巴黎以优异成绩通过医学博士入学考试，而杰克斯-布莱克继续致力于为女性学医争取权利，结果耽误了学习。持反对意见的人们依然固执己见，即便如李斯特勋爵这样的杰出人物也在 1872 年写到：

对我来说很明确的是，如果女性想要学医和从医，必须设立完全独立的医学院。我最后要说的是，即使专门为教育女性而设立了医院，让年轻女性在男病房里学习也是不合时宜的。在我看来，如果爱丁堡的皇家医院同意女性学医的话，医院管理者们也要为此承担严重的后果[47]。

尽管遇到如此阻滞，斗争还是取得了一些进展。杰克斯-布莱克从爱尔兰获得学位，而且妇女医院和诊所如雨后春笋般纷纷建立。医学总会不再排斥女性（尽管颇有勉强），伊丽莎白·加勒特·安德森成为英国医师协会会员，甚至还在 1875 年参加了该协会在爱丁堡举办的会议。

医学总会的决议可谓意味深长：

医学总会的意见是，与给女性提供一个可发挥才能的领域相比，让她们学习和从事内外科工作，反而会造成不容低估的特殊困难；尽管如此，医学总会无意将女性拒绝在医学门外[48]。

在为伦敦女子医学院寻找合适的教学医院四处奔走的努力之下，皇家自由医院在多轮谈判后最终表示同意。医学院有了落脚之处（师生可以进行临床教学），从而对其教育规划的发展起到了极为重要的作用。1883～1903 年，伊丽莎白·加勒特·安德森担任该医学院的院长，该院并入伦敦大学，在 1900 年时伦敦（皇家自由医院）女子医学院终于被纳入医学院名单中。女性最终也获得了其他大学的接纳：1889 年是曼彻斯特（Manchester）大学，格拉斯哥的玛格丽特皇后学院（Queen Margaret College in Glasgow）在 1890 年，布里斯托尔（Bristol）大学在 1891 年，而达拉谟大学（Durham）是在 1896 年。

之后杰克斯-布莱克回到苏格兰，开办了一家女性诊所，业务蒸蒸日上。她的开创之举取得了丰硕成果，尽管她从未急于迎合领先者而且辞去了皇家自由医院职务。但即便在苏格兰，她的影响力也遭遇了另一位先驱和她的同事埃尔希·英格里斯（Elsie Inglis）所创办的另一家女子医学院的激烈竞争。其后30年间，英国附近先后成立了多家妇女医院。

1944年发表的《古迪纳夫报告》（Goodenough Report）（下一章介绍）宣告了这一斗争的最终胜利。皇家自由医院与该医院合并（尽管该院不得不迁址），从此女性可以享受研究生教育的同等机会。报告中说道：

> 女医务人员即便获得了资质也往往缺乏担任医院职务的机会，她们很难符合从事全科医学的资格，遑论接受高级医学培训和担任专科医生了……很明显，性别歧视使得女医生们无法享受到凭借其学历任职的公平待遇。
>
> 性别歧视对女性有失公平，最合格的申请者无法得到职位有悖公众利益。应该确保所有医院通过公开竞争进行招聘，申请人的性别不应成为竞争的障碍[49]。

这些话语掷地有声，尽管到其主张全部落实颇费多年周折。

话说回来，这场斗争的实质到底是什么？如何回答这个问题？答案可能涉及两个问题。第一点，也是最容易回答的一点，这场斗争是为了争取女性在医学领域的平等权利，能够满足她们成为医生的愿望。第二点，也是复杂之处在于（但与此书关系更密切），斗争是为了患者及其获得女医生看病的权利。女医生们的存在，方便了为许多想要从女医生那里咨询健康和疾病问题的女患者。这对任何真正理解医学目标的人来说，这一点绝对是至关重要的。一部分女性为其他女性争得了权利，让她们拥有选择权和对自己的诊疗表达意见的机会。

文学作品中的医学生

我们都是医学生,为此目的我们必须终生学习。但是文学作品该如何描述我们——过去、现在和未来的医学生们呢?书本和戏剧中对学生生活鲜有笔触,作家们主要介绍的是那些具有资质的医生,或疾病与痛楚。但这一主题其实很有意思。本节介绍了 19 世纪和 20 世纪的有关作品。

下面列举的关于医学生生活的鲜活例子,就与上一个话题——医学与女性有关。1892 年发表的小说《莫娜·麦克莱恩》(Mona Maclean)的作者是玛格利特·托德(Margaret Todd),一名医学生和医生,与索菲亚·杰克斯-布莱克和其他在 1900 年代的女性医学生拥有相同经历。小说的副标题是"医学生",作者用的假名是格雷厄姆·特拉弗斯(Graham Travers)。故事从伦敦开始,在一次医学硕士录取名单张榜时,大学生莫娜发现自己再次落榜了。这是个非常典型的开榜现场,公告前挤满了看结果的学生。莫娜很伤心,她回到了苏格兰的家里,在那儿又花了几个月的时间思考要做什么。命中注定她遇上了一个也从医的年轻男士,但她并没有吐露自己的兴趣。故事的这部分提到了动物解剖实验、尸体解剖和植物学的内容。其中多有关于女性角色的说法,比如:

"女人",那人毕恭毕敬地答道,"没有权势,有的只是影响力。"

桃瑞丝(Doris)满脸通红,然后不动声色地说:"我们并不对此提出质疑。影响力来自内心,而权势不过是外在的形式。"她重复道:"英国的女性医务工作者数量应该在 10 年内供过于求。我想那时会自行调节的;但当前的女性要想出人头地,必须要比一般男性强得多才行。"

"然而我们现在的女性大多是一般人,而一般的女人肯定不及一般的男人。"

"异教徒[51]!"

下面这句话清晰地解释了莫娜(也可假定为托德)为什么想要学医了:

"莫娜开始走上医学之旅时,部分动力来自对学习和科研工作的挚爱,部分是因为坚定不移地相信,虽然某些领域是否适合女性尚未定论,但从医却是女性的天赋权利和职责,尽管标准和观点不断改变[52]。"

155

莫娜还说出另外一条学医的原因，在第 12 章中会谈到。

"医学门外汉们有多无助，简直不堪设想。我想学医是值得的，即便只能告诉朋友们可以看哪个医生——或者，别去看哪个医生也是好的[53]。"

当然，莫娜回到了伦敦，被当地年轻医学生们当作英雄一样热情迎接。她帮他们补习解剖学和解剖课，还进行了很多有趣的对话。她又提出了一些想法。

"走出尘土飞扬的博物馆，去寻找身处科学之中的感觉，不是一件非常令人愉悦的事情吗？我之所以热爱伦敦大学，是因为它为那些优秀论文创造了条件[54]。"

后来，她在生理学考了第一名："伦敦女子医学院的莫娜·麦克莱恩，获得金牌。"再后来她嫁给了一名医生，两人一起行医。他们没有按照他人建议在哈利街开业，因为他们"充满热情和激情，希望趁年轻多做夜班和为穷人看病"[55]。此书结尾总结了女医生的重要性。她的丈夫拉尔夫（Ralph）有次接待了一个年轻的姑娘患者。当她进入诊室时，突然哭了起来。拉尔夫仔细地看着她说：

"我觉得"，他温和地说，"你还是去看和我一起开业的这位医生吧。"他站起来打开了门，莫娜微笑着抬起了头。"莫娜，亲爱的，"他静静地说，"这是你的患者[56]。"

患者的选择权和患者的需求都得到伦理满足。

令人印象最深的片段来自查尔斯·狄更斯（Charles Dickens）的《匹克威克外传》（Pickwick Papers）一书中出现过的一位名叫鲍勃·索耶（Bob Sawyer）的医学生：

"没什么东西比解剖课更让我食欲大开。"鲍勃·索耶先生一边在桌子上翻摸一边说。

匹克威克先生有些不寒而栗。

"顺便问一句，鲍勃，"艾伦（Allen）先生说，"你弄完那条腿没？"

"差不多了，"索耶答到，边说边给自己拿了半只鸡，"这孩子的腿可真算肌肉发达的了。"

"我已经把我的名字记在了我那里的一条胳膊上了，"艾伦先生说。"我们正在凑个课题，清单已经差不多满了，只差个想要头的人了。我希望你能要头。"

"不，"鲍勃·索耶接过话，"我买不起太贵的东西。"

"胡说！"艾伦叫到。

"的确买不起，"鲍勃·索耶接着答到，"我也许可以要个大脑，但买不起整个头[57]。"

这场景活灵活现地重现了医学生的那种冷漠无情，还有虚张声势的医疗界中人的真实写照。当代作家承袭了这一传统，创作了如理查德·戈登（Richard Gordon）的《医生》（Doctor）系列小说，以及科林·道格拉斯（Colin Douglas）1975 年发表的首部小说《实习医生的故事》，（A Houseman's Tale）讲述了许多我们耳熟能详的经历和挫折。

另一个如出一辙、非比寻常的故事名为："医学生传记—迪特若米·史密斯（Deuteronomy Smith）的恐怖和伦理寓言"。作者是匿名的，背景设在爱丁堡，时间可能是在 20 世纪 30 年代。其中有一段关于考试的描述：

"每当考试时，迪特若米都会站在学术殿堂诸位长老面前。

长老们会提出许多关于人体和动物骨骼的问题，问及地里的草药，埋在土里可以治病疗伤的金属。

看啊！他对这些问题无不对答如流，而且还常有精彩之举。

因为他的出彩表现，殿堂长老们遇有重要场合总会让迪特若米出场。

一天，那年八月的第一天，迪特若米和许多男青年都站在大厅里面。

他们穿着配有各色兜帽的长袍，如此光彩夺目熠熠生辉，人见人说即便所罗门的所有荣耀也无可匹敌[58]。

对历经多次毕业典礼的人们来说，这样的日子会让他们想起仪式的目的，如同观看一场盛装大戏。

但是对医学生来说生活并不总是充满乐趣，精神压力、身体劳苦，有时甚至是厌倦的情绪都会时常困扰他们。在古斯塔夫·福楼拜（Gustave Flaubert）的《包法利夫人》（Madame Bovary）一书中，医学生查尔斯记录了他的感想：

"单单读一遍校方规定课时表上的各类讲座的名字，都会让人眼花缭乱，这些讲座中有解剖学、病理学、生理学、药学、化学、植物学、临床医学和治疗学，只字未提卫生学和药物学——他对这些术语的词源一无所知，这些词语在他看来就像可以躲避八月骄阳的荫蔽之处。他听课听得不知所云，而且不论他如何努力听讲，听完讲座只留下云里雾里的印象。但他还是加倍用功，带着好几个装订笔记本，逢课必上，从不逃课。就像磨坊里带眼罩的马推磨一样，他也是每天做功课，从不过问为什么要这么做[59]。

这种生活好像不太有意思。萨默塞特·毛姆（Somerset Maugham）在他的《人性枷锁》（Human Bondage）一书中描述过相似的场景。医学生菲利普就如此评价过大联考：

"他迫不及待地希望顺利通过考试，因为考完了就不用再遭这种罪了：考完试后，学生们就成了门诊部的小职员，可以一边念教科书一边直接接触男女患者了[60]。"

"基于问题的学习方法和新课程可帮了大忙。在那之前，他谈论过各种困难，也想过贫寒学子的不易之处，这些都和鲍勃·索耶所描述的学医的好处大相径庭。再次提到考试过中会遇到的困难。他对那些无法通过考试的人们是这样评价的：

"他们年复一年地沦为学弟学妹们开心嘲讽的对象。有些人勉强通过了药剂师公会（Apothecaries Hall）的考试，其他人只能当个不合格的助手，职位朝不保夕，靠老板赏碗饭吃。这些人命中注定与贫穷、酗酒为伴，下场只有天知道。但总体来说，医学生大都是勤勉上进的中产阶级青年，所得收入足以过上比较体面的生活[61]。"

学生和年轻医生也会遇到各种困难，需要花点时间去适应和学习。亚瑟·柯南·道尔（Arthur conan Doyle）的一个短篇《第一台手术》(His First Operation) 说的就是这个故事。

在冬季学期第一天，一名三年级学生在和一名一年级学生一起散步，此刻从特龙教堂传来了12点的钟声。

"我想，"三年级学生说，"你是不是从没看过手术？"

"是的。"

"那往这边走吧。这是卢瑟福（Rutherford）的老酒吧。请给这位先生一杯雪利酒。你的胆子不太大，是吗？"

"我恐怕不是个勇敢的人[62]。"

故事接下来就是几杯雪莉酒下肚，新生喝的脸色苍白，对可能发生什么吓人的事情惴惴不安。在他们来到手术室时两人还在聊天：

"可能会有很多人来看阿彻的手术，"老生抑制住激动小声地说。"看他的手术很过瘾的。我见过他在主动脉四周下刀，看的我惊心动魄的。[63]"

由于是第一次观摩手术，这个新生没做好思想准备。第一眼看到患者时他就吓昏了，醒来发现自己躺在地板上，没看见手术最关键的部分；患者不能耐受麻醉用的氯仿，手术只好取消。理查德·戈登（Richard Gordon）在《家庭医生》（Doctor in the House）一书中描述了一名医学生第一次参加接生手术的故事。故事情节很吸引人，但是记得电影内容的人恐怕会记得故事是如何感人的。书中写到，医学生西蒙·斯帕罗（Simon Sparrow）来到产妇家里：

"医生，她快生了，"奶奶不无得意地说道。

"太太，你不用担心了。"我信心十足地答复……

"这位妈妈，"我认真地问，"你生过几个孩子？"

"医生，5 个，"她呻吟着。"太好了！至少还有一个人对接生知道一点……"

"我觉得快生了，医生！"她趁着产痛间歇喘着气说。我用力握着她的手……"我很难受"，她痛苦地哭着。我对她说，"我也难受着呢。"我当时也在琢磨该做什么的问题……我从后裤袋里取出一本相当有用的软红皮小册子，《医学生版难产指南》（Doctor in the House）。这本书是由苏格兰医院的一名以冷静著名的产科医生所著，书中如实地解释了医学生可能遇到的难产问题。指南开篇讲的是"正常分娩"……我瞥了眼第一页，讲的是"无菌"。这里有报纸……我把报纸铺在地板和床上。

"生了吗"奶奶问到，"差不多了，我需要很多水。"我告诉奶奶。

"医生，出来了！"……我突然发现产妇的哭声有异，时而大声哀嚎时而低沉尖叫。我放下手里的肥皂，扯开床罩……

"医生，你接生过很多宝宝吗？"产妇问我。"好几百呢，"我答道，"每天都有。"

"请问医生您叫什么名字？"我告诉了她。"医生，我给宝宝起和你一样的名字。之前的宝宝我也是起的医生或者护士的名字[64]。"

所以，小宝宝取名为西蒙。

尽管书中描绘的这个学生有些虚张声势和麻木不仁，但是他们也都拥有同情心和感性之心，凡是他们的老师都知道的。这些学生们其实都是出类拔萃之辈，有机会教导他们实为幸事。19世纪中期的一名爱丁堡医生约翰·布朗（John Brown）所写的故事对此介绍得惟妙惟肖。当时麻醉药尚未问世。故事名为"拉布和它的朋友们"。拉布是一条狗，某天它的主人詹姆斯带着妻子艾莉去皇家医院检查乳腺肿块。学生们开始准备诊治工作，而患者艾莉则溜进了手术室。故事的场景是在手术室，由医学生口述。

"手术室里人头攒动、闹闹嚷嚷，大家都在聊天、打趣，让人感受到年轻人的热诚和激情。主刀医生和他助手也到了。此刻艾莉走了进来，一看到她，热闹的学生们马上就安静了下来。这位美貌的老妇人让他们觉得不知所措；他们坐下来，面无表情地盯着她。这些粗鲁的男孩们感觉到了她在场带来的压力。艾莉毫不犹豫地快步走进来，头上戴着帽子、围巾，穿着白色粗斜纹布的短衫，黑色衬裙，露出毛线长筒袜和地毯鞋。她的身后跟着詹姆斯和拉布。詹姆斯在远处坐下来，把他那颗高贵的大头埋在两膝之间。拉布看起来不知所措而且面露凶相：耳朵一直竖着和上下扇动。

艾莉走上垫脚台，按照她的朋友主刀医生的指示，躺在了手术台上；自己整理了一下，瞥了眼詹姆斯，闭上眼睛，握着我的手靠在我身旁。手术立刻开始：手术时间比较长；那时，氯仿——上帝给予他受难的子女们最好的礼物之一还未问世。主刀医生开始工作，艾莉疼的脸色煞白，但她依然保持镇静、一声不出。拉布有些魂不守舍，它看到情况有些不对头—女主人在流血，而且很受罪；它的尖耳朵竖了起来，极力挣扎，咆哮着，不时大声吠叫。琢磨着该对医生做点什么。但是詹姆斯死死按住它，不时怒目瞪它，做出要踢它的姿势。詹姆斯运气不错，拉布服从了命令，眼睛不再盯着艾莉。

手术结束：艾莉穿戴整齐，体态优雅地走下了手术台，寻找詹姆斯；然后，她向主刀和学生们鞠了个躬，请他和学生们原谅她可能有的举止失措之处。我们所有学生都像孩子一样哭了起来；主刀医生轻轻地把她扶起来，让她靠着我和詹姆斯，走回她的病房，拉布在后面亦步亦趋。"

医学期刊

医学期刊在整个 19 世纪的重要性一直在稳步上升。期刊数量日渐增加，而专科类的数量更是与日俱增。例如，到 19 世纪末时差不多有 120 种期刊，大部分（50 种）为专科类。而在世纪初的数量还是屈指可数[66]。

《柳叶刀》（The Lancet）（创刊于 1823 年 10 月 5 日，星期日）和《英国医学杂志》（the British Medical Journal）（创刊于 1840 年 10 月 3 日，星期六）可能是最著名的两本期刊，尤其以其初期推广方式著称。而《柳叶刀》则在其创刊总编汤姆斯·魏克莱（Thomas Wakley）领导下，对医疗行业改革发挥了重大作用[67]。《美国医学会杂志》（the Journal of the American Medical Association）（1883）也发挥了同样的作用。随着期刊的发展，人们也开始担心也期刊会误导大众，或者沦为医生招揽患者，或是售卖某些新疗法的宣传工具。在这期间，出现了一批伟大的医学科学期刊：《生理实验期刊》（Journal de physiologie experimentale）（1821）、《病理解剖学档案》（Archiv fur pathologische Anatomie，1847）、《生理学杂志》（the Journal of Physiology）（1878）、《实验医学杂志》（the Journal of Experimontal Medicine）（1896）等。同时还出现了大批地方性的期刊。在众多公共卫生医学期刊中，只有《建设者》（The Builder）杂志具有特殊影响力，主编为乔治·古德温（George Goodwin）。他极力鼓吹更好的住房和公共卫生措施，并用一首小诗说明他的理念。

如果党派热衷内斗，宗教战争甚嚣尘上

如果统治者们漠视人类生命之法

如果官位等同于攫取个人财富

公共卫生事业势必毁于一旦[68]。

对医学教育来说，这些期刊的意义何在？首先，他们向医生及时了解最新的医学进展，杂志的读者来信栏目可以提出质疑，而且鼓励大家进行辩论。其次，期刊中提供关于会议、新书和世界各地取得新进展的信息。第三，期刊可作为宣传平台，不仅是推动医疗改革，还可以大力宣传健康、医药和社会福利等主要问题。近年来，期刊还介绍就业机会和职业发展机会。医生们无论长幼，都可以撰写论文，记录临床病例研究结果以及原创的实验研究结果。这样，所有医生都有机会通过医学文献造福大众健康。正如我们在20世纪看到的，这些做法业已成为常规，"不发表，就发臭"的文化大行其道。

一个前面提到过的更深层面的问题，就是公众可以看到这些期刊，从而了解医学界发生的事情。这就和今天人们通过互联网来了解医学的最新情况如出一辙。人们应该积极看待这些变化，因其提高了大众的信息透明度，可以在就医时更加心中有数。

现代医学期刊的大部分特色在19世纪就已经成熟。多年来，其品质历经沧桑，有些期刊创刊不久就消失了，或者被其他期刊替代。但医生们依然将其用作重要的教育工具。

医学社团

今天的许多医学社团大多起源于18或19世纪，其形式主要作为聚会场所、餐会或旅游社团，但大部分都具有一个相同的功能[69],[70]。一般来说，这个功能就是临床和科教角色，社会职能以及促进所在地域患者福利的责任。有的社团将拥有自己的图书馆作为其重要内容。此类社团的精神特质可用引语归纳概括。首先应该提到就是威廉·奥斯勒（William Osler）爵士的文章，《医学社团的教育价值》（The Educational Value of the Medical society）：

"其第一位而且在某种意义上是最重要的功能……是构建团结友谊的根基，而团结友谊对于医生的尊严和价值是不可或缺的……运行良好的医学社团可被视为一所票据交换所，本地的每个医生都可以获得对他的智慧等级评定，还可以获得其专业资产和负债表。我们医生没有经常"盘点"的习惯，而且时常在货架上摆放陈旧过时的物品。医学社团鼓励医生与时俱进，用最新的知识供给其精神食粮……病历讨论可以有助于教育医生，但也往往引起人们的厌倦和不满……医学社团要培训教育成员的话，没有什么手段比提供图书馆更好了……（对于其成员来说）飞速流逝的岁月让医生们觉得时间紧迫，夜班使人精疲力竭无法休息，也很难找出时间与良师益友相聚……而一个管理有素的社团，则可以让医生们开放思维，畅享趣味[71]。"

其次则是奥格尔维爵士（Heanage Ogilvie）对一个新成立医学社团的讲话：

"医学社团的职能是社交性和教育性的，而前者无疑是最重要的。因为广泛交往自然会有助于第二点（教育）。促进本地医生之间团结友谊的最佳途径，莫过于医学社团举办的餐会，可供大家心情愉悦和自由交往[72]。"

基于这些社交和教育职能，马萨诸塞州医学会（the Massachusetts Medical Society）（1781 年成立）的宗旨对满足患者需求做出了一个坚定的承诺：

"竭尽所能、不遗余力地促进医学知识进步，培养和保持医疗实践和卫生护理的最高水平的职业、伦理标准……致力于英联邦国家居民的健康和福利[73]。"

许多医学社团始终坚守这一模式，而且经久不息。但这一模式能够适应未来的发展吗？多年前创立的医学社团今后还会继续存在吗？幸运的是，我们发现了医学社团的若干成功要素，其中特别值得一提是这两篇文章：《医学社团的衰亡》（The decline and tall of the scientific socie-ty）[74] 和《英国医学社团的进化——他们还有未来可言吗？》（The evolution of medical societies in Britain-Have they a future）[75],[76],[77]。概括来说，以下所列因素更为重要：

1. 兼收并蓄模式。医学社团不应与专科医生组织竞争。其组成特点应该强调宽度而不是以深度见长。应鼓励跨学科主题和一般性问题的讨论，以及最新进展的概述。

2. 社交功能的重要性。可以与同事或合作伙伴在轻松但令人振奋的氛围中聚会，是成功医学社团生命线。当然，也不可将社交视为社团的唯一功能，也得高度重视教育投入。"医生欢聚会"类的社团看上去很吸引人，但也会遇到众口难调的问题。

3. 适当把握会员标准。不应将医生组织排除在外，但必须保证会籍的地位。综合性的医学社团应能吸引各类专科医生。

4. 组织结构必须有效率，能及时跟进日新月异的医学实践和知识更新。

5. 医学社团需维护促进与其他医学社团的联系。

6. 但归根结底，如果这个医学社团要在医学教育界有一席之地，就必须保持不偏不倚。

在《韦尔奇博士对医学教育的影响》（Dr Welch's influence on medical education）一文中，"传承优秀传统"的理念被誉为医学教育的核心[78]。我们今天依然保持着这一传统，但是，将来的人们还能传承下去吗？

小结

19世纪是医学教育的分水岭。临床诊断水平的提高、科学原理的广泛运用以及实验研究结果改变了医生工作的方式。期刊替代了书本成为信息更新的工具，科室更加专业化，新社团出现，患者和实验室的关系更密切。对疾病相关知识的理解不断加深，促使治疗和护理不断优化。健康模式业已转向以科学为基础的模式：世纪之初的卡伦方法在世纪末被科赫假说所取代，其意义无远弗届。

尽管医学课程业已塞满，还是有必要纳入这些内容，而且课堂讲授重要性逐步让位于实际操作和演示。法国的临床带教产生了革命性改变，使之成为首选的医学学习方式。

医学教育的规范管理可谓旷日持久，而最终的医学总会模式为更深层次的发展创造了条件。但这一耗费了许多精力，而且将专业人士之间的分歧暴露无遗。但是医疗行业已经为从新世纪的科学进步中获益做好了准备。

关键问题不是在于用数据填满人们的思想，而是如何改变医生的思维方式。也许并不奇怪，这种努力未必成功，（本书中随处可见的）对变革的阻力呼唤领导力，而且需要我们明晰当务之急的工作。下一章将会介绍美国的变革之路。

参 考 文 献

[1] Bernard C. An introduction to the study of experimental medicine（1865）. New York：Macmillan and Co；1927；146.

[2] Newman C. The evolution of medical education in the nineteenth century. Oxford：Oxford University Press；1957；12.

[3] Ibid, 48.

[4] Keele K D. The evolution of clinical methods in medicine. Being the FitzPatrick Lectures at the Royal College of Physicians 1960 - 61. London：Pitman Medical Publishing Co；1963.

[5] Laennec RT H. A treatise on the diseases of the chest（1821）. Translated byj Forbes. London：T Sc C Underwood；1961；284-5.

[6] Bynum W F. Science and the practice of medicine in the nineteenth century. Cambridge：Cambridge University Press；1994；44.

[7] Bernard, 1.

[8] Bernard, 2.

[9] Bernard, 5.

[10] Bernard, 14.

[11] Bynum, 98.

[12] Billroth, T. The medical sciences in the German universities（1876）. Translation with an introduction by William Welch. New York：Macmillan and Co；1924；1-2,

[13] Ibid, 2.

[14] Ibid, 27.

[15] Ibid, 45.

[16] Ibid, 68.

[17] Ibid, 77.

[18] Ibid, 95.

[19] Ibid, 118.

[20] Ibid, 208.

[21] Ibid, 224, 252.

[22] Virchow R. Cellular pathology, 2nd edn. London: Churchill; 1860,

[23] Shaw G B. The doctor's dilemma. London; Penguin Books; 1946.

[24] Manson-Bahr P. History of the School of Tropical Medicine in London. London H K Lewis; 1956.

[25] Walker MEM, Pioneers of public health. The story of some benefactors of the human race. Edinburgh: Oliver and Boyd; 1930.

[26] Evans R J. Death in Hamburg; society and politics in the cholera years. London: Penguin Books; 1990.

[27] Ibsen H. The enemy of the people- (The World's Classics) Oxford: Oxford University Press; 87.

[28] Edmonds D, Eidinow J. Wittgenstein's poker; the story of a ten- minute argument between two great philosophers. London: Faber; 2001; 2.

[29] Simon J. English sanitary institutions. 2nd edn. London: John Murray; 1897.

[30] Fee E, Acheson R M. A history of education in public health: health that mocks doctors, rules. Oxford: Oxford University Press; 199L

[31] Ibid, Preface.

[32] Bynum, 225.

[33] Newman.

[34] Poynter F N L, ed. The evolution of medical education in Britain. London: Pitman Medical; 1966; 51-2.

[35] Peterson M J. The medical profession in mid-Victorian London. Berkeley/London: University of California Press; 1978; 43.

[36] Ibid, 48.

[37] Newman, 41.

[38] Newman, 43.

[39] Peterson, 68-9.

[40] Peterson, 158-9.

[41] Hooper R. Examinations in anatomy, physiology; practice of physic, surgery, material medical, chemistry and pharmacy. New York: Collins; 1815.

[42] Archives of the National Library for Scotland. Hand-written lectures notes on 'Midwifery by Dr Simpson, November 1S52 \ Taken by Frederick Cook. MS 3542.

[43] Babington W, Marcet Ay Allen W A syllabus of a course of chemical lectures read at

Guy's Hospital. London; 181L.

[44] Ibid.

[45] Bell E M. Storming the citadel: the rise of the woman doctor. London: Constable; 1953.

[46] Roberts S. Sophia Jex-Blake; a woman pioneer in 19th century medical reform. London: Routledge; 1993.

[47] Ibid, 134.

[48] Ibid, 98,

[49] Report of the Inter-departmental Committee on Medical Schools. （Goodenough report） London: HMSO; 1944; 100,

[50] Travers G. Mona Maclean, Medical Student. Edinburgh: Blackwood; 1892; 322.

[51] Ibid, 393-4.

[52] Ibid, 355.

[53] Ibid, 453,

[54] Ibid, 395.

[55] Ibid, 511.

[56] Ibid, 511.

[57] Dickens C. The Pickwick Papers. Continental Edition. Oxford: Oxford University Press; vol II, p. 4.

[58] Smith D, The Awful and Ethical Allegory of Deuteronomy Smith, or The Life History of a Medical Student, By a Student of Medicine. Edinburgh: E&S Livingstone; 1891; 64.

[59] Flaubert G. Madame Bovary,（The World's Classics） Oxford: Oxford University Press; 8.

[60] Maugham S. Of Human Bondage. London: Pan Books; 1975 edition; 320.

[61] Ibid, 265.

[62] Doyle A. C. His First Operation, In: Round the red lamp. London: Metheuen; 1912; 12.

[63] Ibid, 13.

[64] Gordon R, Doctor in the House, London: Longmans; 1961; 106-8,

[65] Brown J. Rab and his Friends. Everyman Library. London: J M Dent; 1907; 33.

[66] Bynum W F, Lock S, Porter R. Medical journals and medical knowledge: historical essays. London; Routledge; 1992; 30—31.

[67] Sprigge S S. The life and times of Thomas Wakley （1879）, New York: R. E. Krieger Publishing Co; 1974.

[68] The Builder 1875; 780,

[69] Shaw A B. The oldest medical societies in Great Britain. Med Hist 1968; 12 : 232-44

[70] Poynter F N L. British medical societies. The Practitioner 1968; 201 : 238-45.

［71］Osier W. On the educational value of the medical society. Aequanimitas（London 1904）.

［72］Ogilvie H. The place of medical societies in the doctors life. Lancet 1946; 1：525-6,

［73］Relman A S. Two hundred years young: The Massachusetts Medical Society. N Engl J Med 1981; 305：1088-9,

［74］Hanlon C R, The decline and fall of the scientific society. Surgery 1959; 46：1-8

［75］Ractliffe D S * The evolution of medical societies in Britain-Have they a future? Bristol Medico-Chirurgical Journal 1979; January/April: 3-14.

［76］Power DJA, British medical societies. London: Medical Press and Circular; 1939.

［77］Jenkinson JL Scottish medical societies. 1731 - 1939. Edinburgh: Edinburgh University Press; 1993.

［78］Gregg A. Dr, Welch's influence on medical education. Bulletin of the Johns Hopkins Hospital 1950; 87：28-36.

第 7 章　世纪之交，美国领航

　　向公众与现代社会组织普及知识是时代赋予医学的新职责。医学知识已经广为传播。目前人们业已认识到，健康在我们生活的各个层面都是关键因素：无论是在家里、在学校、在办公室、在工厂还是在农场。无论对于个人和国家，健康都是最大的一笔财富。一个国家人民的幸福和财富很大程度上取决于其心理和身体状况。能否将保护和促进健康的知识惠及大众，以及能否培训出良好的医疗体系所需的医生、护士、牙医、公卫官员、化验员和其他相关人员，是现代社区生活的基本特点[1]。

医学教育委员会报告定稿，1932 年

美国的医学教育

　　20 世纪 20~30 年代是美国和全世界的医学教育极其重要的时期。如前所述，医学和医学教育改革离不开当时的社会和政治背景[2]。美国在 1861年~1865 年期间陷入内战，在战争结束后和平时期来临，美国快速地扩疆拓土和发展经济，世界各地的人们纷至沓来涌入美国，在此生活、工作，其中有些人是自由身而有些则是因故被迫而为。本章所述的这一时期的美国医学史，详见韦尔奇（Welch，1915~1916 年）、弗莱克斯纳（Flexner，1910 年）、诺伍德（Norwood，1944 年和 1970 年）、施洛克（Shryock，1966年和 1947 年）菲尔丁（Field，1970 年）和路德摩尔（Ludmerer，1985 年）

等人的著述。

美国在 18 世纪时出现医学院，大多由赴欧留学生所创建。最早的两所是由爱丁堡的留学生建立：威廉·希彭（William Shippen）和约翰·摩根（John Morgan）于 1765 年在费城创建了美国第一所医学院，随后于 1767 年创建纽约国王学院（哥伦比亚大学）。1765 年 5 月 30 至 31 日，在费城学院举办的一场公开的毕业典礼上，摩根（Morgan）归纳了他心目中的理想医学院的特点，题目是《论美国医学院的建立》（A discourse upon the institution of medical schools in America）。这个演讲的内容是摩根在游历欧洲（主要是巴黎）时写成的。演说中包含了对共同创立者希彭医生的有趣的和负面的评论。在一段让人联想到希波克拉底第一警言的话语，他说道：

医学是一门科学，其重要性源自其研究对象，而掌握这门科学难度甚高。其研究领域可谓包罗万象，且需要掌握许多其他学科的知识。医学生必须具备强大的能力，而且要求那些有志于此苦旅的人们具备博大、慈爱的心灵[3]。

接着，他说：

我们需要制定一份计划引导学生，而且应该为学生建立规范的课程去学习医学的各个重要分支；美国医学处于起步阶段以及专业教师短缺的现状，给我们的医学之路造成了数不胜数的障碍[4]。

但是这一现状即将发生巨变。

1768 年 6 月 21 日，美国费城举行了第一届医学生毕业典礼。10 名年轻的医学生获颁学位，其中包括本杰明·拉什（Benjamin Rush）。1783 年哈佛（Harvard）大学建立了医学院，1798 年达特茅斯（Dartmouth）大学建立了医学院，1817 年耶鲁（Yale）大学建立了医学院。医学训练主要通过实习来完成。比如，鲁斯师从约翰·瑞德曼（John Redman）学习六年，在此期间，他主要是通过观察导师如何照料患者以及在图书馆阅读医学书籍来学习。学生一如导师仆人，负责照料马匹、打扫办公室及收费。鲁斯在他 5 年的学生生涯中，缺席不超过 11 天，只有 3 个晚上不在那所房子里。瑞德曼拥有庞大的客户群，但仅有两名实习生。鲁斯负责备药、调药，看望患者，并且利用空余时间尽可能的博览群书。鲁斯也借阅其他书籍，并且阅读了布尔哈弗（Boerhaave）的生理学著作。这是一种非常好的训练方式。

鲁斯对于手术刀和氯化亚汞的使用非常感兴趣。按照卡伦（Cullen）的说法，人的身体和疾病就如同一座拥有 100 个房间的宅子，每个房间都装有各不相同的时钟。鲁斯认为："我可以走进这个宅子的每个房间，手里仅需拿一把钥匙——放血术[5]。"

美国学生先到英国莱顿留学，然后来到爱丁堡留学，师从于卡伦和门罗（Monro）。他们在巴黎遇到了亨特（Hunter）兄弟，而在伦敦则遇到了切塞尔登（Cheselden）和斯梅利（Smellie）。他们凭着对医学知识的渴望，走访了欧洲顶尖的内科医生和外科医生。

尽管不断有许多医学院落成，但是人们普遍觉得教学水准趋于下降，学生的品质也被人质疑。丹尼尔·德雷克（Daniel Drake）就于 1847 年在一本小册子中告诫学生们"请放弃这座城市给你的享乐和愉悦吧！那些眼里只有享乐或奢侈的人，是没办法学好医学的[6]。"

在美国学医的花费和欧洲差不多。学生要缴纳录取费等费用给导师，导师授予他们一张票据。学生凭此印刷的录取卡片上课，每张票据平均大约为 15 美元。

改革起步期：1825~1846 年

随着教学质量低下和设施鄙陋等弊病日渐明显，人们终于在 1827 年 6 月在北安普顿（Northampton）召开了一次会议来讨论如何进行改革。与会者们深入讨论了良好的医学教育的组成要素，包括提出了一些基本的招生标准，例如必须掌握拉丁语、地理学和自然哲学等知识。在 19 世纪 30 年代早期，北安普顿会议被认为是一次失败的会议，因为提出的改革措施完全是纸上谈兵。当时面临的重大弊病在于庸医和无照医师横行无忌（英国也存在类似问题）。

1846 年，在一次全国性的医学会议上，戴维斯（N. S. Davis）提出了包括建立一个全国委员会在内的一系列建议。这个委员会于 1847 年更名为美国医学会（American Medical Association，AMA）。尽管人们不断进行讨论和提出解决方案，但是改革仍然止步于高谈阔论而未见实施。人们探讨的重心依然是招收的医学生必须掌握哪些预备知识——良好的教育素质、自然哲学、数学、拉丁语和希腊语，方可步入医学课堂。

欧洲所进行的改革对美国医学改革产生了示范作用。那时巴黎已经替代爱丁堡，成为了医学教育的中心。1849年委员会建议法国高度重视临床教学。越来越多的委员会先后成立，随之而来的就是组织方式各不相同的各种会议。各个小组直接由美国医学会负责，而且同意严格执行医学会的标准——但因为医学会的权力有限而无法实施。就在这种局面即将发生改变时，美国内战爆发打断了所有的讨论和争辩。

每况愈下的年代：1860~1890年

19世纪的最后30年见证了德国推动的医学革命。病理学和细菌学不断进步；预防医学得到了承认，而且死亡率开始下降。而在美国，尽管医学改革已经讨论了将近50年，医学院情况反而每况愈下。新医学院仍然如雨后春笋不断涌现；由于行医执照法律的缺陷，出现了文凭工厂；劣等生仍能进入医学院，摇身变为医师。

零星断续的改进

芝加哥医学院（Chicago Medieal College）（Massachusetts General Hospital）在1859年创建至1870年间，孤军作战抗衡恶性竞争，勉强保持较高的医学教育水平。当查尔斯·艾略特（Charles Eliot）就职哈佛大学校长时，其医学院不过是一所私立学院。学生每两年课程中仅安排了4个月授课时间，而且需要在麻省总医院进行8个月的实习。同时对9名学生进行考试。

坚信改变势在必行的艾略特提出将学习时间改为具有分级课程的3年期，且教职员工均改为固定工资。改革措施将教职人员分成了两大阵营，外科学教授亨利·比奇洛（Henry J. Bigelow）挑起了反对派阵营的大旗。艾略特斩钉截铁地通知教职人员，无需继续争辩并且于1871年开始推行改革执行，而改革得到了哈佛大学董事会的批准。随后宾夕法尼亚（Pennsylvania）大学、锡拉丘兹（Syracuse）大学和密歇根（Michigan）大学医学院等纷纷效仿哈佛进行改革。

美国医学会于1847年5月在费城成立。医学会制定了医学学位颁授标准、医学预科教育标准、道德规范，以及行医执照的一系列规章制度。由于伊利诺斯州（Illinois）开始增发行医执照，医学会理事会在 1881 年成立了一个委员会去调查各家医学院的信誉状况。调查发现了许多文凭工厂滥发文凭的证据，而此事也被新闻界全面曝光。

莫里斯·菲什拜因（Morris Fishbein）在他的《美国医学会史》（A History of the American Medical Association）一书中，介绍了医学会的宗旨：

促进和丰富医学知识；提升医学教育的标准；提高医学界的效用、荣誉感和重要性；教育和引导群众去正确理解医生的职责、责任和标准；倡导和鼓励业内相互学习和步调一致；营造医学同行间相互交流的友好环境[7]。

正如上文中提到的，《美国医学会杂志》（the Journal of the American Medical Assocication）于 1883 年 7 月 14 日创刊。大约同期，美国医学科学院（American Academy of Medicine）和美国医学院协会（American Medical College Association）也相继成立。

约翰·霍普金斯（Johns Hopkins）与医学

约翰·霍普金斯是一名银行家，于 1873 年为建成一家不逊于欧洲最高水平的医院而成立了一个理事会。他在 1876 年成立了一家大学医学院，丹尼尔·科伊特·吉尔曼（Daniel Coit Gilman）被聘为院长，著名外科医生约翰·肖·比林斯（John Shaw Billings）被任命为教务长。这一豪华阵容吸引了一大批优秀的年轻人加盟，包括威廉·亨利·韦尔奇（William Henry Welch）（病理学）、威廉·奥斯勒（William Osler）（内科学）、威廉·霍尔斯特德（William S Halstead）（外科学）、霍华德·凯利（Howard Kelly）（产科学）和富兰克林·玛尔（Franklin B Mall）（解剖学）。他们携手努力将这所医院从医学院的辅助部门转化为医学教育的核心组成部分。将阅读医学转变为实践医学，而且将实验室也转变为医学教育的重要部分。这一系列变革所产生的直接结果，就是在嗣后 20 年间，60 多家医学院都授予了至少 3 位拥有霍普金斯医学学位的毕业生担任教授。霍普金斯大学的经历告诉我们美国也可以孕育出出类拔萃的医学院，霍普金斯大学的建立是美国医学史上一个重要的事件。

美国医学院协会

约翰·霍普金斯大学的成功，促使人们重拾改革美国医学教育的工作。1890 年，在巴尔的摩（Baltimore）召开了一系列的会议以商讨医学教育改革的必要性。其中一个会议讨论了"我们国家的医学教育和改革方法"。1906 年建立了与美国医学会关联的医学教育委员会（Council on Medical Education），这个机构在 20 世纪医学教育改革中发挥了重要的作用。委员会指出了医学教学中存在的缺陷，并对百弊丛生的预科教育大加挞伐。到 1909 年，约 50 家医学院都要求报考人拥有预科成绩。而在 1900 年之前，只有约翰·霍普金斯大学才提出这个要求。

弗莱克斯纳报告（The Flexner Report）及其影响

1910 年，卡耐基基金会（Carnegie Foundation）主席亨利·普利切特（Henry S. Pritchett）要求了解美国医学会对美国医学教育进行调查的结果。随后，普利切特建议卡耐基基金会对医学、法学、工程学和神学教育的情况进行调研。普利切特曾经读过亚伯拉罕·弗莱克斯纳（Abraham Flexner）撰写的《美国大学学院》（The American College）一书，记得书中批评了现行的选修和必修课程安排。随后他便询问弗莱克斯纳是否也能对医学教育进行评估调研。起初弗莱克斯纳以为普利切特误把自己当做他的兄弟西蒙·弗莱克斯纳［西蒙是洛克菲勒（Rockefeller）学院医学研究所的所长］。但是，他还是接受了普利切特的请求，由此揭开了美国医学教育的崭新篇章。

尽管弗莱克斯纳对医学教育知之甚少，但是他逐渐熟悉了这个领域，并且走访了大量的医学院校，重点放在约翰霍普金斯大学。这样，一所理想型医学院的模式就在他的脑海中越发清晰了，这一模式综合了英格兰、法国和德国医学教育的长处。他调研了美国的各家医学院的情况，包括其招生标准、师资规模（据以确定是否足以培养学生进行医学科学实践）、学院财务状况、实验室以及医院设施等情况。

报告中描述了各所学院的教学计划和设施，并且详细提出了对美国国家医学教育系统的建议。他主张将现有的 155 所医学院大幅缩减至 31 所区域性医学院。卡耐基发表这份报告后，新闻界的舆论宣传发挥了重大作用。不到几年，其中半数医学院就烟消云散了。但弗莱克斯纳并未就此止步，他四处拜访慈善家，凭借他个人的影响力争取经费来改造出更多代表未来方向的医学院。

1910 年的弗莱克斯纳报告：《美国和加拿大的医学教育：卡耐基基金会关于教育改革的报告》

普利切特为此报告撰写的简介可谓引人入胜。他将霍普金斯大学视作医学教育的典范，但也意识到这份报告提出的改革建议不会马上得到全国范围的响应。于是他提出了"教育爱国论"：

所谓教育爱国的内涵就是：大学的使命不仅在于大规模招生或帮助他们完成学业，其更重要的使命在于，忠于一般意义上的诚信标准、学术真实、科学严谨。推行教育爱国的大学必须能如此履行其职责，方有资格从事医学教育；又或者，如果一所大学在某个上帝也曾无暇顾及的蒙昧年代与医学院结盟的话，它就将坦诚勇敢地面对一个不可维持的局面。它或者推行该大学的理念并给医学院提供大学的支持，或者因知其不可为而半途而废[8]。

普里切特对此报告的重要性也是洞若观火，具体而言可以归纳如下：

- 在过去 25 年间，产生了大批未受教育或培训欠缺的医学实践者。
- 此等供大于求局面产生的主要原因，在于唯利是图的医学院大打广告吸引涉世未深的青年学子报考。
- 迄今为止医学院仍然能够盈利，但是实验室需求的增加会推高医学院的运营成本。
- 这些不入流的医学院满足了贫困学生学医的需求。
- 医学院全面管控医院是完全必要的，正如医院必须全面管控其实验室。[9]

这份报告就是以如此恢宏大气的话语作为开场白的。报告首先回顾了美国医学教育的历史，其中部分内容业已前述。弗莱克斯纳指出，在 1810 年至 1840 年间新增了 26 所医学院，而在 1840 年至 1876 年间又增加了 47

所。比如，目前伊利诺斯州就有 39 所医学院，其中 14 所在芝加哥[10]。

接下来的章节取名为"医学教育的正确原则"，直到 21 世纪的今天这一章仍然值得熟读深思。弗莱克斯纳说，知识不断涌现，新技术和方法层出不穷并投入使用。但是，他认为：

前提是医生们得有能力熟练使用开发出来的这些仪器设备，可这正是问题所在。人们所获得的不过是当代医学知识能够赋予我们利益的冰山一角。无论是在偏远乡村还是在大城市、无论在公立医院还是私立疗养院，能够享受到当下人力所及的所有医疗服务的患者毕竟还是少数。我们美国拥有不逊色于世界任何地方的优秀执业医师，这一点无可否认。但是我们也必须清醒地认识到，没有哪个国家像美国那样，医生队伍的质量如此严重的良莠不齐[11]。

正如弗莱克斯纳毫不隐讳地指出的，这也正是问题的根源。我们如何才能保证医生队伍不断更新自己的知识，而且其行医达到最高标准呢？他在本章的最后指出，医学院至少也要招收那些业已学完以科学课程为主的两年大学课程的学生。他反对招收那些没有能力学医的人进入医学院，但是他又强调说，除非这些人"规划周详、行事稳妥而且能百折不挠地实现自己的目标"，则又另当别论[12]。

接下来的三章讨论了作为医学课程组成部分的医学实验室。他明确无误地将医学归为科学的一个门类：

从教育学的角度来看，现代医学如同其他科学的教学一样应该有鲜明的实践性特点。学习不应该仅仅是观察、聆听和死记硬背，而是应该实际动手操作。他认为，今天的医学教育应该由学习知识和学习方法组成。学生如果不知道如何操作，是不会学业有成的[13]。

这就是所谓以问题为中心的学习方式，以学生为中心的学习方式，和强调实践的学习方式。接下来他阐述了课堂教学的价值所在：

课堂教学的作用仍然存在很大的局限性。它可在教授一个学科之初开宗明义引导学生，说明各种关系，以及预告一门学科的实用价值；而且不时还能够归纳、解释和关联那些得到验证的结果。课本、地图集和表格的作用与此大同小异。它们是不可能替代感性经验的，但是能指引学生们如何认识和理解其在实验室中发现的东西[14]。

在另一段中，他深入阐述了这一观点：

学生得发挥自己全部能力进行实际操作：自行收集数据，自行搭建框架，建议自己的学习方式。而且必须在被对此过程耳熟能详的导师要求解释时，自负其责。导师不再作为真知灼见的源泉或学识渊博博览群书的展室，而仅仅是在学生征服人类疾病的长途跋涉途中起到助手或对立面的作用[15]。

弗莱克斯纳强调指出了紧密联系临床和实验室的意义，强调借助文献获取经验。医生们应能够养成通过阅读期刊来更新知识的习惯。

接下来他进入了这份报告的点睛之笔，以及所谓的"重建"[16]。他睿智地指出："解决方案仅仅能应付目前和近期的问题，未来30年内的需求是今天的我们无法预测的。"他也认识到，医学教育的研究报告始终存在一定的保鲜期，会因为后来发生的事件和环境变化而失效。鉴于此，他提出了构成本报告基石的如下原则：

1. 医学院应该作为大学的学系。
2. 医学院应该设在城市而不是荒郊僻野。
3. 每一座城镇的医学院不应该超过一个。
4. 学生应该在本州内学习，因此有必要为他们提供便利。

他批评美国完全忽视了这些原则。接着他介绍了各州情况，并对建立多少家医学院及其选址问题提出了建议。他还对各州的教育理事会、预科教育标准、医学院设施条件和执照考试等问题，提出了基础性的建议。他用专门章节讨论妇女教育的问题，强调她们的选择范围和她们在医学界的作用：

妇女在医学的某些专业上拥有不可忽视的作用，而且在某种十分明显的限制条件下依然在一般内科取得了一席之地。这一点就为这场妇女争取更多医学教育机会的斗争提前预示了胜利的前景。人们仅需静观这场胜负已分的斗争的结局[17]。

弗莱克斯纳详细介绍了医学生和现有医学院的数量。他在黑人教育问题上的见解在 21 世纪看来有些不合时宜。比如，"黑人医生行医对象仅限于黑人。"但是如果联想到弗莱克斯纳曾经提到，凡是报告都不可避免地仅有很短保鲜期的说法，或许他应该得到原谅。我们应当认识到，任何决定都离不开特定的环境、特定的时代和特定的政治形势。

报告是以对美国和加拿大各所学院的评价来收尾的。他点名批评了某些学院：

"前述证明，在阿拉巴马州（Alabama）根本不存在良好的医学教育[18]。

威斯康星州（Wisconsin）出现了一点小问题。密尔沃基（Milwaukee）的两所学校可谓一无是处[19]。

加拿大医学院存在的问题，只是比美国小一号而已。西部大学（伦敦）和美国的大学一样糟糕……麦吉尔（McGill）和多伦多（Toronto）大学则很出色[20]。"

他的评语如此一针见血、滔滔不绝。这也就解释了为什么人们马上改弦更张，改革很快开始。对于报告撰写人来说，弗莱克斯纳 1910 年撰写的报告应该成为他们的必读。报告中分析了当时的问题，制定了原则，给出了清晰的建议。卡耐基基金会最终在 1908 年的 11 月的会议上，批准了这份报告。1910 年 4 月由普利切特（Pritchett）签发。报告撰写期间，累计走访了 150 所大学，并且收集了大量各类数据。

自此全职教师应运而生，而且使得哈斯特德（Halstead）、珍威（Janeway）和豪兰德（Howland）成为了约翰·霍普金斯大学的全职教授。从此刻开始，对医学院的全体员工来说，医学教育和医学研究荣升为美国大学的全职岗位，尽管其薪酬依然不高。

1924 年，弗莱克斯纳对所发生的变革做了一番评价。1910 年以来，一半的医学院消失了。医学院的设备和设施推进有了全面的进步，各所学院的实验室课程均由全职教授负责。医学教学课程也进行了重大改革，在 4 年制的分级课程中将临床前教学从临床教学分了出来。

最后，弗莱克斯纳在他的自传中，提及了约翰·霍普金斯大学的作用：

在完成了前期准备工作后，我前往巴尔的摩——我多么庆幸自己是毕业于霍普金斯的！——在那里，我和韦尔奇博士、哈斯特德博士（Halstead），莫尔博士（Mall）、阿贝尔博士（Abel）和 豪威尔博士（Howell）充分交换了意见。同时还接触了几位曾经创办医学院而且对医学院应该如何办有成熟想法的业内人士。在此基础上，我对于一所小型的理想型医学院模式已经了然于胸。该校办学方式新颖，适合美国国情，集成了英格兰、法国和德国医学教育的优点。若非对此模式充满信心，我可能一事无成[21]。

医学教育：1925 年的比较研究

弗莱克斯纳在其 1910 年报告的基础上，通过考察全欧洲的医学院和深入思考，撰写了一份内容引人入胜的比较研究报告。他和以前一样以历史的眼光看待医学教育，并提出了一些重要的教育问题：

医师行医时使用或应使用解决问题的智慧，而无论这个问题对他来说是全新的或是不太熟悉的。实际上每个病例都是独一无二的，因此观察与思考的智慧——调研所必需的观察与诠释的能力，在医学实践中永远不会是多余或没用的[22]。

这一段话包含两层意思——解决问题和面对新事物的能力—仍然是医学实践的重要内容，将在下文中继续阐述。他反复强调科学教育的重要性，而且必须将医学教育"视为主要是训练学生如何聪明地使用归纳科学"[23]。他推崇毕罗（Billroth）的《互帮互学的医学》（Le hern und Lernen der Medicinischen Wissens chaften）一书可与克劳德·伯纳德（Claude Bernard）关于实验方法的著作相媲美，这两本书已经在之前的章节中讨论过。

这本书的内容主要是他在欧洲游历期间访问的诊所、实验室和医院的情况，书中的描述栩栩如生。他将英格兰的首席医务官乔治·纽曼爵士（George Newman）喻为医学教育界的老前辈。这一点将在下一章中描述。

他也详述了霍尔丹（Haldane）委员会对大学教育产生的影响，详见之后章节。细节描述十分生动。他记录了各个大学的工作，指出他们的优缺点。对于那些想了解自己医学院 20 世纪前 20 年情况的人来说，此书堪称必读。

美国医学院协会的医学教育委员会报告定稿（1932）

这份报告归纳了当时医学教育的各种思潮。正如本章开头的引文那样，该报告强调医学实践无法脱离特定的社会背景；医学是社区的组成部分而且服务于社区。该报告提到了医疗体系正在或将要出现的改变，以及全民享受优质医疗服务的问题。这份报告反思了疾病负担的不平等性，而且提出如下观点：

医学知识是全社会的财产，将医学知识用于服务全民所有阶层的原则业已得到公认[24]。

这份报告讨论了农村地区医疗卫生状况，医师的来源和分布，专科医师的需求以及研究生教育的重要性。报告将实习期视为医学教育的一个重要阶段。这份报告中有一章关于行医执照、预防医学和医学预科教育，以及宏观层面的医学课程。本章以"领导力的挑战"一节收尾，其中提出了以下掷地有声的观点：

民主的希望在于领导者是否训练有素。医学界是基本知识的载体，而且拥有解决重大国民问题的人才。正因其拥有这些医学知识而有能力对提高大众福祉做出重要贡献。医学界只有通过为医疗卫生服务提供领导力和训练有素的人才，方可实现自己在社会上的地位。而医疗卫生服务需要进行深思熟虑的规划，基于医学和研究生教育、正确的行业组织，以及推行公正无私、积极的公共和行业政策[25]。

报告以这种方式收尾可谓匠心独具。报告对医学界领导人们发出了不设截止期的动员令。

成果

弗莱克斯纳报告的成果就是影响深远的变革，其中有许多业已载入史册〔如 Barzansky 和 Gevitz 1992 年合著的《超越弗莱克斯纳：20 世纪的医学教育》（Beyond Flexner：medical education in the twentieth century）〕。书中指出，对弗莱克斯纳报告的评论迄今汗牛充栋，分析的角度各有千秋，而且这些评论本身也受到颇多指摘[26]。奥斯勒（Osler）和弗莱克斯纳之间的巨大差异，一向被用来形容医学的"艺术性"和"科学性"的两极。该书也委婉地批评了弗莱克斯纳对女性和黑人医学教育机会的观点。但是，作者基于报告中的大量证据断言，美国的医学教育的确百病缠身，亟须改变。就像在英国的医改一样，许多措施业已推出，而且这份报告并不是改革的起步，而是改革进程中迈出的一步。

以德国为代表的欧洲医学教育大潮，保证了美国拥有一大批受到良好教育的医生来改变美国的医学院。正如弗莱克斯纳所说，约翰·霍普金斯大学对这一改革所产生的巨大影响，可谓前无古人。此外美国医学会和医学院协会等医学组织，在历经数十载内部争论后，也终于开始在世纪之交发挥重大的影响。

既然一切改变都是必然之事，为什么还要讲这份报告视为经典之作呢？正如哈德逊（Hudson）所指出的，也许是因为此报告并非尽人皆知，而且对其中观点始终出现"误读"[27]。这份报告呼吁进行大规模的社会改革，并且影响力极大。他的建议——减少训练不足的医生和误人子弟的医学院数量，重视医预教育、理科的地位、研究的重要性，以及医学院必须密切联系医院病床和给医生颁发执照的重要性等——这些提法本身并不新鲜，但却促进了改革的进程。用哈德逊的话来说："弗莱克斯纳的贡献并不在于提出了改革，而是加快了改革的进程[28]。"他的贡献也在于促使大笔经费投入医学教育。

弗莱克斯纳对霍普金斯模式的推崇，有时被等同于他对"因循守旧"教育模式的支持。他反对刻板不变，反对以固定次序提供固定课程的教学。弗莱克斯纳强调：

不应该容忍任何违背科学精神或现代医学，或与大学生活格格不入的东西。我们已经认识到，无法将任何事实或数据硬性规定为"最佳"医学培养的内容。医学之所以是科学，主要源自科学的态度和技术[29]。

也有人认为弗莱克斯纳为了医学的"科学性"牺牲了其"艺术性"。这么说有点夸张。弗莱克斯纳仅仅希望根据科学和证据为准。他认为"艺术性"也很重要。在他的著作《学会如何治愈》（Learning to Heal）一书中，路德摩尔（Ludmerer）说道："和人们的普遍看法正好相反，现代美国医学教育的创造者们既不是亚伯拉罕·弗莱克斯纳也不是美国医学会。因为形势本身就在发展之中，他们只不过是'对整个体系最终形成起到了深远的影响'。"[30]或许，这就是证明这份报告成功的标志，报告从当前的改革出发，大大改变了医学教育的进展和方向。正如下一章所述，尽管林林总总各类医学教育的报告不断出台，但是只有少数产生了深远的影响。或许，弗莱克斯纳发现了其中的秘密：随当前潮流而动，但要提出自己的洞见和指出方向。

小结

本章副标题是"美国领航"。从19世纪末期开始，通过约翰·霍普金斯大学的建立和嗣后包括弗莱克斯纳报告在内的一系列改革，美国走在了世界医学教育改革的前列。在接下来的一章中，我们将看到其影响一直延续到20世纪五、六十年代，以崭新的思维模式重塑了全球医学教育。

参 考 文 献

[1] Association of American Medical Colleges (AAMC). Medical Education. Final Report of the Commission on Medical Education. New York；1932；380.

[2] Hodges B. The many and conflicting histories of medical education in Canada and the USA：an introduction to the paradigm wars. Med Educ 2005；39：613-21.

[3] Morgan J. A discourse upon the institution of medical schools in America. With a preface containing, amongst other things, the Author's apology for attempting to introduce the regular mode of practising physic in Philadelphia. Philadelphia；1765；2.

[4] Ibid, 19.

[5] Kaufmann M. American medical education：the formative years 1765-1910. Westport,

Connecticut: Greenwood Press; 1976; 58.

[6] Kaufmann, 47.

[7] Fishbein M. A history of the American Medical Association. Philadelphia: Sanders; 1947; 30.

[8] Flexner A. Medical education in the United States and Canada: a report to the Carnegie Foundation for the advancement of teaching. New York: The Foundation; 1910; xiii.

[9] Ibid, x-xi.

[10] Ibid, 6.

[11] Ibid, 22.

[12] Ibid, 43.

[13] Ibid, 58.

[14] Ibid, 61.

[15] Ibid, 93.

[16] Ibid, 143.

[17] Ibid, 178.

[18] Ibid, 186.

[19] Ibid, 319.

[20] Ibid, 325.

[21] Flexner A. I remember: the autobiography of A. Flexner. New York; Simon and Schuster; 1940; 115.

[22] Flexner A. Medical education: a comparative study. New York: Macmillan; 1925; 8,

[23] Ibid, 13.

[24] AAMC, 386.

[25] Ibid, 400.

[26] Barzansky B, Gevitz N, eds. Beyond Flexner: medical education in the twentieth century. New York: Greenwood Press; 1992.

[27] Hudson R P. Abraham Flexner in historical perspective. In: Barzansky B, Gevitz N, eds. Beyond Flexner: medical education in the twentieth century. New York: Greenwood press, 1992; 7.

[28] Ibid, 13.

[29] Flexner 1925, 137.

[30] Ludmerer K M. Learning to heal: the development of American medical education. New York: Basic Books; 1985;

第 **8** 章　20 世纪的教育革命

从教育学的角度来看，现代医学如同其他科学的教学一样应该有鲜明的实践性特点。学习不应该仅仅是观察、聆听和死记硬背，而是应该实际动手操作。他认为，今天的医学教育应该由学习知识和学习方法组成。学生如果不知道如何操作，是不会学业有成的[1]。

亚伯拉罕·弗莱克斯纳《弗莱克斯纳报告》，1910 年

引言

令人拍案称奇的是，20 世纪（一直到 21 世纪）是整个医学教育史中最有意思的时期。无论是医学基础知识还是学习方式，变革可谓无处不在，变革的速度不断加快却丝毫没有放慢脚步的迹象。具体体现在两个方面：首先，基础知识的巨大变化，其二，教育和学习领域的进展数量庞大。"报告"的数量日增，涌现了一系列新想法，虽然并未全都得到评价。另外，人们更加关注医学的公共事务和患者参与度。尽管生物医学研究仍然是学习的核心，但是医生教育工作中的艺术、人文科学、社会科学部分越来越引起大家的兴趣。本书开篇提过的并且值得再次指出的一个方面是，在 20 世纪大多数时期，指代医生时，多用"他"或"（男）人"。这不是作者的视角或价值观，而是反映了这个时代的观点。

20 世纪是知识和科技巨大变化的年代。知识大爆炸深刻影响了医学教育的某些改变，并且持续产生影响。比如，20 世纪初的学生在完成 4 年制

或 5 年制课程后，马上就可以作为医生执业，几乎所有医学分支都如此。但这种情况已是昨日黄花了。当时的社会需要更多的医生，新的医学院校应运而生，给予其建立者们大量的机会来改变和从头再来。

但是社会已经今非昔比，人们对医学能做什么和应该做什么有了不同的期望值。医生和患者之间的关系也与之前不同。在英国，国民医疗保健体系（the National Health Service，NHS，创建于 1947 年）对医学教育产生了巨大影响，而在其他一些国家，其医疗卫生体系也对医学教育制度产生了影响。

20 世纪（以及 21 世纪早期）的医学教育，特点在于一系列重要的报告和学习方式的重大改变。这是一个世界范围的现象，虽然这一章将更加侧重这些报告对于英国医学教育的影响。强调英国并非忽视其他国家的重大变化，而是因为这是作者的个人兴趣所在。这些报告中有的被认为索然无味，而且让人联想起扼杀想象力与创新的官僚程序。它们其实不都如此。以下的报告证明了它们是如何对有关问题进行深入思考的，这些报告不仅生动而且信息量巨大。

审视历史层面时最有趣的一个事情，就是评价哪些报告产生了实际效果（比如报告中的建议是否以某种方式投入实施）而哪些报告劳而无功。同样有趣的是报告撰写委员会的人员组成，名单里都是医学界的名宿巨匠。

注意最近 15 年情况（1990~2006）仅会在第 9 章中简要提及。文中会说明最近的一些报告，但现在不会讨论它们的远期影响。这些报告将在未来由后人评论。

变革的开始

美国的改变实际上是在 19 世纪末 20 世纪初发生的，医学教育的这个方面在第 7 章中已经阐述。这个阶段的影响十分巨大，而美国医学教育变革进程一直延续到 20 世纪 50、60 年代，同样的重要变化也出现在英国。这些将在本章末尾部分讨论。

英国的医学教育报告

本章节的这一部分总结了 20 世纪引用最频繁的一些关于英国医学教育

的报告。这些可能看起来重复无趣，但正是这些报告陈述了这个时代医学教育中最核心的问题和变化。之所以罗列出报告细节的一个原因是，其中一些原文现在已经很难找到了。这些报告能让人对推动教育改革的思想有了惊鸿一瞥的观察。时隔久远使得我们现在很难去评判它们，但是通过这些摘录，读者们能够产生自己的判断。比如，1881年的英国医学总会（GMC）报告就认为应该对学生学习的每个科目都进行"测试"。可是报告中并没有就这一点做出解释，也没有任何细节表述学生的能力应该达到何种水平。但是它就是这样。我们必须记住，未来的读者们也会以类似的角度看待我们的报告，或者我们对它们做出的贡献。他们选择审阅哪些报告，也许是我们无法左右的，这些报告中还有许多值得学习的，如果读者最感兴趣的部分在这里并没有讲述，作者在此表示歉意。

《英国医学总会教育与考试报告》[2]（1881年）

这份报告通过规定英国医学院的标准而为进入20世纪做好了准备。虽然该报告历经修订（主要是20世纪20、30年代），但它直至1947年时仍被视为基石级别的文件，尽管通过其他英国医学总会报告进行了修改。

报告从入学考试入手，并明确规定了大学资格考试以及考试科目：包括英语（语法和构词法）、历史、地理、拉丁文、数学、基础力学和一些选修课程，包括希腊文、逻辑学、植物学或者基础化学。

这份报告建议，学生获得行医资格执照的最小年龄为21岁。专业课学习时间应该不少于4年。以下课程为"除非学生掌握此门课程的知识，否则不得获取行医资格"的课程清单。（注意这里仅提及"男人"。）清单里的课程包括化学、解剖学、生理学、药物学和药剂学、内科学、外科学、产科学和法医学。这些课程被分为临床前课程和临床课程两大类。医学总会将"鼓励……学生在开始纯专业课程前认真研习自然科学[3]。"

就专业考试而言，每个学生均需参加上文所提及的所有科目的测试[4]。

1881～1882年的医疗行为委员会（Medical Acts Commission）报告指出：

在医学教育中实施一刀切的做法是错误的。就教学而言，当前体系的一大优点就在于教育机构的数量和多样性所赋予的灵活性。我们之所以不急于削弱这些教育机构对医学教育的兴趣，或削弱它们在这方面的责任感，就是希望尽量鼓励它们的主动性。在一些具有普遍重要性的问题上，比如学习周期和学生获准行医的最小年龄等，我们认为应该制定一些通用规则；但是我们强调指出，任何规定都不应该削弱大学和企业的独立性，或制止英国的各类教育机构之间的竞争[5]。

这份报告随后介绍了 20 世纪初期的情况，以及后期的进展。

之后在 1890 年、1909 年、1922 年（这时医学课程延长到 5 年，不包括物理和化学）、1936 年出版了其他报告，其中 1947 年出版的报告最为详尽。我们也会在本章中讨论这份报告的更多细节。

亨利·纽曼爵士《医学教育记录》[6]（1918）

差不多一个世纪之前，一位著名教授纽曼爵士担任政府的首席医务官，他是一位在医学相关主题上多产的作者。他的著述显示他对人文类书籍的广泛涉猎。他对于医学教育有着特殊的兴趣，而且这一点在《弗莱克斯纳报告》（Flexner Report）中特别提到过。

这份写给教育委员会主席的简短报告，内容广泛、妙趣横生。比如，他提到了狄更斯、特罗洛普和艾略特等英国作家笔下的医学生。他首先提到的是医疗行业面临的快速变化，更重要的是列出了医生的职责，包括颁发出生和死亡证明、检查住所消毒免疫、诊断精神健康，以及与危险和厌恶性行业的关系等。

他在约翰·霍普金斯大学 1876 年正式开幕式上，引述了英国先驱生物学家赫胥黎（Huxley）（绰号"达尔文的斗牛犬"）的话语。赫胥黎教授指出，医生必须一方面能通过自己的卫生知识来预防疾病，另一方面能预见疾病的特性从而减轻病患和治愈疾病。为了能达到这样伟大的成就，医生必须首先理解健康的含义；他必须

……深入掌握实用的卫生健康知识、疾病的病因病理、症状的解读、药物用法和仪器用途；其次，他必须理解疾病的本质、人体结构及其动作，亦即关于生理学、化学和治疗学的知识[7]。

把这份写于 1876 年的报告与 1881 年的英国医学总会指南加以比较是很

有意思的。

纽曼随后罗列了需要掌握的知识：疾病特性的科学知识、疾病的症状和体征、疾病的治疗、预后以及死亡征象的含义（可用作验尸参考）。最重要的一点，他接着说："如果时代需要这种类型的医生，那问题就在于什么样的教育能培养出这样的医生[8]？"

他支持接受大学教育，但是认为医生不仅需要学习："他也必须是一个手艺精湛的工匠，而且因为知道自己对于人类的重要性，他还必须是个人道主义者[9]。"其中关于从事医学学习的整个章节都是非常值得一读的，而且符合时代。比如：

"……服务大众的医生必须知识广博、技术精湛，但同时更是一位受过良好教育的人。在职业训练之前和期间，还必须具备全面的知识和能力，因此不仅能够增加生活的乐趣和实用性，也能够提高所接受医学训练的标准和特征[10]。"

他引用了与他同名的亨利·纽曼红衣主教的话，"如果一定要给大学教育一个实际目标的话，我认为应该是为社会培养优秀的成员。"[11]他接下来引用了西德纳姆（Sydenham）的话："医学最欠缺不是特效药。凡对此问题深思熟虑的人都会发现，药品方面的主要问题不在于缺乏解决具体问题的药物，而是无从得知需要解决什么问题"。

他对"课堂教学"提出以下几个观点。首先，大学是学生们相互之间朝夕相处和与教师们密切接触的所在。第二点就是教师的资质和状态。他们不仅应该学养深厚和操作技术精湛，同时还应是一名不负众望的优秀教师。他并没有置评如何发现"好教师"，也没有陈述如何进行这方面的培训工作。第三，所有的训练条件都应该有利于培训的顺利完成——包括人员、实验室、时间安排和酬劳等。最后一点，大学教育工作具有很强的综合性，而且其目的具有普适性。它不是死记硬背的填鸭场或慢工细活的"打磨场"。

简要地说，大学教师需要扮演教学组织者的角色。他必须对自己所教课程学识深厚，技术精湛，善于督导，科研经验丰富而且具有宅心仁厚。他能胜任这一岗位不是由于恩惠、年龄或年资或是社会风气，而主要是因为他是一位教师和人们的领导者[12]。

以上对医学和医学教育的归纳总结可谓入木三分、精彩之至。今天的人们也许只能通过持续不断的专业发展和定期发表临床成果，方可与时俱进。其中还强调了跨学科研究和团队合作，以及管理的重要性。

关于课程设置的下一部分讨论了应该纳入的学科。更有趣的是其中很长一段关于"考试和教学之间的关系"。这个观点是伦敦皇家大学教育委员会（Royal Commission on University Education in London）（1913）提出的："考试是一种辅助方式，绝对不应取代教学，但也很容易损坏教学[13]。"正如赫胥黎在 1874 年所说："考试如火，把它当做仆人很好，但当做主人就很糟糕[14]。"纽曼对于许多考试持相当批判的态度，认为它们"阉割了教育，堪称填鸭式教育体系种种恶行的罪魁祸首[15]。"正如我们所熟知的，考试应该伴随而不是主导教学进程。纽曼说，教育需要的是一种新的精神，一种无法通过外界强加而只能内在培养的教育理想。他强调教学应该培养学生的实验方法和科学精神，他们应该熟悉社会生活和理解患者的病情。

作为首席医务官，他极其重视预防医学教育。他的目的是：

- 预防疾病发生和蔓延。
- 降低死亡率。
- 延长人类寿命。
- 增强个人和社会大众的体质和抵抗力[16]。

应该教授给学生的，是与当时的社会和公共条件相关的疾病原因和病情，疾病起因的研究，疾病与环境和外界条件的关系，卫生管理和科学方法的应用。

在关于医学院科研工作的最后一节中，对过去、现在、未来的思考反省令人十分叹服。他一方面主张教学更紧密地联系科研，另一方面要求将实验室研究与临床研究相结合。他再次引用了伦敦皇家大学教育委员会的话："……大学教师们应该将系统地参与原创性研究工作视为其工作的本分"[17]。他还谆谆告诫人们在毕业后要继续医学研究。他赞成为所有医生提供研究生培训和帮助，使他们的知识和技能与时俱进。

总而言之，这是一份富于理智与现代感优秀刊物。其语言可能略显不同，而且医学知识更新换代的速度可能远超当年想象。但是，其中的原则依然周密严谨，形成了本书最后一部分结论的基础。

20世纪20年代的研究生医学教育

我在浏览20年代的一本小册子时发现了这个主题[18]。这本小册子介绍了当年格拉斯哥的情况，介绍了第一次世界大战前研究生医学教育（PGME）的组织工作可谓乏善足陈，尽管当时也在制定相关计划。战后这个话题旧事重提，交由英国医学总会主席唐纳德·麦克阿里斯特爵士（Donald MacAlister）为主席的一个大学委员会再次讨论。他们注意到德国和奥地利的医学中心常年吸引大批来自世界各地的医学界人士。和英国人一样，美国和法国人正在整合他们的资源推进研究生教育工作。威廉·奥斯勒爵士（William Osler）领导成立了一个研究生教育学会。继1918年成立的一个医学联谊会（Fellowship of Medicine）后，一个研究生医学协会（Postgraduate Medical Association）随后成立，并且在1919年合并。

由于拥有"十分丰富的临床机会"，格拉斯哥大学委员会急于迎头赶上，大学随后建立了一个研究生医学教育协会。它的成员主要来自大学和主要教学医院的教师，大多数并非格拉斯哥大学的内外科医生。大学设立了医师课程、每周临床示教，以及关于产科、儿童保育、学校卫生保健、结核、性病等专业高级和综合课程。此外还建议逐步开设其他专业的课程。还为研究工作以及理学博士（DS）和哲学博士提供便利条件。大学决定以"与大师同行"为号召吸引青年科学家。考虑到这项创新计划的成败与否取决于财务状况，决定通过收费募集经费，而且计划向政府寻求帮助。此处记载了全英国改进研究生教育质量的进程。

《关于医学院的跨部门委员会报告：古迪纳夫（Goodenough）报告》[19]（1944）

这份提交苏格兰卫生部门的报告可谓意义深远。它的提出是为了"调查医学院校的组织架构，尤其是教学和科研条件，并提出建议"。报告有关工作在1942年开始。如同之前的报告一样，唯一的性别是男性。

报告撰写工作可谓完全彻底。他们召开了50次会议，其中34次会议听取了证人的证言。其中在苏格兰举行的两次会议都迁延数日。报告开头处列出了一些有用的名词解释，而第一部分对"医学教育和国家卫生服务之间的关系"做了概述。这里引用了一份有关医学教育重要性的相关陈述：

妥善规划和精心实施的医学教育是综合健康服务的基础。要保持此服务长盛不衰，必须将其建立在为医学和相关专业成员提供的，完善和健全的综合与专业教育体系上。它必须能够唤起公众的热情、智慧和合作[20]。

这是一个非常重要的声明，其中唯一的后期更改可能是用"专业的"替换"医学的"来反映医疗模式的改变以及提供患者服务涉及的各类相关人员。报告也高度强调了公众参与的重要性。

将医学教育的目的归纳为引导：

……医学生思想和性格的发展使得他们在取得执业资格后，能够最大程度地服务社会。它必须帮助学生掌握其专业所需的科学基础知识，对促进身心健康的正确观点，对疾病的足够知识，对于人类和环境之间的系统性理解，沉稳的决断力和精准的观察力，逻辑性强的思维方式和传播新知识的能力[21]。

关于筛选医学生方面，报告中有一个非常重要的部分：

● 在他接受医学训练之前，必须受过不低于大学录取标准的良好的普及教育。

● 不应将考试成绩作为唯一筛选标准。

● 考生应在录取之前经过面试，考生面试成绩和以前工作经历的内部报告应该在录取时占有较大权重。

● 筛选机制必须以尽可能早期（尤其在第一年）淘汰不适合的学生为必要补充[22]。

这份报告介绍了美国和加拿大的筛选方式，并要求认真研究其做法。

报告中被迅速采纳并实施的一个主要建议，是设立强制性的为期一年的执业前考核期，这一建议得到了人们的热烈欢迎。其内容是，要求每个学生在毕业考试后和执业之前，必须在一家或多家指定医院担任 12 个月的初级住院医师，方可获准纳入医师名录和独立行医。这是研究生培训的起始，而嗣后多个报告的主题之一就是这一原则在各个医学领域的扩展。

科研被视为基础，"一个社会若想扶植科学研究，必须首先找到并培训有能力和有志于科学探究的人。一定要为他们的工作创造最有利的条件，并提供他们所需的工具[23]。"在一个为患者提供高质量服务与通过科研改善提高医疗服务之间存在矛盾的年代，这些文字依然掷地有声。

关于培训教师的部分也很有趣。报告首先描述了好教师应该具有的特质：广泛而扎实的专业知识、临床技能、对学生的发展和想法感兴趣，以及启发和指导他们的能力。报告提出，帮助、指导和掌握教学艺术的技巧是大有用武之地的。过去对医学生教师的培训几乎乏人问津。除了描述医学教师的难处外，并未对如何改进提出积极的建议。

这份报告还对课程的内容、过密的课程设置和课程长度，以及其他问题都提出了建议。

这篇报告对于女性学医提出了重要的建议（见前第6章），特别是承认女性有资格接受研究生教育的重要性。

还有提到了大众参与医学教育的问题。比如，报告提出，世人无论贫富有时都会需要医生帮助，因此，公众应该成为促进医学教育和科研的主动参与伙伴。一个佐证有限的说法处于争论的核心："业已充分证明，如果病患的医疗护理与教学和科研行为紧密结合，而且治疗的每个步骤都经过全面而公开的讨论，可将医疗护理提高到最高水平[24]。"报告中引用了郡议会协会提供的证据，"医学院的存在改善了其所在地区当地居民的医疗条件[25]。"这一争论仍未止息。

关于研究生教育的最后一节，讨论了所需设施，多个专业更新课程的需求，尤其是全科医学。作者认为研究生教育"不够充分和完整"。关于专业培训问题，报告认为学员"应始终都被作为学员……必须给他们提供足够时间来认真检视自己手头的工作，以及阅读、思考和研究的充分时间[26]。"报告接下来讨论了建立研究生组织的问题，倾向于设在伦敦。虽然有提及成为专科医生需要的时间和经验，但是并没有正式的关于"成立专科医生注册"的讨论，专科医生的概念是由皇家医师学会定义的。正如之前提过的，报告中还特别提出了女性需要与男性拥有同样的毕业后教育的机会，最终的问题是平等。

这份报告堪称是20世纪40年代医学教育的精准归纳，提出的一系列提议都得到落实，为医生教育带来了巨大的变化。

英国医学总会关于医学课程的建议（1947）

英国医学总会的建议是对《古迪纳夫报告》的直接回应，但本文与《古迪纳夫报告》截然不同。从 21 世纪的角度看，本文似乎既有些内省有时甚至有些随心所欲。开宗明义几乎全是自我辩解的内容。医学总会不得插手考试，而且总会的宗旨"目前并且一向是"为特许机构和医学院校提供实际帮助。但是文章笔锋一转，"章程中没有提到，给所有学生规定统一的课程"[27]。

本文列举了《古迪纳夫报告》中多个建议的细节，赞同其中部分却旗帜鲜明地反对其他建议。它的基本观点就是当古迪纳夫委员会（Goodenough Commission）介入并且代表总会做了一些工作后，总会要对其指南进行修订。尽管其介入加快了总会修改指南的进程。这点所指的是建议中提出，总会应该刻不容缓地全面整改大部分医学课程。实际上总会并没有完全落实这一建议。

本文提到，1944 年卫生部长要求总会对所有的建议进行修订，而且总会也与医学院校和授权机构进行接触。这些机构明确表示，不应利用这些建议"使得总会可以借机对选择哪些教师执教哪些课程，或任何课程的教法等发号施令"[28]。这显然对总会十分不利，因为大大限制了他们改革课程的。在简介部分还有一个辩解，希望他们不会因为发表了某些意见而遭到"误解"。他们派了一个代表团到"新大陆"来考察美国和加拿大的做法。

这份文件首先触及的是《古迪纳夫报告》中提出的课程强度。在这方面他们至多能保证不会鼓励医学院校和特许机构将多余或不成熟的科目塞进学生课程里。至于课程长度问题，他们不同意报告中提出的，在最终考试前的整个培训课程时间不超过 4 年半的建议。但是，本文也提出了一个当下十分流行的观点，课程时间越长，给"收入拮据"的学生带来的负担越大。《古迪纳夫报告》中一个最重要的条款因此被束之高阁[29]。

至于通识和预科知识的问题，总会在 1937 年采纳了该建议。而总会对特定学科的评论十分有趣。比如统计学："总会认为新建议中最好不规定在哪个阶段或哪个相关学科应该教授学科[30]。"至于社会医学，决定不对在临床预科提出新建议，而且在临床阶段也不做任何改变。总会对报告关于外科教学建议的反应十分强烈：

总会认同委员会的观点，即不大愿意在学生的外科教学课程直接给予他们操作大型手术的能力，即便实际可操作也是十分不妥的。不同意委员会所说的，鉴于学生一取得社会行医资格就马上可以承担小手术的可能性很小，所以完全可以在临床学习阶段取消此教学内容[31]。

鉴于精神病学的特殊情况，总会支持将其列为单独学科。对性卫生的讨论十分精彩。总会指出：

如果授权机构和医学院考虑到性问题通常都是由全科医师处理，而认同将性卫生教育作为一门课程是重要的，那么最好将其纳入社会医学教学[32]。

这份文件给人的印象是，总会对于《古迪纳夫报告》率先提到了这些问题感到不悦，而且他们可能是希望做出改变但又无能为力。

英国国民健康服务体系（the National Health Service，NHS）（1947）

该体系在1947年的创办对医学教育的发展有着深远的意义。这是英国的国家体系首次涵盖医学生和研究生教学。每个NHS医院和聘用的顾问都有教学的责任。此前引述了《古迪纳夫报告》高度重视教育对于国民健康服务体系的重要性。但NHS的价值更多地体现在研究生教育上，尤其是在建立了地区性研究生中心后，院长们能够协调年轻医生的培训工作以及为整个区域提供所需的设备和相关经验。所制定的计划项目覆盖了主要的教学医院和地方综合医院，而且得到医院职工的积极参与。凡是建立了国立专科的地方，来自各地的研究生们就能够前往学习进修。整合和利用当地、区域及全国资源的能力确实是国民健康服务系统的一大作用，将这个系统和其他国家的系统进行比较，应该是大有裨益的。如后文所述，此系统在15年来发生了巨大的变化，其影响至今仍在评估中。

在建立国家卫生系统时也考虑到了专科的利益，和建立国家中心以满足具体病情或手术的需求，比如心脏手术、移植、遗传专科咨询、儿科和精神健康等。这些国家中心不应该仅仅发展技术和专业，也应该具有重要的培训职能，并能够随着技术基础而逐步扩大这些服务的覆盖范围。这些发展对于其他医疗卫生专业人士也同样重要。

医生的培训：英国医学会的医学教育委员会报告（1948）

由亨利·科恩（Henry Cohen）为主席的委员会发表这份报告可谓恰当其时，引起了热烈的反响，其中一些讨论内容将在下文中讲述。报告开头简要回顾了历史背景，并且提到了英国和美国当时在医学教育方面的讨论。它提出了一些问题，包括终生学习、挑选学生的难度、新增课程而不过分增加课业负担的重要性，以及目前背诵的是大量信息而不是原理，某些科系的割裂孤立，此外还提到了课程整合的必要性。报告还讨论了医学课程设置的目的，并且形成以下共识：

医学教育的目的不是将每个学科的大量事实和信息灌输给学生，而是让他们掌握扎实的基础原理，包括科学观点和方法、医学基础知识，理解和掌握必备技能，而且能够在面对非同寻常的意外情况时，足智多谋、应对有术。良好的学习习惯和方法是坚持自学的基础。必须安排时间进行体育锻炼、再创造、独立阅读和闲暇静思[33]。

报告中关于能够巧妙地应对意外情况的评论很有意思，这种说法鲜见于关于医学教育目的的文献和报告。委员会强调指出，不同意"关于课程设置的目的就是培养一个胜任称职的普通执业医师的陈腔滥调"[34]。

第 13 章内容涉及如何遴选医学生，其回顾了历史背景，指出由于考生多学位少而且出于社会和经济原因没有限制条件，必须对此采取相应措施。他们同意，负责挑选学生的人承担两项义务：首先，他们必须确保那些接受高等教育的受益人拥有从医的天赋；其二，社会有权利期待投入的资金能够获得最大的回报。他们回顾了当前学生挑选的所有相关问题，最终形成了一项建议，最好采用专门委员会面试的方式以博采众议，初步筛选的重点在于测试考生的智力水平。最关键的建议是，委员会在第一、二学年结束时审核确定是否同意学生继续学业，而且让委员会成员将此前对学生学业的评估意见与其实际表现进行比较[35]。

这份报告接着全面探讨了课程安排的细节，包括一个重要"医学整合"

章节，其中的主要观点就是反对课程安排过分细化。报告讲述了教学方法，并引用了诺亚·莫里斯（Noah Morris）教授的话："什么是教学能力？毫无疑问，最好的教师能够将优秀的思维习惯、良好的技能和生活习惯影响学生。[36]"作者强调指出，有权聘用教师的机构往往不是将教学能力视为医学教师的基本素质。他们认为"教师应该把学生当做自己的门徒，而不仅是随从。"在章节的最后，他们提出，大学对于教学工作的培训筹划缺乏重视，而且："生来具有教书天赋的人可谓凤毛麟角，大批教师都会通过此项计划得到提高。应该针对不同的大学学系制定对应的课程来弥补这一缺陷[37]。"

与1947年的医学总会报告相比，这篇杰出的报告为未来奠定了基础。

医学教育界各抒己见

在1947年英国医学总会报告发表之后，医学教育界根据当时的讨论，在《英国医学杂志》和《柳叶刀》上发表了一批文章。第一批中有一篇文章是《柳叶刀》负责人撰写的《学习方法》（Ways of learning）[38]。这篇文章的重要性在于记录了学生和教师对各类问题的观点。学生课业负担是否比以前更重了？只有下苦功夫学会的东西才是唯一能够永存记忆中的知识？电影是个很好的教学手段还是催眠术？今天的教师们是否对苏格拉底教学方法有所进步？

教师和学生们对这些问题的答复非常有趣[39]。其中有对社会医学经验的正面评价，以也有对录影在教学中作用的意见。我们看到，这些"传授知识的方法属于催眠型的……其他任何方法都无法取代床边教学"。这些意见赞成学生们尽早介入患者案例，自行记录病情直至患者出院。

有人就学生的课业负担说："我认为所谓减负的强烈需求，很值得怀疑。我的经验是，好学生和马马虎虎的学生都能从容应对现在的课业负担，没有受到明显的损害。反对的声音主要来自于差生，但他们的证言是值得怀疑的。"其他的意见引用如下：

我相当质疑所谓的现代教学法。实际上，我自己的方法可能是最古老的，叫做苏格拉底教学法！

最重要的教学就是床边教学。拥挤不堪的学校和战时压力都会扩大班级的规模，影响了前些年那种小范围的床边教学。

尽管也有不同意见，但是对所有学科而言，系统地讲授课程还是非常重要的。

现在，一个班 20 名学生中只有 2 个人知道大便潜血的简单测试方法。平庸的学生们培养成机械思维模式，他们只会送标本到实验室做检测，查看传真，指望着"万能临床诊断机"能弄出一个诊断来。

医学院的问题始终在于如何找到好教师。

这就是 60 年前医学教育的生动剪影，可能今天仍在重演的故事。

1949 年 9 月号的英国医学杂志（BMJ）中的一篇名为《医学教育改革》（reform in medical education）的文章中，介绍了更多的例子[40]。文章作者是 W. 梅尔维尔·阿诺特教授（W. Melville Arnott，伯明翰大学的医学教授）。其后还有一篇由皮克林教授（G. W. Pickering，伦敦大学医学教授）撰写的关于生理课教学的文章[41]。这两位杰出的医学教授致力于著书立说来改革医学教育。

例如，阿诺特提到了历史背景，并开篇就讨论医学的科学方法。随后提到关于"教育实践中的错误"的有趣内容。接下来讨论了选拔教师的问题，特点是不厌其烦地细节描述，但并未提及如何培养教师的问题。他指出学生遴选问题"颇多争议"。其中最后一句话很有意思，"学业初期就表现不佳的学生应被淘汰。英国的人力资源和财富不再用之不竭，已经玩不起张冠李戴的游戏了。"提到了课程整合的可能性，（一位医学教授）也评论了外科的地位问题。他提到："在我看来，已经到了医学与外科学重归于好的时候了，两者间工作和利益方面的共同性远大于分歧。内科医生不需要做外科，但外科医生一定要懂得内科知识。"文章提出了减轻学生负担问题，也提到了引入社会医学教学的问题。他在文章末尾引用了托马斯·路易斯爵士（Thomas Lewis）给古迪纳夫委员的证言，提到医学教育应该：

……旨在培养学生在前进路上训练有素，熟知信息源并具有鉴别能力，能够清楚地理解和扎实掌握所有常见疾病，以及疾病的常见或罕见症状。这样学生就能够在学习期间打下坚实的知识基础，从而具有充实的知识和能力[42]。

皮克林强调了教育（education）和授课（instruction）的区别所在，他提到，因为医学的历史背景、课程设置内容过多以及大学教师人数不足等原因，授课方式直到不久前都鲜有变化。在"教育技术"标题下，他列出了讲座、个别辅导和实践性课程等。他要求不要忘记学生，而且当他观察学生在一年（不间断性评估）中的表现时，他怀疑我们是否准备废除考试。

1950 年的 BMJ 杂志刊登了一系列关于教育和学习的文章。第一篇就是伦敦大学比较教育教授劳韦里斯（J. A. Lauwerys）撰写的有趣文章[43]。他讨论了多种教学方法，其中包括对"项目"的精彩描述。这是第一次有文献提及基于问题或基于主题的学习方式，他提到了一个法语概念"centre d'intérêt"，即以整合的基于问题的方式来研究课题。他在文章收尾时探讨了教师培训问题，这部分留到最后是因为这是最为困惑和困难的挑战。他提出了一个问题，大学教师是否能从接受教学或教育方法的特殊培训中获益。他提了一些建议。例如，年轻教师应该邀请一位有经验的教师旁听授课并提出意见。学系领导应该举办教师的教学会议或周末会议讨论教学问题。但他认为这已经是极限了，不宜更进一步。

在 BMJ 杂志的同一期上还有几篇关于"讲课的艺术"（Art of Lecturing），"临床教学中的方法和人员（methods and men in the teaching of clinical medicine）"等文章，作者正是亨利·科恩（Henry Cohen）爵士。有一篇有趣的文章是关于"辅助教学教具（some mechanical aids to mstruction）"的，其中讨论了包括黑板、模型、幻灯机、幻灯片、动画片、磁带、录音机和电视机的可能用途。最后，在一篇伦敦医学生写的精彩文章中[44]，他问了三个问题：

- 我们培养目的是什么？
- 首要之事是否优先处理了？
- 问题出在哪里？

他对于教学过程的很多方面都进行了批判，包括他提到的过去曾经视为重要但现在却成了大骗局的临床指导课。查房质量好的可以好到家，差的简直难以忍受。一本正经的系统性讲座其实一点价值都没有。常规的基本知识在标准的教科书上就可以找到，60 分钟的课程上几乎没有提供什么内容。他非常支持个别辅导制度。他不相信我们需要全日制的临床教师，因为很多兼职顾问非常优秀，只要有足够的住院医师（培训中的医生）就几乎不需要多做什么了。他最终提到了医学的艺术：

医学是一门伟大的自由职业而非行业，人们应该不遗余力地将这一道理给医学生讲透……遴选医学生时重视品格高于智力，是向正确方向迈出的一步。但同样重要的是，自始至终都应该高度重视医学那些不仅是科学也是艺术的领域[45]。

倾听学生和患者心声可谓价值连城。

《柳叶刀》刊登的文章很有趣。比如，阿伯丁大学的钦定医学讲座教授艾肯（R. S. Aiken）在 1945 年撰写了"医学教学（the teaching of medicine）"一文[46]，他提出教师要完成三个使命："帮助学生掌握人类疾病的知识；培养他们的思维能力，以便应用知识治疗和预防疾病；鼓励他们建立良好的医患关系，这种关系是医学不可或缺的特点"。他在接下来的段落中用了几个妙语横生排比句："知识的基本要点多如牛毛，无法像传奇故事那样全部死记硬背"。他提到《古迪纳夫报告》时，强调了它在心理学和社会医学方面的重要性。

第二篇文章是英国盖氏医院的外科医生奥格里夫（W. H. Oglive）写的"外科医生的教育（the education of the surgeon）[47]。"文章第一部分是"寻找外科医生"：

我们要培养的这个外科医生，到底是什么样的人？做好外科医生主要靠天赋还是后天教育培训？……一流的外科医生必须是一流的人，但是一流的人不一定能成为一流的外科医生。因此有必要进行初步筛选……英国的奖学金制度规定以通过初级考试进行初筛。

找到了合适人选后，如何才能把他培养成出色的外科医生？什么是出色的外科医生？请允许我引用自己的话：判断一名外科医生是否出色，至少要观察他工作的五个方面：所掌握的解剖、生理学、病理学、外科史、现代文献和其他外科医生著作；智慧——长期经验积累养成的临床感觉和判断力；原创力——将杂乱无章的观察结果整合成新观点的能力；用口头和书面文字进行指导的能力；手术技能。

他对智慧的获取途径进行了精彩的评论：

可以通过临床学习和讨论获得智慧，也可以通过咨询智者，观察他们的做法，聆听他们的评论。教师最不该做的就是在讲台上高高在上。尽管很少有人去丈量区隔讲台和前排学生之间的六英尺距离，但是人与人之间的接触能够融化横亘在经验和缺乏经验之间的坚冰。理想中的师生关系不是大师和小学生之间的，而是工艺大师和学徒之间的关系。

最后，他对任命高级外科医生的问题评论如下：

教学医院的高级外科医生职位不应轻易换人，但是不宜任命45岁以下人士担任此职位。如果初出茅庐的住院医未在见习期内被淘汰而后被集团某个医院所聘用，获邀参加所有会议和讨论，也能够轮班进行临床讲座并且获邀协助进行某些科目（比如应用解剖）的教学。如果这些人获准不时调整岗位，享受可旅行和研究的学术假期，就会有一批人从母校成长起来，那么就能够根据他们的实际能力而不是潜能，从这批人中选拔高级医生。如果天赋足够的话，如此选拔出来的人都可以成长为最杰出的外科医生。

英国皇家内科医师学会

这段时间皇家内科医师学会发挥了很大影响，原因之一可能是埃利斯（Ellis）举办的古尔斯托系列讲座（Gousltonian Lectures）（见后文）。他们对课程设置发表了两份报告。第一份报告是提交给计划修改课程设置的医学总会的。报告涵盖了前文谈到的所有领域，提出了一些有趣的观点。比如：

- "与其学长相比，现在的许多医学生在入学前综合素养不足，因此那些进步迟缓或进入专科学习较晚的学生可能就不该学医。"
- "医生不再能够凭资质即可不受监管地随意行医、手术和接生。"
- 作者也提到了在医疗实践、专业化和疾病谱方面改变的重要性。[48]

他们最终总结道：

促成这些改变的改革是否有必要，只能通过在医学院校中实践才能确定，但对此医学总会现行的建议几乎未留余地。如果总会认为应该用一些关于教育目标的宏观说法来取代这些具体建议的话，他们应给医学院校提供引导，帮助他们重新研究自己的问题。他们建议说，如果医学总会扩大其对医学院校和医学考试的检查权，将使他们能够无需发出指令便履行其法定职责，当然医疗行为委员会在 1881 年界定的"普遍重要性"问题不在此列。

1956 年发表的第二份报告[49]重复了 1955 年报告的很多内容。正如我们看到的，这些建议被纳入了医学总会 1957 年的报告。

来自美国的插曲

在 20 世纪 40 和 50 年代，医学教育发生了一系列意义深远的变革，给世界带来了巨大影响。这种影响仍在持续并备受关注。如果不讲述变革的发生过程和它的影响，是很难阐释英国发生的变化的。在乔治·米勒（George Miller）的《培养医学教师（Educating Medical Teachers）（1980）》一书中精彩地描述了所发生的特殊事件。他在开篇提出了一个鲜明的观点，我们对生命中比如结婚、为人父母等很多大事情都是准备不足、仓促应战的。他说："尽管人们在接受医学教学任务时是深思熟虑和心平气和的，但担当这一重要角色的准备工作依然是不够充分的[50]。"

变革过程中最激动人心的部分是在西储大学（现在的凯斯西储大学，Case Western Reserue）发生的，该校课程创新的力度远大于其他地方[51]。在约瑟夫·韦恩（Joseph Wearn）1945 年被任命为教务长后，接手了一所风波不断、濒临倒闭的学校。他着手进行改革，显示出了巨大的热情和想象力。他把各院系改造为动员大家都参与制定和实施教育政策的地方。他个人的背景使他具有求学和求证精神，而且他认为教学项目应该以学生为中心。这就是革命的开始，是一件值得大书特书的故事，而且对全世界都产生了深远影响。哈佛大学医学院、斯坦福大学、阿尔伯特爱因斯坦（Alert Einstern）医学院以及美国、英国和澳大利亚的其他机构也采取了类似的办法。文章的脚注中提到了杜伦（Durham）大学（泰恩河畔的纽卡斯尔市，Newcastle upon Tyne）的改革，这一卷的作者核实了 1962 年引入的课程改革，与西储大学变革有很多相似[51]。

这场革命也在纽约、布法罗（Buffalo）展开，与西储大学、康奈尔

（Cornell）大学和科罗拉多（Colorado）大学的其他进展息息相关。米勒（Miller）引用了医学院校联合会执行理事沃德·达利（Ward Darley）的话："布法罗大学 1951 年推出的医学教育项目，是第一次有组织地研究和全面评估医学教学与学习进程[52]。"这是美国多年来争论和讨论的聚焦和高潮，如本章前文中已经讨论过的，在欧洲，类似的问题虽已受到关注，但是并没有着手进行改革。纽约大学医学院儿科教授斯洛波地（Slobody）在 1950年很好地总结了这段时间的状态：

1. 医学教学的效率并未达到最高水平。
2. 教育的原则和医学教学的关系与基础科学和临床医学的关系相同。
3. 恰当应用这些教育原则会提高医学培训质量。
4. 医学院校应将教育的基本原则整合为课程的有机组成部分。希望成为教师的人们应该能够攻读颁授硕士学位的医学教育研究生课程[53]。

一向以来，人们都是在与具有共同理念和远见卓识的英联邦基金会（Commonwealth Fund）携手合作的情况下实现改革的。儿科医生和该基金的执行理事莱斯特·伊文思（Lester Evans）和教务长爱德华布里奇（Edward Bridge）承担了改革主要推动者的角色，而且教师和导师们定期开会的概念演变为各类医学教育研讨会。教务长的支持可谓至关重要，使得该项目在第一年就取得了成功。项目在 1951～1952 年取得了更多进展。当其他院校（比如凯斯西储大学）使用的是比较宽泛的临床经验时，布法罗大学因其召开的导师研讨会而与众不同。学生们被鼓励参与教育计划的制订。有趣的是，项目下一步进展是吸收了一位社会学家和人类学家纳撒尼尔·坎特（Nathaniel Cantor），这一举措在后来被称为"一个大胆的教学法试验"[54]。当然，对此并非人人叫好。其他地方也在进行试验，但因为无法让"教育学家"和医学教师进行互动而鲜见成功案例。布法罗大学继续推进项目和评估，也取得了一些积极的成果，比如：

- 深化了对教育总体目标的认识；
- 深化了临床医生对基础科学家作用角色的认识，反之亦然；
- 深化了对正规教育复杂性的认识；
- 认识到对于培养和发现优秀教师来说，某一门知识是重要的标准，但并非全部标准。

这些是 20 世纪 50 年代得出的重要结论。关于医学教师的培养还有其他问题，为此举办了夏令营。全世界各院系间建立了广泛的联系，相互之间开展了大量的互帮互学。

下一阶段的任务是将概念"输出"到其他医学中心，或如米勒所说，"开始扩散"。为此再次邀请英联邦基金会提供关键性资源，但基金会因故婉拒了。但是，他们同意资助从另一所医学院聘请顾问，观察项目发展情况，为此选择了里士满的弗吉尼亚（Virginia）医学院。这项试验进行得很成功，证明了为住院医生提供教育顾问是可行的。人们逐渐认识到，学生学习和员工的发展都非常重要。一直以来，机构中高年资医生对于创新计划的支持都至关重要。选择的第二所进行尝试的学校是斯坦福大学，随后是其他多所学校。

还可以列举出许多英国的改革相关的线索，有些会在本章谈到。比如，皇家内科医师学会关于医学教育的报告中写道："在过去的十年中，没有哪个国家（比英国）发表了更多关于医学教育改革的睿智报告，也没有哪个国家落实的这么少[55]。"我们接下来将要描述变革中一个核心人物——约翰·艾里斯（John Ellis，后晋升为约翰爵士），他是伦敦医院的内科医生也是伦敦医学院的副院长。他在洛克菲勒（Rockefeller）奖金资助下遍访了美国多家领先的医学中心，随后在皇家内科医师学会的古尔斯腾（Gousltonian）讲座汇报了访问成果，并将报告刊发。他的结论是，前行之路是"建立一种学习的方式。学习、教学和行医模式三方面都需要进行研究"[56]。

他希望成立一个国家级医学教育协会或机构。他的报告影响了 1957 年的英国医学总会报告，也促成了 1956 年医学教育研究会（Association for the Study of Medical Education，ASME）的建立，以及《英国医学教育杂志》[（The British Journal of Medical Education）现在叫做《医学教育》]的创刊。可以说，这些改革成就完全仰赖他的一己之力，有关的前因后果将在后文中谈到。

在接下来的十年中医学学习和教学项目不断增加，而且出现了多个有趣的新思想传播图[57]。全美和世界各地成立了大批医学教育和培养的团体。新教学和评估方式如雨后春笋般涌现，模拟技术和基于问题的学习方式也先后问世。世界卫生组织参与了这些活动，并且就，特别是发展中国家，教学准备工作提出了一系列倡议。新设立的奖学金项目帮助教师们参观走访和交流经验，从而培养出了三个层次的专业人才：教育专家、教育领导者和教育实践者。

新医学院校在全世界不断涌现，并大大受益于没有历史包袱，能够从零开始设计课程和学习方式的有利条件。其后部分详细描述了其情况，包括以色列内盖夫沙漠的本·古里安（Ben Gurion）大学、加拿大麦克马斯特（Mac Master）医学院、荷兰的马斯特里赫特（Maostricht）大学、墨西哥城的霍奇米尔（Xochimilcho）科学院和澳大利亚的纽卡斯尔（Newcastle）大学等。

在接着介绍英国情况之前，还是应该回顾一下米勒书中的最后落笔："学生最应该在医学院校中掌握的不是一大堆尚未毕业就已过时的知识，而是将伴随其整个职业生涯的态度和价值观"[58]。

他最后强调医学院校应该珍惜自己的教师并且给予他们应得的报酬。

伦敦召开的第一次世界医学教育会议[59]（1953）

世界医学教育的首次会议在一个重要时刻召开了。此刻形势正在发生变化，医学教育界的杰出非凡人物济济一堂，在为期一周的会议上讨论了以下四个主题：

- 医学院校招生标准
- 医学课程的目标和内容
- 医学教育的技术和方法
- 预防医学和社会医学

会议共发表了90多篇文章，文章合集内容充实，将20世纪中叶的医学教育思想载入史册。尽管不宜在此归纳合集的全部内容，但也应该提及其中一两个观点。

首先讨论了医学教育面临的挑战：剑桥大学的钦定生理学讲座教授和会议主席莱昂内尔·惠特比爵士（Lionel Whitby）列举的这些挑战包含了医学知识的积累、应该进入医学院的学生类型、教师的角色和课程本身。他同样提出，因为社会医学的部分内容比较容易让外行明白，而且其实现方式，特别是资金来源等问题也掌握在外行手中，使得社会医学成为了与业外人士沟通的门户。

医学教育史中有一章十分有趣，后来的讨论大多都围绕着其中设置的背景展开。另外，还有标题为"什么是教育？"的实用序言，阐述了有关的部分哲学背景。

医学院校的招生标准一节的论点似曾相识，认为由于考试过多而需要进行筛选。学历当然是筛选标准之一，但是对学生的性格和个性等更广泛的探讨也很有价值。其中也提到了那种众人皆知的简单办法，即先行统一录取再在第一或第二年大批淘汰。还有一个重要观点是，新生不仅要具备科学背景，还要考察其人文知识和兴趣。这一观点在合集中的其他部分遇到反对意见。作者总结说，没有哪种筛选方式是十全十美的！

合集为"如何教育教师"专设一章[60]。在这章中，作者认为应该加强教学前准备，但是其他部分章节的观点则与此相反。比如，在医学课程目的的部分，一名著名资深学者比较了中小学教学和大学教学之间的不同点。他写道：

……前者着重于向儿童和青少年传授内容有限的知识，而后者的使命应该是学生走完求学之路前的伴行者，确保在他们走出校门时，已经为继续求学探索而武装到牙齿。教学设施的重要性毋庸讳言，但我认为其对于大学教学来说仅是辅助性的，而并非必备条件[61]。

这一争论一直持续，接下来会再次讨论。

设立讨论预防医学和社会医学的专场是这次会议的一大特色。我们发现《古迪纳夫报告》强调了其重要性，而医学总会对此却是敷衍应对。合集中有一整节讨论流行病学、遗传学、精神病学、社会环境，医学教育情景设置、职业健康、婴幼儿照护、居家和营养等。总之，合集是对演讲者和文献的精辟归纳总结。

综上所述，合集描述了历史和当前面临的挑战，尽管其中并未谈到关于研究生或专科医生医学教育的问题。其中很多问题在 21 世纪初依然如故，而且有关争论依然激烈，而且解决办法依然芳踪难寻。

医学教育的变革

约翰·埃利斯爵士（John Ellis）

《柳叶刀》在 1956 年初引用的两篇文章十分重要[62]。时间在埃利斯爵士访问美国之后，于 1956 年在皇家内科医师学会的古尔斯腾讲座上公开演讲。文章促成了 1957 年的英国医学总会报告出炉，其目的是回顾医学教育历经变化和未来发展要求。

埃利斯首先讨论了所谓"模块"系统，即将医学教育分成临床前和临床教育两个部分的理论。他批评这种设置破坏了课程的整合性，他把第二次 MB 考试（两个模块之间的时间）视为医学教育跟上形势变化的一大败笔。他提及了（在本章中列出的）之前报告所建议的改革都形同空谈。其中特别提到了所推行的国民医疗健康体系（NHS）及其产生的综合性影响。他希望教学能够具有延续性和扩展性，但这方面的资金困难无法克服。他也说道，专科化水平随着该体系规模扩大而与日俱增，由此对教学产生了综合影响。专科化的发展，使得"学生发现越来越难掌握辨别轻重缓急的能力"，因此降低了他们的责任感。

埃利斯也和同道有同感，医学新生们越来越专科化，大多数人为获录取只关心研究课题。因此他主张均衡设置教学内容。在他的漫画里，凡是踏上医学旅程的学生们，大多心情沮丧、所学不足，只为考试死记硬背。医学生的教育过程形同生产线，让他们无暇思考。他高度赞同古迪纳夫提出的一年期预科（pre-registration year）建议，即便此举可能构成新的屏障。然而，埃利斯认为这个体系业已陈旧，需要真正的改变。

他的访美之行激发了他的思考，而且美国同行对医学教育深入思考以及体系中大量聘用的专职人员等都给他留下了深刻印象。他认识到，当务之急是定义医学教育的目的。他引用了撰写描述西储大学的汉姆（Ham）博士："课程设置就是学生的学习历程；它既界定了限制条件也说明了机遇所在"。各个模块设置如下：

1. 目的说明——我们希望在本科教育阶段实现什么。

2. 教育目标的制定——我们必须教授什么学科才能达到目标。

3. 分析学生掌握此学科的学习过程，以及授课技巧。

4. 勾勒教学计划，即以最符合学生发展阶段的方式纳入这些过程和技巧。

5. 将理论转化为可行的课程设置来实现计划。

埃利斯的观点是，可以清楚看到，教育的目的是为学生打下将来可凭借自学学习各个医学专业的基础。他给出了三个目标：

1. 培养学生精准的观察力。

2. 培养逻辑思考能力。

3. 获得经验性知识。因为只有经验才能帮助学生具备临床判断力。

他为实现这些目标计划的具体课程安排如下：

1. 常规学习。

2. 学习常规之外的变化的成因和影响。

3. 关于临床方法的入门课程。

4. 实践临床方法的阶段——实习。

5. 巩固阶段——将专科病理学和临床医学系统学习相结合。

6. 主要是在病房中获得更多经验的阶段（by attachment to firms）。

7. 门诊教学以及产科儿科教学阶段。

8. 门诊和院外在导师指导下行医的阶段。

9. 导师指导下自主责任（responsible practice）行医的阶段，纳入医生名录前的聘用阶段。

我感觉后来出现的很多课程都是依此仿效炮制的。

有趣的是，埃利斯在赞同此计划的同时也考虑了另一个方案，即在凯斯西储大学开始引入的临床教学。他认为"这个方案无法帮助学生们打下学习临床方法更好的基础，而且其效果可能并不理想"。当然，他也的确发现了该方案在某些方面的优点，例如导师制度、跨学科教学和把教学计划付诸实践的能力，但是他仍然认为自己的计划总体上更好。

关键的问题是改革的方式。埃利斯坚持认为这个工作应该由医学院安排给课程设置委员会负责。考虑到试验自由度的问题，他主张医学总会应该允许自由进行试验。该体系和卫生部门之间的联系也是非常重要的。他在结尾时提出了一个重要的改革：

因此，医学教育改革的第三步是建立一种学习的方式。学习、教学和行医模式等三方面都需要进行研究。前两个方面有赖于未来医学教育的提高，而最后一个方面则是由学生最终从事工作的特性决定的。三个方面都是大学医学院面临的实际问题。他们的调查工作需要一个可产生鼓励和相关性的聚焦点，而且，这个聚焦点必须以一个全国性协会或医学教育研究所的形式出现。这也构成了各皇家医师学会与大学医学教师合作的绝佳机会——在教育层面上的合作必然会创造医疗行业各领域广泛合作的条件[63]。

医学教育研究会（the Association for the Study of Educaiton）就是在此背

景下应运而生的。

英国医学总会对于医学课程的建议[64]（1957）

这份报告与1947年的截然不同。其中不仅毫无歉意，而且在医学院校中掀起了改革的热浪。它在第二页中提出了一个重要观点，即总会直至1950年前都有权力指派访客到医学院校，以汇报"给学生提供授课是否充分"等问题。在其1947年报告中就曾对此问题提出重要关注，因为届时他们确实无权进行干预。前面提到的艾里斯医学教育报告，对于这份建议产生了重要影响。

有趣的是，英国医学总会会长在1946年9月26日在总会发表的演讲中提到总会赴美访问的具体情况。此次访问得到了纳菲尔德基金会和洛克菲勒基金会资助，期间访问了纽约、康奈尔、哥伦比亚、芝加哥、密歇根、多伦多、麦吉尔、哈佛和约翰·霍普金斯大学。此行对北美的医学教育取得了令人振奋的收获，他们得到了很多关于医疗的重要信息，比如医疗实践的标准、课程内容和设计等。

在1947年的报告之后，他们做了大量工作而且争取到医学院校的大力配合。总会认识到，对于1947年报告的批评之一就是过于明确和细节化，给创新和原创留下的空间太小。他们认识到了课程安排内容过多，学生背诵数据信息的负担过重等问题。因此这份建议的基本目标就是缩减课程内容。

比如，整个培训阶段的最短时间长度是已经确定的，但是分配给特定学科的时间却没有规定，也没有尝试对特定科目的教学范围作出精确规定。视察医学院校的方式改为小组形式，全面考核其课程安排。

对于专业教育的两个关键建议是："在整个专业教育阶段，应该鼓励跨学科教学"，以及"背诵和复制事实数据不应妨碍培养学生掌握原则的能力和独立思考的能力"[65]。

包括在20世纪60年代新成立的许多医学院校都认真落实了这些建议。这些新的学校将另文讨论。本书作者1959年就读格拉斯哥大学的医学课程。届时该校教师和董事会都在积极地讨论一个根据总会建议制定的新课程，而且在1964年完成了此项工作。在花费两年时间取得理科学位后，作者回头来学习的已经是新的"整合课程"了。在这一模式下，临床教学的数年里都以主题方式把基础到临床的多个学科结合起来了。1967 年的毕业班当时并没有意识到他们在这一影响深远的改革活动中所扮演的角色。

建议中也讨论了预防医学，明确了其与地方当局和社会公益服务的关系。

1957 年的英国医学总会报告虽然只有短短 15 页，但是具有深远影响，而且描述了在总会的领导下各界共同努力可望实现的成果。

关于大学的报告

在这些关于医学教育的报告中，有两篇关于大学教育的报告非常重要，而且成为了人们重点审查的对象。第一篇是关于大学教育的黑尔（Hale）报告，我们将在第 14 章讨论其细节，第二篇是关于高等教育本身的罗宾斯（Robbins）报告。

《高等教育报告：罗宾斯报告》[66]（1963）

这篇报告为一个时代的高等教育指明了方向。它的主要结论是应该在英国创办多所大学，提高大学的先进科技水平，并建议将学院和理工学院升级为大学。报告中讨论了一系列问题，其中一些与本书的主题相关。

这篇报告的开篇重新定义了高等教育的目的，包括"教授学生具备相当能力，以便在全社会分工中找到自己的位置"。这篇报告没有对开门见山即点出此主题表示歉意，不仅因为他们认为其非常重要，而且因为他们认为这个问题有时被忽视或低估。第二，他们的观点是，教学内容和教学方式应有助于提升：

> ……全面的思想力。（医学教育的）目标不仅是培养出专科医生，而是培养出学养深厚的人（男人和女人）。良好高等教育的基本特征，在于即使是教授具体技术问题也注重提升学生的全面思维能力，使他们能够举一反三、推此及彼……[67]

接下来的关于学生挑选和所使用方法是用一句习语来表述的："在此领域中，完美无瑕可望而不可及。"作者表扬了学校报告的用法，并提到哈佛大学等美国大学还应用了其他测试方式（特别是"学术能力测试"），并建议加强这方面工作。这并不意味着代替学术考试，而是辅助它。

这篇报告高度评价了教学和研究的整合："我们坚决反对把高校不搞科研，将科研集中在科研机构这种极端的做法……高等教育的核心思想就在于引导学生进入知识责任和学术探索的世界，并积极参与其中[68]。"

随后作者讨论了各种教学方法并且描述了其使用范围。此讨论的有趣之处在于，大学教师是否都应该在执教前进行一段时间教学方法的培训。在对教师（他们之中大部分希望接受）进行调查之后，他们建议"所有新聘用的低年资教师都应该得到有组织地培训讲课和带领小组讨论的机会"[69]。这是一个重要结论。逐步付诸实践，虽然缓慢尚且不够系统完整。

这篇报告的建议意义深远，并且对医学教育在内的教育界产生了广泛的影响。

《皇家医学教育委员会：托德（Todd）报告》[70]（1965~1968）

这是医学教育史上最为意义重大的报告之一。尽管当时推行遇阻，但是在历经许多其他报告的40年后，托德建议几乎全都付诸实施了。这一点反映了医学教育史上最有趣的一点，新思想的实施周期。我们看到了19世纪时围绕英国医学总会的形成机制，而在《托德报告》中，我们看到了专科医生注册制度是如何提出、如何被人们忽视，而且在历经磨难后最终被接纳的过程。下面会简要介绍这些报告。本书作者不久前读到了一封1966年从美国机械工程师协会（ASME）和英国国家教育研究基金会（NFER）收到的信件，其中要求学生填写一份委员会关于学生对医学教育看法的调查问卷。

这篇报告从历史的角度介绍了背景情况，在第4段有如下陈述：

我们曾经不得不承认，我们实际上不具备关于英国医学教育实践过程和成效的系统性事实；我们曾经建议对医学教师的目标和方法进行适当研究，并以此作为未来几年大量医学教育研究工作的组成部分[71]。

此文对英国忽视医学教育调查研究工作提出了严重批评，其中提出了很多问题，重点是：

……研究生课程的目的应是培养不断进修提高的学识广博的医生，而不是成品医生。我们坚信，本科医学教育必须由大学完成，拥有大学学位是英国学生学习医学专业的必备条件[72]。

报告从研究生的角度提到了 1967 年成立的研究生医学教育中心委员会，并且对此表示欢迎。文中提出了一个研究生教育方案，内容包括：一年实习期、基本专业培训、高级专业培训和继续教育与培训。这些建议在当时看比较激进：学员可根据这一计划在完成继续教育后获得顾问医生职位。这个计划将培养"初级专科医生，然后成为专科医生"，而且也有获聘顾问医生职位的资格。计划促成了"医院专科医生"这一新类别。

作者还提到了，一些见证者建议继续专业教育应该强制 NHS 的每位医生参加。他们也提到了"就算我们考虑过强制性原则（事实上没有），也不能覆盖继续教育的所有形式"。

从监管的角度来看，他们建议应该有一个像"大英研究生医学教育中心委员会"这样的机构来全面管理英国的研究生教育和培训。它可以通过地区性机构运作和监管教育工作。

重要的内容是，他们建议英国医学总会应如同本科教育管理工作那样，承担起研究生教育管理功能。"总而言之，总会应细化和不断研讨有关的专业培训、经验和资质条件，这些资质使得研究生能够掌握专科的独立临床决断能力，而且应该将被认定符合相关标准者纳入记录"[73]。这此项工作与有关专业团体共同进行。虽然这个提法引起了很多讨论，但直到 30 年后专科医生注册制度才建立。

报告详细讨论了本科生课程。提到医学对于年轻人最基本的吸引力是提供他们以某种方式服务人类的机会，比如帮助病患，通过科研推动医学科学，或者改善医疗护理的组织。基本的问题是如何设计课程来实现他们的愿望。作者强调这些课程必须主要以教育为主，而且医学教育的目的应该是：

1. 保证学生在毕业时即掌握足以理解其专业基础的医学和行为知识以及科学训练，并能及时掌握医学最新发展。

2. 全面教授内外科主要学科的临床方法和患者护理知识，同时教授社会医学和预防医学[74]。教学应该让学生产生继续深造的渴望。

这篇报告还讲到了课程安排的框架，并且更详细地讨论了课程的长度。

有趣的是，在整合课程方面，报告提及了西储大学的工作和英国很多大学所做的工作。报告讲到了小组教学和临床轮转，并特别提及了学习中的选修阶段。它提到这不是一个新设想，但是选修课程因经常安排和考试时间过于接近而削弱了它的价值。

关于挑选学生这一部分，报告首先写道："我们已经在广泛地发现了对候选者参与进入本科医学教育筛选方法的批评意见"。迄今并未发生什么改变。报告继续评论道："对于这些问题，总会有不同意见，我们认为在找到把学生的特性和最终职业表现联系在一起的方法之前，都不可能取得统一"[75]。他们建议继续进行研究。

接下来的重要讨论是关于扩招的需求，并且建议现有学校扩大招生规模和成立新学校。这些新学校有机会运用过去的经验教训，后续将更详细地讨论这个部分。

《托德报告》合计400多页，花费了3年完成。其中委员会召开了100次会议，并从很多人和组织获取了信息。委员会由一些20世纪中叶最卓著的医学领导者组成，其中包括起草了报告大部分内容的埃利斯爵士。然而这份报告的建议落实的内容业十分有限。在35年后的21世纪初，其中大部分内容已实施。

新涌现的医学院校和老牌医学院校的变化

20世纪60、70年代，一些新的医学院校取得发展，一些现有院校进行了改革。比如，纽卡斯尔（Newcastle）大学（1963）和敦提（Dundee）大学（1967）从达拉谟（Durham）大学和圣安德鲁（St Andrews）大学中分离出来。

在1957年医学总会报告和关于《托德报告》的讨论影响下，现存的医学院校更新了它们的课程。这些变化在北美一经发生就迅速传播。比如格拉斯哥和纽卡斯尔（达拉谟）医学院的课程发生了显著变化。格拉斯哥在1957年医学总会报告后成立了一个课程委员会，并在之后的几年进行了课程的更新。外科教授查尔斯·伊林沃思（Charles Illingworth）爵士召集了一个小组，并推出了主题教学的整合课程，对此本文将多次讨论。这种课程设置在1961年被引进，有教员发文章引用了英国和北美的这种医学教育变化。在 1964 年，安德鲁·瓦特凯（Andrew Watt Kay）爵士接替伊林沃思爵士掌管莱斯特（Leicester）大学的咨询小组，为诺丁汉（Nottingham）大学提供咨询。因此，这些变化对于英国一些新兴医学院校的发展产生了影响。

其中一所新医学院是南安普敦（Southampto）大学，由唐纳德·艾奇逊（Donald Acheson，后被授予爵士）创立。他的流行病学和社区医学背景给学院在成功初创阶段抹上了社区色彩。

第二所医学院设在莱斯特大学，由《托德报告》编写组成员和格拉斯哥大学外科教授瓦特凯爵士主持。新课程安排［肯伍德（Ken Wood）教授的私人信件］更加灵活，强调基础科学和临床医学整合。这一基于"主题"的课程类似格拉斯哥大学的课程，最初在 1975 年开始实行。

第三所新医学院在诺丁汉大学，其咨询委员会成员均为英国医学界的大家名宿。委员会的最终报告在 1965 年公布，在 1970 年开始实行。这种课程设置旨在鼓励学生的求知欲，通过逐步采取措施避免其他课程存在的信息过剩、学科间缺少整合和过多考试等弊病。成立了一个跨学科委员会规划此课程，而且表示反对一位教授宣称的"the droit de seigneur"以及据此给予学生固定时间的做法。这种课程设置是基于主题和灵活的。咨询小组从一大批机构中汲取经验，包括阿伯丁、格拉斯哥、纽卡斯尔、哈佛、罗切斯特、斯坦福、西储、杜克和奥克兰大学。

这样就明确了新医学院和世界各地已有医学院之间的关系，而且新的课程安排是基于整合、主题教学和灵活性这些概念。

《关于高年资医生职责的报告》[76]（1969）

这篇报告是由英国卫生部首席医务官乔治·葛柏（George Godber）爵士撰写的。他是一名广受尊敬的医务官，卓越并富有经验。这份文件，在某种程度上是对《托德报告》的回应，批评了研究生教育计划的缺陷及职业规划的困难，因为每位高年资医生手下都有一大批低年资员工。可能的后果就是低年资医生被无偿利用，这些人实际上没有合约聘用或不得不调到较低级别或者其他专科。这篇文章的作者 1969 年时在外科培训，对那个阶段印象深刻：就业机会很少，任期届满而且非常有经验的高年资执业医师没有希望晋升。葛柏爵士的解决办法是计划专科医生注册，并设定合理的职场结构。从后来的证据来看，这个计划彻底失败了，1981 年的关于医学教育的简短报告提及了这一点。然而，报告确实启动了卫生部和职业团体之间的对话。

医学职业管理调查委员会报告：梅里逊报告（The Merrison Report）[77]（1975）

这篇报告的来龙去脉十分有趣。医学界内部在对如何规管问题进行长期争论后才决定成立该委员会。这场争论的高潮，出现在医学总会规定医生需为将其姓名保留在医生名录而每年缴费，而非过去的一次性收费。人们认为此举有欠公平。为了扩大这场危机，他们拒绝缴纳费用，而医学总会则威胁要将他们从名录中移除。当时英国社会服务大臣进行了干预，成立了该委员会而解决了危机。

报告首先探讨了医学总会的权力基础和它对医生名录的管理职责。纳入名录需要基于对标准能力认证上，医学总会需要对此做出具体规定并采取措施保证其实施不走样。因此，医学总会必须规定一定的教育标准以及规定达到这个标准所需的本科医学教育课程。这篇报告提出，医学总会这样的机构必须是独立的健康服务的提供者，而且不能由政府掌握其命运。

委员会的总结论是对医学总会的组成和架构等进行改革，而且建议增加其职能范围，特别是增加了研究生教育管理。这个工作虽然是新增的，却与托德和葛柏报告的精神一脉相传。这样就将赋予医学总会以医学教育所有方面的权力：基础的、基本的和专科医学教育方面。它将管理"所有阶段医学教育的衔接"。由此进入了一个非常重要的阶段。报告也建议医学总会参与教育研究，并承担学生评估方式等主题的研究。

专科教育旨在完成医生教育工作，使其掌握具体学科的技术和知识。但是具体教学内容（专科间千差万别）应该由专科医生自己决定。全科医学也应照此践行。

委员会指出：

……我们之所以成立委员会，部分原因可以说是因为对于医学总会在皇家医学教育委员会报告后，对组织专科教育工作存有疑虑。我们很快就清楚地看到，医学总会专科教育组织工作的计划所遇到的阻力，在很大程度上因为人们对教育和医生注册之间关系的错误认识[78]。

　　注册机构必须要掌握标准，但是其他团体（比如本科教育机构）也应该参与其实施。

　　委员会对此极端观点表示不满，也在考虑"再次许可"的可行性，并且提出此举反映了"国内对于将连续注册与定期能力测试结合的计划的兴趣"。尽管他们也注意到国外的情况，但是他们认为无法提出引入任何形式再许可的建议。这一拖就是 20 年。

　　《梅里逊报告》对于医学专业意义重大。它改变了医学总会的组织和结构，公布了很多关于专科教育的重要信息，在其后数十年都得到效仿和实施。

能力与医学实践：英国医学行业调查委员会（Committee of Enquiry set up for the medical profession）报告：艾尔蒙特报告（The Alment Report）[79]（1976）

　　由艾尔蒙特（E. A. Alment）为主席的这个委员会，由英国医学会和各皇家医师学会共同成立，更广泛地代表医学界。它的任务是检讨"当前用于确保执业医生能力标准始终符合临床要求的方法，确保临床患者治疗的方法并且提出相关建议"。它的重要性在于这份报告紧随梅里逊报告后发表，因而在某种程度上是对此报告的评论。

　　这份报告对什么是称职医生的定义为，"具备对医疗行业工作性质的正确知识和理解，并且在行医时表现出所需的技术水准。"委员会同意基础医学教育适用于所有医生，而且在此阶段不进行专科化教育。

　　然而，这篇报告随后指出了与梅里逊、托德和戈德伯（Godber）报告的本质不同之处：

　　……如果医学教育的目标是教授科学基础知识以及全面掌握临床方法和具有临床判断力的话，那么在一名医生顺利完成教育培训之后对其具备行医能力的承认，应该是一劳永逸的，除非其因衰老和疾病导致的身心机能退化而失去此能力。我们同意这种观点，而且相信也得到各大学的支持。这个教育概念是教育和执业许可之间关系的基础[81]。

委员会也对《梅里逊报告》发表了有趣的评论，认为"更高层次的临床责任"与梅里逊关于专科教育是一个持续过程这一观点自相矛盾。"法规也允许达到一定水平的医生在做出临床决定时无须征求别人的意见，但是从教育的角度来说他仍然需要继续从自己和同事的经验中学习"。

临床培训的标准将会由各个专科委员会确定，即更高水平的联合培训委员会。他认为，尽管医生无须再接受更多的正式考试，他还是应该将其取得的进步报告给委员会。它继续提出："从教育角度说，在英国获得高年资医生职位并不一定需要先获得专科医生地位"。报告对执业再许可问题一笔带过："目前无法证实再审核的必要性，并不是因为没有证据表明医生在某些方面能力不及而且未被他人发现，而是因为现有评判标准无法令人满意地衡量再许可系统"[82]。

这样，这篇报告在《托德报告》数年后和《梅里逊报告》之后对专业人士的观点进行了全面的归纳，但是似乎对改革有些轻描淡写。

《医学教育：社会服务委员会第4次报告：短报告》[83]（1981）

这篇报告旨在探讨所需的医生数量和医院的职业模式，这也是个人所共知的问题。报告提到了我们到底需要多少医生？职业模式应该是什么样的？低年资医生的恶劣工作条件、短期的工作合同和较差的职业前途等问题。这篇报告首先分析了医务工作者的计划人数，其中有一个最有用的部分关于历史和背景，从《古迪纳夫报告》到《梅里逊报告》，和之间的每份报告。它回顾了所有地方的计划综述的背景文件。它讨论了服务标准并提出了一个基本观点，即更多医疗工作应该由经过完整培训的医疗工作者提供。由此出发，报告赞同增加高年资医生的数量和减少低年资医生的比例，但是报告反对设置副医生这一职位，也不赞成增加医学生数量，但是建议医学院校应该考虑招纳更成熟的学生。

更重要的是，委员会强烈建议各个专科培训均应采取计划项目，包括教学和非教学医院的经历。医学总会再次成为研究生医学教育的协调中心。报告对专科医生注册办法没有进行正式评论，但是提到其获得了托德、梅里逊和戈德伯报告的推荐。然而，报告写道："负责审批研究生临床培训计划的各皇家医师学会并没有采纳这个建议[84]。"

报告迄今20多年后，尽管发生了很多变化，但是这个进程依然艰难前行。

外界对医学的认识

1950~1980 期间出版了一些很有影响力的书籍，并对医学界和医学教育产生了意义深远的影响。其主要观点都是认为医学走错了路，认为医学没有完成服务公众的任务，而且除非做出改变，医学界将失去其全部影响力。这些书非常重要，而且在反复阅读后倍感其立论正确。当时业内有很多学者，包括本卷作者都对此观点表示不解和批评，他对有人居然如此评价而愤愤不平。他们好大的胆子！他们懂什么医学！类似愤怒情绪发泄俯拾皆是。但是，这些书如此大行其道的原因，在于这些作者能够跳出三界外，另眼观察。

首先值得提及的是 1959 年出版的雷内·杜博思（Rene Dubos）的《健康的海市蜃楼》（Mirage of Health）。他提出了一个重要观点，健康是人类幸福的一个组成部分，但是追求人人享受 100% 健康必定徒劳无功。他的名言是，"医药卫生的作用不应该和政治行为混为一谈"[85]。医学教育并不教授这种智慧。这个观点被人质疑而且会在本书的后文中再次讨论。在结论部分，他写道：

人类自然渴望健康和幸福。对于其中一些人或者所有人来说，其含义可能超出一般意义上的生物学概念。人类渴望的这种健康倒并不一定是体力充沛、感觉幸福，这两点都不能保证他们长寿。与之相反，应该因人制宜，制定最适合自己的目标[86]。

作者清晰界定了生命质量的问题，也描述了他人对于健康的观点。比如，阿里士多德说过："人类的天性不是他生来是什么，而是他为了什么而生"。凯瑟琳·曼斯菲尔德（Katherine Mansfield）在濒临死亡时写道："工作比生命重要"，以及"我认为健康是能够完整、成熟、活生生生存的能力，能够亲密接触我钟爱的大地和世上所有美景，以及大海、太阳等，我希望做到所有力所能及之事[87]。"

杜博思（Dubos）清醒地认识到，医学能够做的其实很有限而且医学本身也无法消除所有病痛磨难，还有其他方面也非常重要，例如精神层面。

第二本书是伊万·伊里奇（Ivan Illich）在1975年撰写的《医学天罚：夺走健康》（Medical Nemesis：The Expropriation of Health）。这本书的开篇如此写道："医疗机构业已成为对健康的一大威胁。[88]"他在书中描述了生命的医学化进程——医生完全掌控了人们的健康，而且以医生为中心的健康系统已经蔓延出自己的界限。在标题为"现代医学的流行病"的章节，他描述了由于医疗干预造成的新的疾病负担的比例增加，医学并没有改变预期寿命。医生能够发挥的作用其实是一种幻觉。他继续讨论了医疗的无能为力，医生造成的伤害和孤立无助的患者。他使用"天罚"这个词来表现那些冒犯神明特权的凡人们所遭受的神圣复仇。天罚是对那些超越凡人想当英雄的凡夫俗子在所难逃的惩罚。这本书读起来令人不快，在当时代表一个重要观点。建议浏览一下列举的事例，在30年后看看事情是否有变化。

第三本书的作者是在1979年由托马斯·麦基翁（Thomas McKeown）出版的。《医学的角色：戏剧、幻想还是报应？》（The Role of Medicine：Drama，Mirage or Nemesis？）与前两本书主题相同，但是提供了更多素材来佐证。书中引用了大量表格和图表，而且因作者是一位流行病学家使得本书更添力度。与其他的书中论断一样，他总结道："在过去3个世纪，临床医学对于预防疾病和延长寿命的贡献小于其他因素的影响[89]。"他质疑医学扮演的角色，但（本书）最引人入胜的还是关于医学教育的章节。在这一章节中，他首先陈述了医学教育的目的应该比现在更广泛，主要是基于以下因素：

◆ 其他影响健康的因素——社会、行为、环境、营养等。

◆ 外延的医疗概念。诊断和治疗不应是唯一的职能，因为这一现行概念忽视了其他健康问题，比如精神疾病和慢性疾病患者们。人们的关注点应该延伸到健康的非个人方面，而且医学教育应该改变。

◆ 挑选医学生。他的观点是没有任何理由来怀疑候选者的动机和是否拥有较高的智力水平。然而，他们入学时带着关于诊断和治疗的先入为主的观念，认为大多数患者都可以被治愈而且健康依靠医学干预。他阐述了一个核心观点：

我不认为培训医生以满足日益增加的社会需求的难度在于选错了培训对象……无法扩大医学任务的概念的原因往往是在于随后的培训，以及他们在医学院校和教学医院的见闻。对他们影响最大的是医学课程和他们在教学医院感受到的医学的形象[90]。

这一重要的说法反映了数百年来医学的隐蔽议程所代表的观点，以及改变教师和教学性质的必要性。

第四本书是《解密医学》（The Unmasking of Medicine），是由伊恩·肯尼迪（Ian Kennedy）撰写，在他的里斯讲座（Reith）之后于 1981 年出版。此书力透纸背，对医学及其结构提出了批评。他的目标是"揭露和审视医学的真面目"[91]。他在开篇中就清楚表明，他炮轰的目标之一就是医生和医疗行业所掌握的权力。他描述了与医生一荣俱荣的社会体制，以及因为只有他们拥有能力，疾病治疗成了医生专属的特权。他继续说道："要接受健康需要采取积极的政治行动和创造合适的经济条件来支撑的概念，就意味着承认'健康'本质上说是个政治术语。但是大多数医生并不愿意承认这一点。"在他看来，现代医学的价值在于："古代的希波克拉底传统思想是重视在环境中完整的人……但是这种观点经文艺复兴后已被疾病是一种机械错误这种观点所取代[92]。"他还提到："在研究疾病时，我们已经习惯于认为诊断必然产生治愈这种观点。但是非常遗憾的是，这大错特错了。在做出诊断后，如果基本上无计可施，那么诊断也不会有太多帮助[93]。"他明确认为现代医学误入歧途，在教学和实践中过分重视学术因素，"它往往无法满足一个基本需求：宅心仁厚的关怀[94]。"它以医院为中心而不是重在预防。

肯尼迪认为，采纳和做出决定不仅仅是一项医学工作，因为其中牵涉的很多并非技术性的问题，而属于伦理和道德范畴。做出这些决定的权力并不是一组（医生）的专属领地，而是属于全社会的。医生并非唯一能够做出符合伦理决定的人，做出谁活下去谁死亡这种大决定已经超出了医生的能力。他认为医生应该加强伦理分析学习。在他看来（1981 年），医学总会关注更多的是形式而不是能力。他的观点"不应该指望医疗界担当消费者利益的卫士。但是如果内部审查等措施受到抵制的话，很显然就需要消费者采用其他方法。业界此时无能为力[95]。"他的结论是建立新型医患关系，允许质疑医生的权力而且对重新调整权力的平衡。

即便 25 年后读来，此书的观点依然铿锵有力。世事变迁，当年所写的很多观点都曾经促使医生们思考应该如何行医，其中医患关系可谓重中之重，这点在后文中会谈到。

这四本书和其他的如亨利·米勒（Henry Miller）所著的《医学与社会》（Medicine and Society），衬托了当时的医学教育改革。米勒书中有一节提到医学教学，其中提到医学教育的"危机"[96]。1973年出版的此事提到了之前25年的变化，以及医生培养中的学习科学与培养个性和人文素质之间的冲突。他提到了在美国，特别是在西储大学产生的变化，还提到将教学工作从教学医院扩展到社区。

在20~40年后的21世纪的角度来看，到底发生了多少改变？课程设置改善了吗？医学汲取了教训吗？的确发生了很多改变，其中部分会在后文讨论。但是我们依然任重道远，从过往的调查中归纳出的主题和未来的方向将会在第10章——介绍。

1988年《爱丁堡宣言》(The Edinburgh Declaration)[97]

这份宣言是1988年在爱丁堡召开的医学教育世界大会上起草的。宣言的12个内容触及了许多当时的问题。如下内容尤其值得一提：

- 保证课程内容符合国家卫生工作的当务之急。
- 将教师培养为教育家，而不仅仅是具体内容的专家。
- 加强关于患者健康管理的教学工作，重点转向健康促进和疾病预防。

宣言的结尾慷慨陈词：

我们签署这份宣言，动员和号召大家加入我们这个具有可持续和有组织性的项目，携手将医学教育的特点改造为真正符合当前社会的需求。我们也保证将打造所需组织架构来将我们庄严的誓词落实为可持续和有效的行动。舞台已经建好，我们行动的时刻到了。

教育过程的改变

1950~1990年期间在学习过程中发生了很多重大改变，包括应用基于问题的学习方法、模拟患者、特殊学习模块等教学方法。详见第10章。

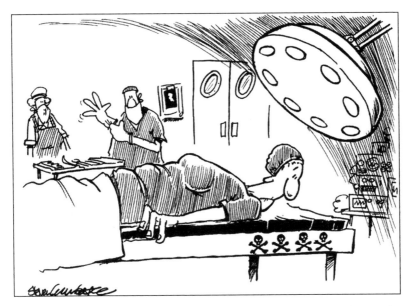

　　漫画是回应苏格兰所公布的死亡率统计数据。漫画中的患者可以清楚地看到手术台上写着的医生能力。此漫画获斯蒂芬·凯利（Stephen Camley）允许刊登在《格拉斯哥先驱报（The Glasgow Herald）》上

伦理问题

　　伦理问题从希波克拉底时代就属于医学实践范畴，人们今天对此重视程度更高；1988 年发表了一篇关于这个主题重要文件《庞德报告》（The Rond Report）。其中明确提出以下观点：

　　有一种观点认为医学伦理是无法传授的。并且坚称人们只能由经验或"潜移默化"才能获得能力和同情心。鉴于个体的道德观点不同，伦理说到底不过是私事[98]。

　　报告接着提出了关于这个观点是否真实的问题，并且探讨了医学教育中是否应该纳入伦理科目，而且陈述了如何将这样的主题整合在医学课程中。它界定了医学伦理的两层意思，首先涉及专业和领导能力，其次涉及

医学实践提出的伦理和道德问题的研究。第二层意思更受关注，因其不仅触及患者而且涉及公共卫生问题。学习的核心之一是鼓励：

> ……医生更多关注和理解自身和他人对于道德问题的思考，并在加强医患之间以及医生和其他医学工作者之间的沟通方面扮演重要角色，但主要是医生之间的沟通[99]。

本文的特别之处在于作者通过与所有医学院院长通信，研讨了英国医学院校目前的情况。虽然院长们的回复千差万别，但是各校安排的伦理课总学时数并不多。各校都鼓励进行伦理教学，尤其在产科、全科和社区医学方面，一些学校引入了短期的伦理课程。医学教师们几乎都没有接受过特定的医学伦理教育。

这份报告提出了一些建议。总结如下：

◆ 应该在学习过程中定期、全程教授医学伦理课程。
◆ 临床教学一般应从临床案例开始，重点采用小组讨论。
◆ 应鼓励有志于此的教师继续深造。
◆ 应鼓励跨学科教学。
◆ 应避免让持特定观点和有个人目的的人从事伦理教学。
◆ 考试内容应兼顾伦理问题。
◆ 应为对此有兴趣的学生安排选修课[100]。

医学总会在《庞德报告》之后于1993年发表了《未来的医生》（Tomorrows Doctors）[101]一文，明确规定了伦理的作用，并提出应加强其教学工作："医学实践中的伦理和相关法律问题"和"我们对涉及个体患者和患者群体医疗有关的道德和伦理责任的认识"。

1988年英国发表了共识声明并且规定了一个核心课程[102]。其主要内容包括知情同意书或拒绝治疗书、临床关系、保密、医学研究、人类繁衍、新遗传学、儿童、精神障碍问题和残疾、生命、死亡和杀戮、医生的弱点、资源分配和权利等。

最近进行的有关评估[103]显示，尽管取得了一定进展，但是仍然需要使用更好的学习和评估方法对整个课程安排进行调查，其中的重中之重就是促进学习所需的容量、能力和领导力。

这些建议大大改善了学生的学习体验。此后又有多篇关于医学伦理教学方法方式和可用资源的文章（见书目）问世。也有人建议将伦理历史纳入会诊程序[104]。

艺术和人文

和伦理问题类似的是，人们对健康与医学中的艺术和人文发生了更大兴趣。尽管这个话题并不新鲜，但是人们对此的兴趣在于认为不应该仅限于用科学的眼光看待健康和疾病。所以我们为什么会感兴趣？

首先，艺术和人文帮助我们将人视为完整个人、完整社会，尤其是重视生活质量相关问题，其涵盖范围相当庞大，其中包括文学、哲学、音乐、视觉艺术、戏剧、社区艺术和很多其他主题。

其中对于哲学的兴趣最为长久，涉及伦理问题和医生面对的两难困境。实际上哲学的范围远胜于此，对于哲学或人文的兴趣让我们分析问题、研究争议，并且让我们清晰了解自己的感受、如何认知及如何行动[105]。剖析人文问题也让我们理解其他人如何感受，并帮助我们从他们的视角看待问题。直到大概最近 50 年，越来越多的人希望医生能够拥有艺术学位或哲学、逻辑学和修辞学背景。时移世易，目前的关注点在于讨论如何让这些背景知识帮助提高对患者照护。

与艺术和健康相关的一大主题是思考它们对专业教育、治疗和社会福祉的价值。越来越多的证据说明艺术确实给医生工作的上述方面带来改变，但是目前的证据尚不充分。过去几年中涌现了一批关于这个主题的会议、文章、研讨会和争论，而且在世界各地都成立了很多研究健康和医学中的艺术和人文的中心（见参考文献）。

比如，人们对如何将艺术引入医学教育越来越感兴趣，文学可以是短故事、诗歌、小说，而无论是否与医学实践有关联。实际上，对学生的调查表明，他们更喜欢严肃文学而不是那些只与医生和医学实践相关的[106]。比如，像欧尔·威尔斯（Irvine Welsh）写的《火车站台》（Trainspotting），或者是罗迪·多伊尔（Roddy Doyle）写的《走进门的女人》（The Woman Who Walked into Doors）、伊恩·麦克尤恩（Ian McEwan）写的《星期六》（Saturday）等，阐述了包括家庭暴力和神经障碍在内的一系列健康相关问题。作品都是从作者的角度而不是医生的角度观察问题，这种视角的变换增强了力度，而且有助于学生和医生以不同方式思考他们的工作和行为。

对疾病，尤其是慢性病或者或心理疾病的描绘是这些小说的另一个方面，为医学教育增添了新的维度。

因此，医生们的藏书也构成了医学教育的一部分。尽管其中大多为医学书籍，但是过去医生阅读的大部分书籍涵盖了很多主题，表明医生们学习和学识的领域超出了医学范畴。书籍的用法很重要，正如以下两条建议所说的：

不借助书籍研究疾病现象，就像出海不带海图。但是死读书而脱离患者就如同从未出海[107]。

威廉·奥斯勒爵士（William Osler）

医学是我的合法妻子，但是文学是我的情人。当我厌烦一个时，就花一个晚上和另一个在一起[108]。

安东·契科夫（Anton Chekhow）

艺术日益被视为专业教育，特别是医学教育的组成部分。授课、研讨会和讨论会的节奏大大加快了，这种氛围使得开朗、聪慧和满脑子都是数据的医学生们感到十分放松——让他们能够换一种方式去思考生命、生活质量和临床问题。这类活动激发人们的想象力、好奇心和创造力；一切安排都围绕医生和医学的使命和目标为中心。

欧唐奈（O'Donnell）在一篇充满挑战性的文章中建议，医生应该像表演艺术家一样，在他们的职业生涯中扮演不同的角色[109]。其中最常见的角色就是"床边方式"，他们应该可以信手拈来。他反对简单的"沟通技巧"清单，因为很多医生都认为这些内容不言而喻，应该利用艺术和人文手段实现更高水平的自我认识。

随着医院不断建造和发展（或再发展），艺术的重要性越来越高。很多新的大楼中摆放了雕塑、画作和视觉艺术品，而且医院中也经常举办诗歌阅读、音乐和戏剧演出等。这些活动为医院中林林总总的病患有了耳目一新的感觉，他们的生活中也有了音乐和艺术的色彩。目前各国都在评估此类项目，业已有证据证明这些活动让环境更舒适、更人性化，也更充实。

从绘画到和音乐，从运动到舞蹈的各类艺术治疗也在扮演更重要的角色。每种艺术都能提升患者的生活质量，帮助他们战胜疼痛和疾病，而且鼓励他们以进取精神面对身体疾病。对于罹患疾病的人们来说，保持思考力和创造力的重要性可谓价值连城。

艺术在社区的用武之地也越来越多。公共雕塑、展示、戏剧和音乐等都为社区增光添彩，创造社区并把它建设得更加丰富和和谐。这些项目从大型公共雕塑到灯会和其他艺术和手工活动不一而足。

幽默也在提升生活质量方面扮演了重要角色[110]。众所周知，电影、录像、书籍或卡通等都对降低血压、荷尔蒙释放和免疫力发挥作用，还能提高人们的幸福感。因此我们应该多在临床实践中应用幽默。

诊断中的变化也对患者产生了作用。在托马斯·曼（Thomas Mann）的《魔山》（Magic Mountain）中描写了其中一个主角汉斯·卡斯特罗普（Hans Castrop）在看到自己的 X 线片后的深度反思。

卡斯特罗普的所见不出所料，但是没人希望看到这样的结果，他本人做梦也没想到自己居然会看到这样的东西：自己的坟墓。借助光线，他看到了传说中的尸体腐败进程，看到了自己的肉身腐烂、消亡、灰飞烟灭——最后只剩下精心处理过的右手骨骼，在无名指上最后一个关节上晃晃荡荡地套着一个祖母留给他的黑色印戒……他用这种先哲的眼光……观察了自己身体的一部分，这也是他生命中第一次明白到他也是会死去的[111]。

艺术对于很多特定人群也是格外重要的，其中包括残疾人和精神残障人士。无论是由患者自己或是医护人员演绎的舞蹈、戏剧、电影和绘画，都能够表现和照亮患者们生活中的艰辛苦痛，还能帮助别人理解和伸出援手。

人们越来越重视生活质量。下面的引自奥利弗·温德尔·霍姆斯（Oliver Wendell Holmes）的《早餐桌旁的教授》（The Professor at the Breakfast Table）的一段话就入木三分地点出了其中道理：

我活的越长，就越对两件事情感到满意。首先，最真实的生活就是切割过的玫瑰钻石，是个多面体。第二，这个社会总会以这样那样的办法把我们磨平[112]。

引自一位著名美国内科医生的话点出了一个重要观点：患者不是染有

单个疾病的平面体，他们也是有感情、思想和焦虑的完整的人。艺术能给我们更多的办法去帮助提升患者的生活质量。

研究生教育和专科教育

研究生教育和专科教育始终是培训过程的组成部分，皇家医师学会和大学一般通过颁授专业学位和学历的方式进行培训，此外还提供短期课程和继续专业教育的机会。然而直到最近都没有被认定为正规培训项目，也没有全国性体制负责专科培训审批。

首个重要举措是接纳了1944年《古迪纳夫报告》提出的强制性一年期预科的建议，并在1951年予以实施。第二项举措为1961年由纳菲尔德省立医院基金组织（Nuffield Provincial Hospitals Trust）和在牛津基督城学院召开的会议[113]。鉴于NHS和医学界当时正处在动荡变化之中，所取得的成功尤其令人瞩目。会议的与会者（也都是大腕巨擘）共同提出建立研究生中心和开展研究生教育培训项目的组织的建议[114]。在20世纪20年代后期，大部分建议得到落实，约翰·李斯特（John Lister）在BMJ的报告中汇报了正在运行的中心、区域组织、导师辅导站的项目数量。

尽管也存在很多问题，例如资金和人才，但这些项目的确取得了巨大成功[115]。1986年举办了多场庆祝活动和发表许多文章来纪念基督城倡议25周年，包括研究生杂志《更新Update》出版的纪念特刊。在特刊中，李斯特详细介绍了各医院、全科医生和地方组织取得的进展[116]。本书作者在1984年接任西苏格兰研究生院院长，该院包括了所有专科并每年定期对所有培训项目进行检讨。检讨结果随后都刊登在《医院医生：为将来培训》（Hospital Doctors：Training for the Future）这份报告中。基督城会议开启了研究生中心运动的时代，这些中心近年来取得了长足的发展。

在1970~2000年的30年间，包括全科医学的各专业机构都高度重视开发教育项目和评估医学实践质量等工作。开始推行全科实习和专科实习以保证教育质量，而且当时在评估的内容和方式问题上还发生过一场大辩论。这一变化对所有专科的高级职位任命都产生了影响而且提高了申请人的质量。不断涌现的专业社团反映了迅速的专科化发展，也为信息和经验交流创造了条件。专科性质不明显的社团（一般为地方性的）受到了很大冲击，而且由于医生工作压力过大也使得晚上参加其活动的吸引力大大下降了。

从 20 世纪 50 年代到 90 年代，人们对于研究生和专科教育的正式结构以及再认证或再审批可能性一直争论不休。直到 90 年代中期才基本解决了专科教育的问题，而直到 21 世纪初，再审批才具有了可行性。这两个问题都会在后文讨论。

与此相关的是学徒制的概念，即长期与师傅一起工作的学习过程。目前的教育发展、正规课程、专科教育的计划项目和更客观的评估方式似乎都在贬低这种比较个人化的学习方式。虽然学徒制存在很大的偶然性（师傅和学徒无法碰出火花）并且可能欠缺规定学习科目（师傅的专业水平可能有局限性），但这种一对一的交流还是很有存在价值的。因其可以传授一些保密和暗示的知识，而且学徒能够一直跟随一个师傅工作和学习。师徒关系有利于以分享经验和技巧，换句话说，这应该是教学过程的一部分而不是学习和获得经验的唯一方法。如果管理得当，目的为获取经验的有计划轮转可以与学徒制结合起来[117]。

科研越来越被视为研究生教育的重要部分。发表文章和书籍，以及在研讨会上报告研究工作被认为是能够促进专科医生提高的"好"培训方式。出现了对引用次数的攀比，有时甚至压倒了对临床经验的重视。实际情况是二者都存在。设计实验、验证假设和批判性评价文献的能力是重要的技能，因其鼓励人们对一个课题投入一生精力进行深入研究。求知欲和寻求改变的愿望是医生所不可或缺的态度，但不应将其作为获得专科医生岗位的一道屏障。

医师学会和医学院的发展

在较早前成立的医师学会的基础上又逐步建立了一批新的医师学会和医学院，面向各专业服务。成立这些机构的宗旨一般包括：保持标准、发展教育项目，并且向公众保证专科医疗质量，这些机构为教育发展发挥了核心作用，其成立时间见下表。

皇家医师学会和医学院：成立时间

爱丁堡皇家外科医师学会，1505 年
（Royal College of Surgeons of Edinburgh）

伦敦皇家内科医师学会，1518 年
（Royal College of Physicians of London）

格拉斯哥皇家内科和外科医师学会，1599 年
（Royal College of physicians and Surgeons Glasgow）

爱尔兰皇家内科医师学会，1654 年
（Royal College of Physicians of Ireland）

爱丁堡皇家内科医师学会，1681 年
（Royal College of physicians of Edinbwrgh）

爱尔兰皇家外科医师学会，1784 年
（Royal College of Surgeons in Ireland）

英格兰皇家外科医师学会，1800 年
（Royal College of Surgeons of England）

皇家妇产科医师学会，1930 年
（Royal College of Obstetriciens and Gynaecologists）

口腔外科医师学会，1947 年
（Faculty of Dental Surgery）

皇家全科医生医师学会，1952 年
（Royal College General Practitioners）

皇家病理医师学会（学院 1963），1970 年
（Royal College of Pathologists）

皇家心理医师学会（学院 1841），1971 年
（Royal College of Psychiatrists）

皇家放射医学医师学会（学院 1939），1975 年
（Royal College of Radiologists）

公共卫生学院，1978 年
（Faculty of public Health Medicine）

职业医学学院，1978 年
（Faculty of Occupational Medicine）

皇家麻醉医学医师学会（学院 1948 年），1992 年
（Royal College of Anaesthetists）

皇家眼科医师学会（学院 1880 年），1988 年
（Royal College of Ophthalmologists）

皇家儿科及儿童健康医师学会，1996 年
（Royal College of paecliatrics and Child Health）

这些学会和医学院拥有包罗万象的各类教育项目，并通过会议和杂志让成员及时了解专科发展。从这些机构都在近百年里成立，足以佐证时代进步的脚步。他们以皇家医师学会组织（Academy of Royal Medical Colleges）的形式，定期开会讨论共同感兴趣的问题。1998 年成立了英国医学科学院，引领国内和国际的医学科学发展，推动将科研成果运用到临床实践中，促进人类健康幸福。他们还计划提高科研和培训的先进程度，加强公众对医学科学本身及其对社会影响的理解，并且就涉及大众的医学科学问题进行评估和建议。

代表医学实践的两大领域——教育和科研的这两个机构，为改善患者和公众的医疗质量提供了强大的资源。但是我们也注意到，英国并未成立医学教育科学院。

全科医学蓬勃兴起

几个世纪以来全科医生（有时以药剂师的形象出现）的媒体形象并不好。他们薪酬微薄、教育程度不高并且工作辛苦。到 20 世纪 50 年代，不满情绪和士气低落达到了极大程度，但也成为了建立相关院校的良好机遇。在 1952 年，几个全科医生走到了一起并成立了一个指导小组，由亨利·威灵克（Henry Willink）爵士担任主席。第一次会议在 1952 年 2 月召开，有 7 名全科医生和 5 名顾问医生参加。同年 11 月，召开了第 8 次也是最后一次会议，之后依法成立了一所学院和一个基金理事会。各地也纷纷建立有关学系，选出了理事会的第一届全体理事，并且选举威廉·皮克斯（William

Pickles）为理事长，乔治·阿伯克龙比（George Abercrombies）为主席，约翰·亨特（John Hunt）为荣誉秘书。皮克斯是约克郡的一名全科医生，曾写过一部精彩的关于流行病学实践的著作，书中充满了求知欲、数据分析和实践应用的典范。他在简介章节提到了此书的目标是鼓励更多的乡村医生记录流行病学数据。他在结尾章节写道："我们来自乡村的全科医生有责任提供我们的观察数据，而且我坚持，充分运用这一机会是我们的职责所在[118]。"皮克斯发现了研究工作与实践结合的机会及其对于患者和公众的价值。

该医师学会着手通过设定全科医生培训程序的认可标准来引导职业培训，经过几年时间逐步但有效地提升并扩展了这些标准。工作小组和报告等形式使得学院的工作对于学习产生了巨大影响，但其重点仅限于提高患者的医疗质量方面。全科医生现在也被称为普通内科医生，拥有运转有序的培训项目和更高的标准。

医学会和杂志

只有当为满足那些对于某个主题特殊兴趣的人们而成立的协会、会社和杂志纷纷出现并且具备了相当的研究和文献时，方可将其喻为羽翼丰满。就医学教育主题而言，这些形式也主要是在 20 世纪才出现。尽管综合性杂志早就开始刊登有关文章而且医学团体也开始讨论教育问题（现在仍在讨论），但直到 1926 年《美国医学院协会公告》（the Bulletin of the Association of American Medical Colleges）方才问世，而 40 年之后的 1966 年才有了《英国医学教育杂志》（The British Journal of Medical Educetion）。在这部分我们将简要探讨这些发展并讲述它们的历史。

杂志

我们可以在网上快速查询到一系列刊登医学和生物学教育文章的杂志（见下表）。当然，主流杂志和临床专科杂志仍会继续对这个领域保持强烈兴趣，对此毋庸置疑。

医学教育期刊

《学院医学》（Academic Medicine）：关于医疗行业继续教育的期刊

《健康科学教育进展：理论和实践》（Advances in Health Sciences Education：theory and Practice）：医学网络研究的期刊

《BMC 医学教育》（BMC Medical Education）：国际医学科学教育者协会的期刊

《健康教育》（Educetion for Health）：医学教育及其《临床教学》姊妹刊

《医学视听媒体杂志》（Journal of Audiovisual Media in Medicine）：网上医学教育、医学教师

《生物交流杂志》（Journal of Biocommuni Cation）：医学教育和学习

以下会介绍其中一些期刊杂志。

《学术医学》（Academic Mediane）

该杂志前身是 1926 年创刊的《美国医学院校协会公告》，在 1929 年改为期刊。在 1951 年更名为《医学教育》（The Journal of Medical Educaton），嗣后在 1989 年改名为《学术医学》，可谓历史悠久[119]。杂志最初为季刊，到 1927 年时页数从 40 页扩至 96 页。其发行量为 3000 份，面对美国、欧洲、非洲和远东等地。该刊可提供医学生招生数据，包括实际完成了医学课程的学生人数等。

杂志的使命在 1989 年修改为：

采取积极措施促进医学学术界和医疗、政策界中关于重要问题的责任和建设性的争论，影响并领导学术医学；成为与医生教育、培训机构以及管理层、师资和员工有关的科研、信息和创意之主要传播与讨论平台；帮助医学学术界全面理解医学教育，给医学教育做出更大贡献[120]。

之后 10 年间这本杂志在编辑和管理方面进行了翻天覆地的改变，在 2005 年，主编迈克尔·E. 惠特科姆（Michael E. Whitcomb）博士和编辑部认为杂志应该更深入地解决医学学术界的核心问题。变革的决定在 2005 年

刊登的一份总编辑来信中发表,总编介绍了编辑部关于杂志未来应以什么内容为聚焦点的讨论[121]。其中提出,杂志的主要读者群为医学教育研究界和医疗机构负责人。关于其可行性和必要性的争论持续下来。编辑部强调指出,"《学术医学》应该成为医学院、教学医院及整个医学学术界在面对巨大挑战时寻求信息的首选求助对象"[122]。为此目的,杂志应该继续刊登研究报告和文章,尤其是教育革新中新的、原创的或者更有效的方式。文章还鼓励刊登多机构研究工作、综述和更多关于领导力的文章。

对于一家杰出的老牌杂志来说,这些都是具有重要意义的事件。

《医学教育杂志》(The Journal of Mediced Education)[现为《医学教育》(Medical Education)]

这本杂志在 1966 年创刊(于 2006 年以一份医学教育史特刊纪念其 40 周年),迄今已历经 5 任主编——1966～1975 年为约翰·艾里斯(John Ellis),1976 年起为亨利·沃顿(Henry Walton),从 1996 年起与格拉汉姆·巴克利(Graham Buckley)担任共同主编,约翰·布莱斯(John Blyth)担任主编直至 2005 年,现任主编是约翰·麦克拉克伦(John McLachlan)。回头审视初期的杂志可以发现颇多趣事。第一期的社论辩论是否需要一本新的杂志,建议其名为《医学教育杂志》,其目标是加强医学教育界的相互交流。核心观点是"医学教育现在已经是医学的一个学科了,虽然其内容十分宽泛而且属于实证性学科。目前业已有了很多文献,但是越来越多的客观研究工作需更多信息和面向更大的受众[123]。"杂志在 1966～1967 年的各个主题迄今依然耳熟能详:

- ◆ 学生筛选
- ◆ 医生的工作
- ◆ 计算机化
- ◆ 各种知识的学习
- ◆ 录像带用法
- ◆ 个人学习与教学技术
- ◆ 遗传学在医学教育中的地位
- ◆ 多项选择型考试
- ◆ 投影仪
- ◆ 大学在未来的作用

- ◆ 影响课程发展的因素
- ◆ 讲授医学伦理学
- ◆ 如何评价教学是否成功
- ◆ 患者对临床教学的态度
- ◆ 医学生态度的标准
- ◆ 测试临床能力
- ◆ 整合型年终考试

这些仅是杂志创刊首年的部分主题，作者来自不同专业和不同国家。该刊近年来大大获益于一些新的发展。比如，"真材实料"栏目为更短的刊物和来自其他渠道的信息打开了大门。结集出版的"最受欢迎文章"和"阅读量最大文章"十分实用。在 2004 年，它面向"充满活力的一线临床医生创办了《临床教师》（Clinical Teacher），提供"对当前医学教育研究、实践、思考的文摘……包括与临床教学相关的文献综述……关于现代教学的最新思潮"[124]。

《医学教师》（Medical Teacher）

在英国出版的《医学教师》是一本面向健康科学教育者的重要全球性刊物，它针对的是执业医学教师，内容包括教学方法的统计和评估，以及课程安排。

这本杂志最初是由 Update 出版社在 1979 年创刊，主编为安妮·派特森（Anne Patterson）。由于《医学教师》的广告收入等资金支持不断下降，这本杂志在 1984 年卖给了卡法克斯（Carfax）出版社，由罗纳德·哈登（Ronald Harden）教授任主编后重组发行。随后由泰勒（Taylor）和弗朗西斯（Francis）集团在 1999 年收购并将其扩充为一年 8 期的期刊，读者遍布全球 70 多个国家。这本杂志曾被列为欧洲医学教育协会（AMEE）和加拿大医学教育协会（CAME）旗下刊物。

多年来这本杂志已经形成自己的特色，即围绕教育尤其是医学教育如何进化和发展，以及如何对新方式、方法进行尝试、检测、发展或扬弃。在 2004 年年庆庆典的系列文章着重提出，医学教育的技术细节业已历经重大变化，但是其原则基本上保持不变。

从创刊之日起，这本杂志就清醒地认识到，医务工作者们所担负的日常教学任务也不是一成不变的。它大力推崇教学的学术性和将医学教育作为一门拥有自己的知识和技能的学科。

医学教育研究会（ASME）

研究会在 1957 年医学总会报告之后成立，届时伦敦皇家内科医师学会召开了一次会议，讨论成立一个组织以促进医学教育方面的交流。首席会长是拉塞尔·布雷恩（Russell Brain PRCP）爵士（后为布雷恩勋爵），约翰·埃利斯（John Ellis）爵士为秘书。虽然它从未在医学教育方面拥有过行政职能，但是为所有关注这个话题的人们提供了一个聚会和发表文章的平台。随着其范围不断扩展，研究会囊括了许多非医学专业的会员，共有1248 名会员和 89 名企业会员。

1966 年的《英国医学教育杂志》第一期刊登了一篇文章，准确地归纳了研究会的早期发展史[125]。它的目的是给"拥有这些职责（医学教育）的人们提供沟通平台以及他们所需的服务"。它的承办者希望确保他们创建的研究会是"每个与医学教育相关的组织都可以分享，只要关心或从事医学教育，任何年龄和医学学科或分支的医生和教师都可以做出贡献"。研究会最初的目标是交流信息、举办会议、创建一个收集、存储和合理使用信息的部门、鼓励和宣传医学教育研究以及其他任何促进医学教育兴趣的事务。在这篇文章的最后一部分提到：

大量事实证明，人们对于医学教育的态度业已迥异于十年前。人心思变，人人促变，而且改变业已不可逆转。研究生教育是和本科生教育同等重要业已得到普遍认可，继续教育的必要性也得到了承认。显然，许多团体都必须保持其参与性，而且就专业团体而言，专科化势必会推升其数量。

在本社论中并未直接提到"无医学资历人士"也有机会接受医学教育，或与护理、药学和其他有关学科教育的问题。当然，今天的许多成员和参加会议的人可能具有不同的背景。研究会目前的使命如下："研究会旨在联合对医学和健康教育有兴趣和有责任感的个人和组织，以提高医学教育质量。"有关研究会更名的争论就反映了这一点。

其他协会

此外还成立了林林总总诸多医学教育协会：例如一个欧洲协会和一个世界医学教育联合会（WFME）。比如，WFME 是在 1972 年建立的一个全球性组织，规范面向医学生和医生的不同层次的教育和培训，该会包括 6 个区域性医学教育协会，特别关注医学培训的全球标准并出版了多个关于这个主题的报告。

医学中的女性

《古迪纳夫报告》的出版为女性接受本科和研究生医学教育铺平了道路。虽然官方的口径是男女业已平等，但是很多女性仍旧发现她们很难如男性同事一样取得事业进展。比如，成为外科医生的男性远多于女性，其原因可能不一而足，但其中一个可能原因是当有职位空缺时，男性更倾向于选择男性做外科医生。在 20 世纪晚期和 21 世纪初期，许多医学院校的女性医学生数量超过了男性，达到 70% 也不足为奇。我们对于这种情况对临床实践和专业选择产生的影响拭目以待。

小结

显而易见的是，本章仅对可供研究 20 世纪医学教育的巨大史料作了浮光掠影式解读。我们的目的是撰写一篇综述，焦点在教育和学习方面的重大进步。外部环境（知识的增长、医疗组织结构的变化，患者和公共参与的重要性与日俱增等）决定了发展的基调。过去的 15 年转瞬即逝，这一阶段将会在下一章中简要讨论。这本书开篇的主题现在已经非常清晰地呈现在我们眼前。

- ◆ 医学的目的和角色是什么？
- ◆ 提升能力之旅。
- ◆ 我们如何选择医学生和专科医生？
- ◆ 要通过什么样的课程来达到这些目的？
- ◆ 我们能否超越学习范畴，去思考科研和发展、创新以及提升医疗质量的问题？

这些主题将在第 10 章继续讨论。

参 考 文 献

［1］ Flexner A. Medical education in the United States and Canada： a report to the Carnegie Foundation for the advancement of teaching. New York： The Foundation；1910；58.

［2］ General Medical Council. Recommendations on education and examination. London： Spottiswood and Co；1881.

［3］ Ibid, 13.

［4］ Ibid. 13.

［5］ 1881-2 Medical Acts Commission Report. Report C-3259-I；para 37.

［6］ Newman G. Some notes on medical education in England： a memorandum presented to the president of the board. London： HMSO；1918.

［7］ Ibid, 15.

［9］ Ibid, 18.

［10］ Ibid, 19.

［11］ Ibid, 20.

［12］ Ibid, 24.

［13］ Ibid, 24.

［14］ Ibid, 27.

［15］ Ibid, 27.

［16］ Ibid, 91.

［17］ Ibid, 110.

［18］ Glasgow pamphlet. University of Glasgow；1920.

［19］ Inter-Departmental Committee on Medical Schools. Report of the Inter-Departmental Committee on Medical Schools （Goodenough Report）. London： HMSO；1944.

［20］ Ibid, 9.

［21］ Ibid, 39.

［22］ Ibid, 106-107.

［23］ Ibid, 234.

［24］ Ibid, 42.

［25］ Ibid, 42.

［26］ Ibid, 213.

［27］ General Medical Council. Recommendations as to the medical curriculum. London：

HMSO; 1947; 6.

[28] Ibid, 10.

[29] Ibid, 13.

[30] Ibid, 20.

[31] Ibid, 26.

[32] Ibid, 42.

[33] Medical Education Committee of the British Medical Association. The training of a doctor: report of the Medical Education Committee of the British Medical Association. London; 1948; 9.

[34] Ibid, 9.

[35] Ibid, 10-13.

[36] Ibid, 60-68.

[37] Ibid.

[38] Ways of learning. Lancet 1945; 2 : 239-40.

[39] Ibid, 256-7.

[40] Arnott W M. Reform in medical education. BMJ 1949; 2 : 487-502.

[41] Pickering G W. Teaching of physiology. BMJ 1949, 2 : 502-505.

[42] Arnott.

[43] Lauwerys J A. Methods of education. BMJ 1950; 2 : 471-74.

[44] Some comments on medical education in Britain. A London medical student. BMJ 1950; 2 : 496-8.

[45] Ibid, 498

[46] Aitken R S. The teaching of medicine. Lancet 1945; 2 : 225-31.

[47] Oglive W H. The education of the surgeon. Lancet 1945; 2 : 229-31.

[48] The curriculum: views of The Royal College of Physicians. Lancet 1955; 2 : 132-4.

[49] Second report of medical education. Lancet 1956; 1 : 437-8.

[50] Miller G E. Educating medical teachers. Cambridge: Harvard University Press; 1980.

[51] Ham T H. Medical education at Western Reserve University: a progress report for the sixteen years, 1946-62. N Engl J Med; 267 : 868-874 & 916-923.

[52] Miller, 5.

[53] Slobody L B. How to improve teaching in medical colleges. J Assoc Am Med Coll 1950; 25 : 45-49.

[54] Miller G E. An adventure in pedagogy. JAMA 1956; 162 : 1448-50.

[55] The curriculum: views of The Royal College of Physicians. Lancet 1955; 2 : 132-4.

[56] Ellis J R. Changes in medical education. Lancet 1956; I : 813-18, 867-72.

[57] Miller, 180-82.

[58] Miller, 210.

[59] First world conference on medical education, London, 1953. Oxford: Oxford University Press; 1954.

[60] Ibid, 539-44.

[61] Ibid, 280.

[62] Ellis 1956.

[63] Ibid, 872.

[64] General Medical Council. Recommendations as to the Medical Curriculum. London: GMC; 1957.

[65] Ibid, 10.

[66] Committee on Higher Education. Higher Education: Report of the Committee appointed by the Prime Minister under the chairmanship of Lord Robbins, 1961 - 1963. London: HMSO; 1963.

[67] Ibid, 6.

[68] Ibid, 181.

[69] Ibid, 189.

[70] Royal Commission on Medical Education. Royal Commission on Medical Education, 1965-1985. Report, etc. [Chairman, The Rt. Hon. the Lord Todd]. London; 1968.

[71] Ibid, 20.

[72] Ibid, 23.

[73] Ibid, 81.

[74] Ibid, 86.

[75] Ibid, 121.

[76] Department of Health and Social Security. Report of the Working Party on the Responsibilities of the Consultant Grade. (The Godber Report) London: HMSO; 1969.

[77] Department of Health and Social Security. Report of the Committee of Inquiry into the Regulation of the Medical Profession [Chairman: A W Merrison] London: HMSO; 1975.

[78] Ibid, 140.

[79] Committee of Enquiry into Competence to Practise. Competence to practise: the report of a Committee of Enquiry set up for the medical profession in the United Kingdom. [Chairman: E A J Alment] London: The Committee; 1976.

[80] Ibid, 1.

[81] Ibid, 9.

[82] Ibid, 43.

[83] Social Services Committee. Fourth Report from the Social Services Committee. Medical education, with special reference to the number of doctors and the career structure in hospitals (The Short Report). London: HMSO; 1981.

[84] Ibid, ivii.

[85] Dubos R J. Mirage of health: utopias, progress, and biological change. New York: Harper & Bros; 1959.

[86] Ibid, 228.

[87] Ibid, 229-30.

[88] Illich I. Medical nemesis: the expropriation of health. London: Calder & Boyers; 1975; 11.

[89] McKeown T. The role of medicine: drama, mirage or nemesis? Oxford: Blackwell; 1979; 91.

[90] Ibid, 147.

[91] Kennedy I. The unmasking of medicine. London: Allen & Unwin; 1981; ix.

[92] Ibid, 20.

[93] Ibid, 25.

[94] Ibid, 27.

[95] Ibid, 125.

[96] Miller H G. Medicine and Society. London: Oxford University Press; 1973.

[97] The Edinburgh Declaration 1988. Lancet 1988; 2 : 464.

[98] Report of a working party on the teaching of medical ethics, Institute of Medical Ethics, 1988, Chairman Sir Desmond Pond.

[99] Ibid, 3.

[100] Ibid, 35-40.

[101] GMC. Tomorrow's doctors: recommendations on undergraduate medical education. London: General Medical Council; 1993.

[102] Consensus statement by teachers of medical ethics and law in UK medical schools. Teaching medical ethics and law within medical education: a model for the UK core curriculum. J Med Ethics 1998; 24 : 188-92.

[103] Mattick K, Bligh J. Teaching and assessing medical ethics: where are we now? J Med Ethics 2006; 40 : 329-32.

[104] Das A K, Mulley G P. The value of an ethics history? J R Soc Med 2005: 98 : 262-266.

[105] Evans M, Louhiala P, Puustinen R. Philosophy for medicine: applications in a clinical context. Oxford: Radcliffe Medical Press Limited; 2004.

［106］Calman K C, Downie R S, Duthie M, Sweeney B. Literature and medicine: a short course for medical students, Med Educ 1988: 22 : 265-9.

［107］Osler W. Aequanimitas: with other addresses to medical students, nurses and practitioners of medicine. New York: McGraw Hill; 1906; 211.

［108］Chekhov A. Letter to Suvorin, 1888.

［109］O'Donnell M. Doctors as performance artists. J R Soc Med 2005; 98 : 323-4.

［110］Calman K C. A study of storytelling, humour and learning in medicine. London: The Stationery Office; 2000.

［111］Mann, T. Magic Mountain.

［112］Holmes O W. The Professor at the Breakfast Table. London: Routledge & Sons; 1905; 29,

［113］Nuffield Provincial Hospitals Trust Conference on Postgraduate Medical Education. BMJ 1962; 1 : 466-7.

［114］Lister J. Regional postgraduate medical centres. BMJ 1968; 3:

［115］Lister J. Postgraduate medical education. Rock Carling Fellowship. Nuffield Provincial Hospitals Trust; 1993.

［116］Lister J. History, aims and acknowledgements of the postgraduate centre movement. Update. Dec 1986; 20-25.

［117］Dorman T. Osler, Flexner, apprenticeship and the 'new medical education'. J Roy Soc Med 2005; 98 : 91-95.

［118］Pickles W. Epidemiology in country practice. Bristol: John Wright and Sons; 1939; 9.

［119］Bowles M D, Dawson V P. With one voice: The Association of American Medical Colleges 1876-2002. Washington: AAMC; 2003.

［120］Mission statement of Academic Medicine. AAMC. Weekly Report. May 26, 1988.

［121］Whitcomb M E. A new goal for the journal. Academic Medicine 2005; 80 : 515-6.

［122］Ibid.

［123］Journal of Medical Education 1966. Vol 1.

［124］Aims of 'The Clinical Teacher'. The Clinical Teacher. London: Blackwells.

［125］Ellis J. ASME. Brit J Med Educ 1966:

第 *9* 章　改变纷至沓来：1990~2006 年的最近 15 年

　　就我们的目的而言，我们不得不承认我们欠缺关于英国医学教育的实际程序和效率方面的系统性数据；因此我们建议未来几年中，在对医学教育进行整体研究的背景下对医学教师的目标和教学方法进行适当研究[1]。

　　皇家医学教育委员《托德报告》（The Tocld Report），1968 年

　　医学教育研究充斥着对学生成绩的评估和学生满意度的评估。主要的医学教育杂志漠视医学教育的成本和回报，即医疗服务提供者和患者结果。研究医学教育的此等结果对于医学教育研究者来说是一个巨大的挑战[2]。

　　普利斯特斯基（Prystowsky）和博尔达热（Bordage），2001 年

引言

　　在 1990~2006 年的最近 15 年中，对医学教育的关注度大幅提升，显示这个学科业已走向成熟。各种研究机构纷纷涌现，会议规模越来越大，更多杂志问世而且创新举措不绝于耳。尽管政策方面也有大幅改变，但是目前评价其意义仍为时过早。在篇幅短小的本引言中，我们会介绍改变的环境条件，并简短描述医学本科教育和专科教育的发展情况。

　　在开始本章节前，我们有必要评论一下本章开头的两段引语，两人均

指出医学需要更强大的循证医学基础，而且现有内容中欠缺学习的一个重要成分和结果：对患者照护产生的影响。

环境条件

改变俯拾皆是，使人无从寻觅何处入手。首先研究 NHS：其构架、管理和功能经历了重大改变，这些改变对教育工作带来了深远影响。举例来说，加强门诊服务意味着减少住院人数（有益患者），但是对于学生和实习生来说，意味着更少的机会去观察患者和参与治疗过程。欧洲工作时间指令限制了培训时数，因此减少了实习生学习的机会。轮班制和在部分临床部门实习不利于收集关于业绩的反馈，原因是走马灯般的实习生更换。此类和其他问题可以通过加强社区实习和整合对患者的随访来改善，而且能够找到新型的学习方法。过去15年来的部分改变和挑战如下：

- 基础知识极大增加。
- 科研的重要性超过教学，因为科研质量指标能够影响大学的资助情况。
- 对医疗技能，特别是交流能力的强调超过以往。
- 课程出现重大改变，出现了一些新学科而成熟学科得到更大重视（如解剖学、伦理学、艺术和道德性、人类学教学方法的改变）。
- 强调跨专业教育，注重团队工作的重要性。
- 对教育学研究的兴趣和研究教育的受尊敬程度与日俱增。
- 教学方法的创新：以问题为基础的教学、技巧训练实验室、新的评估方法、计算机为基础的教学和上网获取信息的条件。
- 重视能力、掌握学习和新的学习理论框架。在教育心理学学习原理，特别是成人教育方面的重要进展。
- 教育教师。这是一个最近才出现的概念，将在下一章中讨论。
- 医学院招生和专科医生挑选方法重新受到关注。
- 乡村医学重新受到关注，为此成立的医学院成为焦点。此举对于发展中和发达社区都是一个重要的首创。
- 公众和政治家更关心医生的工作表现。对课程目标、日标体系、排行榜、工作计划、检查和公布结果等手段的运用更加广泛。
- 成立了大批的政府机构和公共团体，在健康、医学和卫生保健各个方面提供专业指导。其中包括英国国家卫生与临床优化研究所（NICE）、人类遗传学研究委员会、英国人类受精与胚胎管理局等。针对许多疾病类别成立了国家服务框架体系，而且专业机构纷纷制定了自己的指导意见。循证工作给医生添加了巨大的压力。

- 公众期望值不断增加，而且参与欲望日益强烈，患者选择权成了医疗服务工作全过程中的一根主线。

- NHS 的运行和管理进行了重大改革。

- 患者选择权越来越得到重视。

- 从医的女性越来越多。

- 艺术和健康引起了更大的关注，哲学和伦理学重新夺回在医学中的地位。文学、哲学、社会科学和人类学在医学中的角色被重新审视，涌现了很多讨论如何运用以照顾患者和教育医生为主题的书籍、电影、诗歌、艺术和建筑学等手段的课程和会议。

- 上述内容也包括希望将智慧和判断力作为医生临床技能的要求。在专科化的进程中，掌握多个专科技能的全科医生也变得越来越重要。

- 过去从未受到过多关注的专科医生——如精神科医生、老年科医生——正被获得更大的关注。

主要的政策改变

在过去的 15 年政策发生很大改变，本节将摘要介绍。因为这些改变尚未完成而很难在 21 世纪初对其作用做出准确的评价。这 25 年来的历史值得大书特书，其中一些活跃人物迄今依然健在，仍在努力提高医学教育的水平。作者希望能够这些精彩能够得到延续。

明日的医生：医学总会对医学本科教育的建议书[3]

出现在 1993 年的"明日医生"被认为是医学教育的一大里程碑。这份建议书的发表见证了医学教育的巨大改变：将英国的医学本科教育大幅转向更强调以学生为中心的学习过程，这一改变恰好与 NHS 的大规模改组同时发生。尽管支持这项建议的资金十分有限，但是依然找到了一些资助［卡尔曼（K. C. Calman）的私人通信］。转瞬十年，改变仍在继续。明日医生的概念在 2003 年出现了一个新版并且明确见诸文字。这份报告值得重读，特别是导言部分：

考虑到医学科学和技术前沿的推进速度，我们十分确定明天的医生们将会使用一些至今未知的知识和技能。我们无法教授尚未发明的科学，也无法预见其含义。但是目前医学中的艺术和科学仍然是医学实践的基础，而且一定会延续下去……我们至少可以试着去教育医生具备能力去适应改变，能够接受新的理念和发展，能够在整个职业生涯中继续学习……，今天的医学教育的重心仍然放在认识疾病如何影响个别患者的过程上，放在他们的诊断和管理上。但是，人们开始对前辈们的人群健康问题又产生了广泛的兴趣，曾经销声匿迹的公共卫生，现在又重新成为英国和海外国家医疗服务计划的首要任务。因此本科教育课程必须反映出这个重要的变化。

这份报告再一次指出了课程过满和专门学习模块等医学生负担问题，而且减少事实性内容无疑将是一大进步。

医院医生：为了将来而训练。卡尔曼报告（Calman Report），1993[4]

这份报告是因应欧洲法律改变而提出的，目的是借机推动研究生教育和建立医师资格再许可的框架。这份文件强调了医学教育的持续性，其中大多数建议似曾相识：

- 专科医生级别的竞争性门槛；
- 专科培训期的连续性和进行适当规划；
- 学员需要定期进行监督和提供成绩反馈。

这份报告中唯一的新意之处（对于医师资格再确认过程具有重要意义）在于，这个过程的结果是基于医师的行医能力。这个评估是由专科医生团体来进行，这些机构同时要规定成为可独立行医的医生需要哪些经验。每个受训者都会获得一个号码，以此保证每个专业领域的人力资源计划。在这个过程结束后，受训者都会获得专科培训完成证书（CCST）。当时人们对于使用"完成"这个词还有些顾虑，因为给人感觉这个过程并未结束而且在延续中。但这个词还是出现了欧洲的法律中。

不同专科培训时间的长短和课程设置由有关单位（学会或社会）来决

定。这就使得各专业有权决定课程纳入哪些内容，课程评估方式，完成这些课程需要具备哪些能力和培训的最少时长。对此项工作的监管由一个单位（皇家医师学会的专科培训局 STA）来负责，凡获得专科培训完成证书者都会被主管部门——医学总会纳入专科医生名录。1996 年至 1997 年间有来自 53 个专科的 12000 多名学员完成培训过程，而且此培训目前仍在继续。最近成立的研究生医学教育和培训委员会取代了专科医生培训局（2004）。

良好的医疗实践[5]

这一重要文件是在 1998 年由医学总会首次发布，其中规定了医生的职务和责任，包括：

- 高标准的医疗和护理工作
- 就是否具备医疗条件做出决定
- 与时俱进
- 稳定的工作表现
- 教学和培训
- 医患关系—知情同意、保密，信任，良好交流
- 解决行医中遇到的问题—同事的行为和投诉
- 同事关系—公平合理地对待同事，团队合作，领导团队，和同事分享信息，授权和推荐
- 提供关于服务、报告撰写、研究、利益冲突和财务问题的信息
- 医生健康状况和给患者带来的风险

这一份基础性的文件规定了医生行医的行为框架，有关的背景情况见唐纳德·欧文（Donald Irvine）所著的《医生的故事》 The Doctor's Tale（2003 年）[6]。

医学总会的其他报告

过去 15 年间医学总会发表了一系列文件，比如：

- 继续教育发展
- 征求患者同意：伦理问题
- 重大传染病

- HIV 和 AIDS：伦理因素
- 保密
- 广告
- 医生的责任

一批医学院的创建

1998 年，政府宣布要建立一系列新的医学院以满足对医生的需求。这些学校设在埃克塞特（Exeter）和普利茅斯（Plymouth）（半岛学校），东安格利亚（East Anglia）大学、莱斯特 & 沃里克（Leicester-Warwick）、基尔（Keele）、约克-赫尔（York-Hull）、布赖顿-苏塞克斯（Brighton-Sussex）和纽卡斯尔-达拉谟（Newcastle-Durham）。新学院为重新思考课程安排创造了条件，许多人安排了基于社区的课程和基于问题的学习课程。艺术、人文和社会科学的重要性得到了重视，而且第一批学生于 2006 年毕业[7]。这些学院提供了尝试全新有趣的教育方法的机会。

再审批、认证和强制性再许可[8]

上述措施的基础是医学总会的文件——《良好的医疗实践和保持良好的医疗实践》（Good Medical Piactice and Maintaining Good Medical Practice），也是 2005 年 4 月提出以来过去几年间一项重要的创新之举。所有的医生均需凭执照行医，而获取新执照则要通过再审批的过程。医生必须定期证明他们是否与时俱进，是否有资格继续行医。再审批的目的是为了向患者和社会负责。这样就将单纯的医生资质问题转化为对医生是否有继续行医能力进行定期评估的问题上来。制度要求所有医生通过审计和其他途径收集的信息，认真研究其医疗工作，并且在其职业生涯的全过程中征求他人对其工作表现的意见。

医学职业现代化：研究生医学教育及培训的基础课程，2005

这个重要的新发展是由首席医务官利亚姆·唐纳森（Liam Donaldson）率先推行的，他所解决的是研究生前期教育的问题，即通常被认为是"失落的部族"的那段时间。其中提出了一个包括核心竞争力的全面课程，并特别强调了课程第二年的急诊医疗问题，为专业训练期打下了坚实的基础。

成立新机构全面管理医疗卫生专业教育

在［由伊恩·肯尼迪（Ian Kennedy）爵士主持的］布里斯托尔（Bristol）儿童心脏手术调查完成后，于2003年成立了医学保健行业管理理事会（CRHP），依托《NHS改革和医疗保健行业法》（NHS Reform and Healthcare Professions Act）运作。旗下纳入了9个管理机构，包括医学总会、牙科总会、护士和助产士协会以及皇家药学会等。其职责是通过规范医疗保健专业人士，维护公众和患者利益，每年向英国议会汇报。

医学总会的未来改变

在本书撰写期间，医学总会正再次由于希普曼（Shipman）案件成为关注焦点。在该案件中，一位医生谋杀了数目不详的患者，受害人数可能上百。很多专家正在研究为什么这些犯罪行为能够瞒天过海和在哪个环节出现了问题。史密斯（Dame Janet Smith）发表的重要报告中分几个方面阐述了这个问题，引起了激烈的辩论。

教学创新和师资培养

在接下来的一章中，我们将讨论教学和训练的问题。《迪林报告》（Dearing Report）[9] 的主要创新之处在于将师资培养视作所有大学教职员工职业发展的组成部分。

小结

15年来教育界发生了巨大的改变，而领导者们采用的对策是调整本科和研究生课程。但是依然存在很多重大问题，特别再认证问题尚未取得良好的解决方法。随着外部环境的不断变化，领导者们也需要调整适应。今天的公众需要更大的知情权和参与度。正如上文所述，这些都构成了改革的推动力，教育界必须直面挑战，帮助患者和公众提高参与度。当日后有人执笔记录这段历史时，希望其笔下能够认可我们目前在改善学习过程和患者照护中所付出的努力。

参 考 文 献

[1] Royal Commission on Medical Education. Royal Commission on Medical Education, 1965-1985. Report, etc. [Chairman, The Rt. Hon. the Lord Todd]. London; 1968; 20.

[2] Prystowsky J B, Bordage G. An outcomes research perspective on medical education: the predominance of trainee assessment and satisfaction. Med Educ 2001; 35 (4): 331-6.

[3] General Medical Council. Tomorrow's doctor's: recommendations on undergraduate medical education issued by the Education Committee of the General Medical Council in pursuance of Section 5 of the Medical Act 1983. London: General Medical Council; 1993.

[4] Department of Health. Hospital doctors: training for the future. The Calman Report. London: Department of Health; 1993.

[5] General Medical Council. Good medical practice. London: GMC; 1998.

[6] Irvine D. The doctors' tale. Oxford: Radcliffe Medical Press; 2003.

[7] Howe A, Campion P, Searle J, Smith H. New perspectives-approaches to medical education at four new medical schools. BMJ 2004; 329: 327-31.

[8] General Medical Council. Licence to practice and revalidation. London: GMC; 2003.

[9] Higher education in the learning society. Report of the National Committee of Inquiry into Higher Education. The Dearing Report. 1997.

第 2 篇
今 日

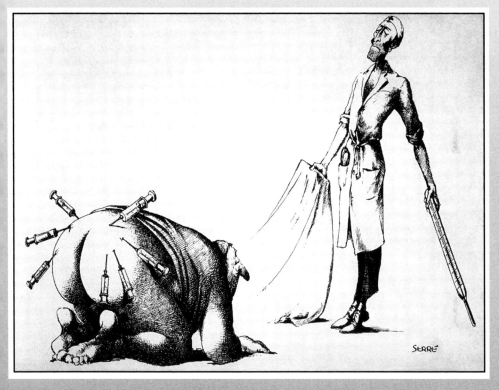

医生的统治和患者的服从。来自于 Claude Serre@Glenat 的"Humour noir en hommes en blanc"。经允许使用

第 *10* 章 主 题

但课题与主题是如何相关
得让时间和机会确定
也许会谱成一首歌
也许会变成说教

罗伯特·彭斯（Robert Burns）《给一个年轻朋友的信》，1786

引言

本章介绍了本书的各个主题（曾经在第一章中提到）并在接下来的几章进行讨论。这些主题并非首次提出，而是可以追溯到远古时期。其排列方式可能各不相同，而且分类方式表示了对医学教育目前存在问题的具体观点。尽管这些主题的名称和涵盖范围随着时间发生了改变，但其本质依然未改。本引言将其一一列出并解释了其相互关系，指出它们之间并非孤立存在而是相互依赖的（正如即将讨论的一样）。文章对于一些重要主题的解决提出推进的方法，而对于其他主题则建议假以时日。

所有这些主题都应以公众对医学的意见和利益为准绳。因为公众对于解决最棘手的医学问题利益攸关，所以应将其视为"属于"公众的权利。主题及其解决方案都是"公共财产"并且被反复强调。医疗卫生行业无需畏惧患者、公众和其他行业积极参与决定医学的作用和界限，应该积极引导这场辩论而不是被外界左右。如果医学的作用是帮助患者和公众以及服务公共利益的话，那么外界的参与是必不可少的。虽然可能讨论他国事物，但本节的重点还是放在英国。

主题

本节将概述以下几章并介绍其背景情况。

1. 医学的角色和范围（第 11 章）

本章将讨论良医的定义以及医疗卫生行业和专业人士的概念，由此开始讨论应该是顺理成章的。医学为谁服务？医学的目的何在？它到底是科学还是艺术？由此必然导入关于医学教育目的的讨论。人们多年来对于医疗卫生行业的概念众说纷纭，10 年来许多团体都试图规范医生的定义和医学价值观。这些重要的讨论值得鼓励，而且领导力问题也成了一个重要的议题。

界定何为"良医"势必引发公众和患者在医学和医疗实践有关决定方面的思考，但是同样重要的问题还有医疗卫生行业与其他行业，诸如自然科学、社会科学和艺术等之间的关系。在一个快速发展的领域中医疗实践将获益匪浅并提升其重要性。临床治疗、教学和科研领域的跨学科现象日益普遍。在人们追求知识统一性的同时，界限和重叠之处都将随着知识量日益膨胀而益发无关紧要。

另一个重要问题在于科研，即医生对于解读健康与疾病问题的求知欲以及做出相应改变的重要性。医学事实上有两大目的，首先是利用现有知识、技能和态度改善医疗实践和公众健康，通过学习并付诸实践来满足患者和大众对健康的利益，即医疗实践的治愈能力。第二个目的是为大众利益发现和传输新知识。

医生在社会中的作用相当于医学的缩影，但远未得到应有的关注程度。除了治疗师的角色外，医生也可以被视为教育者、改变的倡导者和代理人。这些其实是医生自古以来就担当的角色，理应得到更多重视。这一问题与公众如何理解如资源分配、伦理问题和公共健康难题等临床和研究问题息息相关。医生对于介绍这些角色的作用和作为倡导者和改变的代理人方面具有重要的作用。

2. 实现能力：发现"好"医生（第 12 章）

本章探讨如何更好评估能力和好医生的标准问题，有关的讨论将探索医学的作用和界限，并将其与医疗卫生行业的概念和专业人士的概念相关联。能力是个关键问题。尽管新专科和先进技术与治疗方法的进步使得评估不再局限于评估本身，但它构成了患者对医生信心和信任的核心。这一讨论探讨如何更好培育和培养好医生。

3. 什么样的人才能当医生？医学的选择（第 13 章）

首先必须充分定义医学的角色和必备能力，才能确定最佳的医生筛选标准。这个问题由来已久，而最近的评论往往认为其难度太大。医学教育中的一个特殊问题就是，这些能力一旦定义清楚，是否就意味着所有人都可以学医，还是只有一部分人可以成为好医生？知识、技能和态度都是可以学到的么？如果是可以的话，那么筛选就失去了意义，因为任何人都可以成为医生。如果不可以，那么就需要进行某种形式的筛选。

4. 知识传授：学习环境（第 14 章）

公众要求保证医生具有所需能力。一旦明确了医学的服务对象、所需能力，以及如何最佳筛选医学生，那么接下来的问题就是如何创造一个有利于学生茁壮成长的学习环境。园丁的比喻可参见此前的关于医生能力培养部分的讨论。人们一直在探索新的学习方法，并将其与那些代代相传的方法进行比较。IT（Information Technology）技术、模拟环境和临床技能实验室只是其中的一部分。本章还探讨了这本书在 21 世纪之作用。

课程是内容、方法和评估技术的有机结合。虽然这些问题都有过具体讨论，但也有人认为课程内容具有地域性，而且因时因地可能大相径庭。我们面对具体情况都应该追问医学的目的，以便定义课程的内容。不同国家之间健康问题的内容和范围可能会有所不同。其中涉及的一个重要哲学问题是，如何"成功"评估本科或研究生课程的水平。

这一讨论涉及教师所扮演的角色，而且回顾了过往对教师角色的多次辩论以及好教师的定义和特点。在临床实践各个阶段，学生和教师的关系都至关重要。同时，还将以类似的方式讨论跨专业教育的重要性。

有待进一步研究的问题，就是应该如何培养教师。考虑到总体而言这是个新近才提出的问题，我们将从历史角度主要围绕英国的情况进行讨论。这一讨论也涉及当前关于教学和科研之间关系的辩论：两者之间如何相关和重要性多大？

5. 超越式学习：面对崭新的医学知识（第 15 章）

关于学习的一个不言而喻的事实是，你只能学习别人已经掌握的知识，或在某些情况下别人所不掌握的知识。获取知识可以通过许多途径。学习的一个重要方面就是培养提出提问的能力，具有求知欲和敢于质疑假定。这意味着要超越学习层面，进一步发现新知识、新方法、新服务，甚至新的学习方法。从历史上看，持之以恒地改善患者和大众的医疗护理已经成为医生角色的基本组成部分，它和研究（发现新事物）与发展（实现新的发展并不断修正）两者都息息相关。其内涵包括深入理解疾病以及对健康和疾病性质更好理解，敢于不断推动医学进步，以及持续创新和不走寻常路。

和这些主题的其他方面一样，采用新知识具有强烈的患者和公众利益相关性，不仅需要得到参与研究的患者理解，也需要他们具有参加研究工作的决心和勇气。然而，如果缺乏探索和解读的求知欲，没有为了患者做到更好的愿望，医学就和其他技术工种没有什么差别了。有了强烈的兴趣，医学就超越了事实和数字而成为一种行业，确实定义了角色的职业。

医学的吸引力

回顾医学教育史可以看到一个显著特点，就是人们是如何历经周折才获得"最好"的教育。几百年来，这些"卓越中心"一直在各国间迁徙，而且这一进程仍在继续。在 21 世纪初的今天，这也许与本科阶段教育关系不大，因为大部分医学院给他们提供了非常充足的基础知识，因此只是在专科层面上才具有显著的意义。英国或欧洲甚至全世界最好的心脏病学教学/科研中心在哪里？如果我强烈希望成为神经科学家或肿瘤学家，哪里有能吸引我并鼓励我加入的"卓越中心"？这些问题在很大程度上事关领导力，以及如何在新兴尖端学科领域提供良好的学习环境。个人影响力至关重要，规划教育课程的人需要意识到教师队伍是否具有号召力的重要性。多年来，人们之所以记住那些具有磁铁般吸引力的医学人物，是由于他们创建了旅行俱乐部和专科社团，在其中围绕他们个人的影响力而产生了伙伴关系与文化氛围。其中与医学教育有关的是同样的问题：我能够在哪里提升我对此专业的认识？毫无疑问，这些例子表明医学领导力在促进健康和医疗保健等新领域的重要性。

第 *11* 章　医学的目标：行业的角色和范围

人生短暂，学海无涯。时光飞逝，经验谬误，决定艰难。医生不仅要准备好独立工作，还应该与患者、助手和外界合作[1]。

希波克拉底（Hippocrates）

引言

在决定用哪种教育模式来培养医生或专科医生之前，首要任务就是定义医学的目标及其角色。必须对医学和医生的角色具有清晰的概念，否则就无法规划教育计划或评估其是否成功。

波因特（F. N. L. Poynter）认为这个目标从来都是模糊不清的：

医学教育是医疗行业及其所属机构的组织架构的投影。因其在英国医疗行业中的痕迹十分明显，使得它们在英国教育体系中留下了清晰的印迹。从来没有为这种目的进行过整体设计和计划。事实上，对其目标尚未达成过共识，即这一体制应该培养出哪种类型的医生。以工业为例，就像各种各样的机器零件都是由不同的汽车工厂负责组装，而且人们知道最终产品是某型汽车，但是没人能够确定汽车的款式和用法。成品不仅能用而且通过了各类质检员的检查，每位质检员手里的检测标准各不相同[2]。

本章归纳的历史观点认为，能够用一种大部分医生都接受的形式定义医学的职责与目标，而最关键的是，这也需要患者和公众的认可。医生被视为实现医学角色和目的的首要人员。这些定义引发了关于"专业"概念和内涵的讨论。

角色和目标还定义了医学的范围，即此边界起于何处又止于何处？医学知识是怎样和其他学科和知识分支关联的：例如如何与其他医护人员的高级实践关联？艺术和社会科学在医生教育中扮演了什么角色？医生怎样和其他职业群体交流？这些都是重要的问题，而且和医学目标的定义一样，为本章节后面的主题（实现能力，医学生的筛选条件和学习环境）奠定了基础。若非以上辩论，波因特的断言仍不会被证伪。

设定医学的目标

基于本书第一部分的历史回顾，我们就能够总结讨论内容，并且设定医学的目标和医生的角色。

医学的目标就是面向个体和公众，对最广义上的治疗康复起到协助作用，这也是医生的首要职责。医生要提高生活质量、治疗疾病、减轻痛苦、促进健康和预防疾病。将其设定为这一目标是基于对于健康和疾病机制的认识，这些认识也构成了有效和恰当治疗的基础。医生实现其目标必须和患者、公众和其他医护人员通力合作。

换言之，医学必须通过不断改善人们的健康、医疗卫生水平和提高生活质量来服务社会。而医生也需要通过团队合作来认识疾病、促进健康、预防疾病，医疗护理和有效地利用资源来达到其目的。

实现这些目标还需要解决一个哲学问题。这些目标是超越时间的，还是会随着环境、文化和知识基础的变化而变化？如上所述，这些目标是永恒的，但也需要医生视具体时间环境的具体需求做出不同的解读和调整。

定义医生的角色

根据以上目标而赋予医生的三种角色：

1. 扮演治疗师的角色，掌握治疗过程并在必要时进行干预。热心帮助他人，将医学视作其天职。

2. 善解人意，据此获得患者和公众的合作以提供更好的医疗。有效沟通，做健康的倡导者。

3. 理解病因然后用这些知识促进健康、医疗水平和生活质量与福祉。

我们需要的就是符合以上三条的医生：治疗者、以患者为中心、对于健康和疾病有浓厚的求知欲。通过定义这些医生必备的素质而非医生的种类，就能够认清努力的正确方向。世界上不存在某一单独"类型"的医生，而是有许多类型，但是所有"类型"的医生都应该具备以上列出的所有品质。

不是所有的医生都要在三种角色上平均分配时间，也不需要具备针对所有角色的特殊专长，但是每个医生都要扮演其中某一角色，而且保证他们的工作旨在实现以上目标。举例而言，病理学家的时间精力可能聚焦在研究疾病的过程，但也要关注他的研究要怎样应用到医疗中。此道理也适用于研究型科学家。心理学家的重心在对于患者的理解，而医生也关注怎样促进公共健康。全科医生的知识面可能更加全面均衡，临床专科医生则更加关注治疗过程。所谓"完美无缺的"医生不过是人们的幻觉，我们需要的是具备一系列品质的各类医生，他们有不同的学位和级别。

接下来会详细讨论上述医学的目标而且审视医生的角色问题。这些问题将与下面关于课程选择和发展方面的章节相关而为之铺垫，同时也为"能力"问题的讨论打下基础。

医学的目标

"治疗（healing）"的概念

前述的定义包含多个概念，其中第一个就是"治疗者"的角色。这个说法比较老套，但它所描述的是一个具体的目的——帮助人们重获健康。在 1752 年版塞缪尔·约翰逊字典（Samuel Johnson's dictionary）中，将"医学（Physick）"定义为一门能够治疗疾病的科学，指的是消除躯体、心理或精神上的疾病状态。给医学赋予这个目标是因为个体甚至整个人群都具有统一的本性，全社会都希望能够治疗疾病，因此给公共卫生医生赋予了这一角色。但是"治疗"现在已经是个不知所云和故弄玄虚的过时概念了吗？这一争论业已触及了医学的根源。医学开始于治疗，即减轻病患痛苦的努力。生物医学的进展已经使更加有效的治疗成为可能，而且在某些情况下实现彻底治愈。但在消除所有不确定因素和清晰掌握所有疾病之前，治疗仍然是医学的核心。许多疾病仍然是我们难以理解和控制的。医学之所以也是艺术，就部分在于明白哪些疾病是能治的而哪些是我们无能为力的，而这种艺术也成了医生的看家本领。

据说法国人是这样说的：

Guerir quelquefois

Soulager souvent

Consoler toujours

翻译过来的意思是，"有时是治愈；常常是帮助；总是去安慰"。

一个与治疗相关的概念是照护，因其对医疗而言太过平常而无需多加赘述，但我们还是必须要做出解释。无论面对什么样的患者、人群或疾病，医生力所能及的就是关爱患者和表现出对他们的重视。要让面前的患者知道，我们会认真对待他们，会十分耐心地倾听他们的感受和理解他们的困扰。这关乎能否提高患者的生活质量。投入时间、表示重视、表现出自己真正关心患者等都是为医之道。表现同情心和乐于相助是向患者和社会表达的一个重要姿态。让身处困境的人们感到有人在伸出援助之手，是医生工作的基本要素。关心不是一个被动的而是一个非常主动的工作，需要医生倾尽其力、尽其所能；因此需要所有的医护人员都能够精神饱满，拥有良好的生活质量。

减轻痛苦是这个过程中更积极的部分。倾听和理解可能有所裨益，但关怀起到的作用则要大得多。应该进行积极的干预，但弄清楚这种干预的目标也非常重要。是彻底解除病痛，取得治疗效果，还是采用某种疗法应对疾病，缓解症状但不针对深层病因？这些目标不是相互排斥的。在疾病进程中，应该在不同的阶段设定不同的目标，从而不断提高患者生活质量——这个话题就是接下来我们要讨论的。

生活质量

生活质量是很难去衡量甚至定义的。我们只能从个人的角度去描述和衡量，而且取决于现在的生活方式、过去的经历、对于未来的希望、个人的梦想和志向等。它必须包括生活的方方面面，而且要考虑到疾病和治疗的影响。当一个人对生活的期望与其体验相符并且得到满足时，他就拥有高的生活质量。反之亦然，当人的体验达不到其期望值时，他的生活质量就不高[3]。

生活质量因时而异，而且通常会发生重大改变。一个人的目标一定要现实可行，要随着时间、年龄和经历而调整。要提高生活质量，就应该降低个人期望值和现实之间的差距。医生的目标就是帮助人们达到自设的目标或降低他们的期望值。一般可以用满足、满意、幸福、成就感和有为等词汇来描述高的生活质量。

定义生活质量有以下内涵：

★ 只能是由当事人来衡量和描述——我所谓的生活质量可能与你有所不同。

★ 必须考虑到生活的方方面面。

★ 必须与个人目标和期望值相关。

★ 目标必须切合实际。

★ 能够定义并实现目标就是进步。

★ 疾病和治疗会影响这些目标。

★ 需要采取行动去缩短潜在的差距，患者可自行或在别人帮助下采取行动。

★ 期望和现实之间的差距可能成为某些人的动力。

★ 每完成一个目标就定义新的目标，重新拉开期望值和现实之间的差距，持之以恒。

因此，生活质量就是在一个特定时间点上的个人期望值和个人当前体验之间差距的标尺。生活质量的多维尺度囊括了生活方方面面，包括家居与园艺、工作、爱好、家庭、经济问题、个人形象、饮食、可动性、事业心、精神方面和对未来的规划。医生角色中关怀患者的部分就是帮助提高他们的生活质量。

与医生角色相关的一个概念是服务，服务患者和公众是医生角色的核心部分。这可能经常和资源分配等医疗的其他方面相冲突，但是不会解除医生服务患者的义务。这一原则是医学的核心所在。

健康的决定因素

在描述与"医学的目标"有关的其他方面问题之前，我们应该谈谈一个我们在第一章就提到的话题——健康的决定因素。广义来说决定健康有五大因素，这些因素有助于我们定义医生在行医之前需要学习的范围。

1. 个体的遗传和生物学构成。尽管目前可能还无法改变我们的基因组成，但未来几十年将会出现新的方法。即便是现在，干细胞疗法也已经开始展现会发生多大的改变了。

2. 生活的社会经济方面。已经有充足的证据表明这些因素能对健康产生巨大的影响。

3. 环境因素。传染病等环境因素，对健康有很大的影响。

4. 生活方式。我们吃的食物、喝的水、我们的行为以及我们缺乏节制的生活习惯等都对我们的健康产生很大的影响。

5. 健康服务。包括医疗服务的提供方式和诊断治疗的水平。

这些因素中第一点重要的是对于疾病的认识。这个研究领域探索的是疾病的发病机制方面最重要的因素以及对它们的调控方式。相关的学科包括遗传学、病理学、微生物学、分子生物学等诸多门类。所有医生都应该对这些领域感兴趣，因其界定了医生和治疗者的角色。更深入的理解促进治疗的合理化，改进疗法和崭新的诊断治疗方法。这些给我们创造了更有效、更适当的治疗。

促进健康是构成医学的目标的第二个组成部分，这是一个主动的过程并且可能被医生忽视。其要点就是医生提供相关知识和技巧帮助个人或大众做出选择：吃什么，怎么做，怎么锻炼，养成什么习惯和怎样处理这类事情。重要的是，需要更多证据去判定不仅哪个因素是重要的，而且判定促进健康时哪些干预措施是有效的。这是一个需要回答的重要研究课题。

促进健康是提升生活幸福感的积极措施，其另一面则是预防疾病，例如疾病的早期诊断。这方面可以采取各类干预措施：筛查、免疫接种、采用健康的生活方式等。尽管这些措施或许会被看作专业领域，但所有的医生都应该考虑什么样的因素可以预防疾病。这不仅仅与初级预防相关，也与二级预防和三级预防密不可分。

如同希波克拉底的名言所说，上述内容都突出强调了医疗实践需要"患者的全面合作"。因其构成了医生角色中极其重要部分，所以需要不厌其烦地介绍。参与的含义就是沟通，一种以医生倾听为主的双向交流过程。这其中就涉及医生所扮演的社会职责，即与作为倡导者、教师和变革促进者等相关。这个话题将在随后的章节中讨论。

希波克拉底的名言也强调"助手"的参与。更加现代的说法就是团队合作：与那些拥有专业知识和技能的其他医疗卫生工作者共事，并向他们学习。团队合作现已变成所有专科必不可少的内容。本书接下来的章节中将讨论共同学习或"跨专业学习"，但是也提出了一个更大的话题——医学的范围。这一概念可如本章引言所述从几个方面考虑。

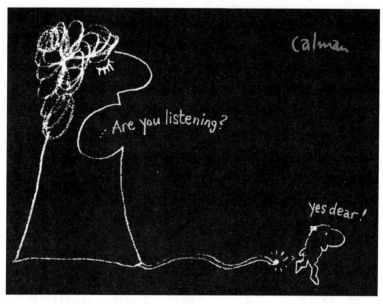

倾听的重要性，患者有时在向我们大声疾呼，但我们却充耳不闻。
卡尔曼（S & C Calman），经许可使用

皇家医师学会的目标

最初的皇家医师学会是在 16 世纪至 18 世纪创建的。基于本章描述的这些目标来研究其章程，以及这些章程是如何经历了时间的考验依然站得住脚，是非常有指导意义的。

爱丁堡皇家外科医师学会，1505 年

"他必须是杰出的，在医学的所有学科中都堪称专家，在考试中表现的敬业睿智……"他掌握解剖学，熟悉人体各部分的属性……因为人人都应该掌握其本职工作涉及的所有事情的性质和内容，否则他就是失职的；我们每年都可以得到死刑犯的尸体解剖，据此我们积累经验，再教会别人……医学教师们不能招收不会读书写字的学徒或雇员……根据你的信仰和智慧……你需要考虑我们纯洁的愿望……在上帝的恩典下，我们应该做这些服务，支持国王的恩典，找到自己满意的工作[4]。

请注意其中关于疾病的理解、标准，特别是服务爱丁堡方面的参考文献。

伦敦皇家内科医师学会，1512 年

"手术（要完美地掌握它需要大量的知识和丰富的经验）在这个国家经常被大量无知的人实施……作为一个外科或者内科医生，除了那些通过伦敦主教或者圣保罗教堂考试、被任命并接受从而成为"四大外科医生"的人，没有伦敦人或者七公里以内的人会"实施"这些操作[5]。

几经修订之后，在詹姆斯二世（1686~1687）统治时的版本提到了"公众利益和众多臣民的共同利益"，并且给予大学"全部的和唯一的权利、特权、自由和自主权，并授权其撰写和印制医学和手术方面的书、刊物和小册子"。

这些早期的文献提到了由"很多愚昧无知的人们"所造成的医疗质量低下，并且给予了大学管理伦敦及附近医疗实践的权利。需要指出的是，正规考试是由非医学专业的人和主教所审批的，尽管得到了医生的协助。"公众利益和共同利益"这句话和印刷书籍的作用一样重要。

格拉斯哥皇家内科和外科医师学会，1599 年

"詹姆斯，在上帝和苏格兰国王的恩典下，遵照我们议会的建议，原谅过去因无知所犯下的错，原谅那些无知、无技能和无学识的人们假借外科医生的名义，以虐待患者为乐……无论任何人如果没有在求学的知名大学获得正规医学教育证书的话，行医是违法的……这些人会在每

月的第一个周一在方便的地方聚集，去探访和给那些可怜的患者们以建议"[6]。

宪章提到了低劣的医疗质量、新宪章的地域限制、大学证书的重要性和穷人得病应该得到免费治疗等。到现在，这些陈述都符合大学理事会的要求。

爱丁堡皇家内科医师学会，1681 年

"大英帝国、法国和爱尔兰的查理大帝奉上帝旨意，晓谕我等秉承良善之心和仁爱之意，希望确保所有民众的福祉和喜乐，并且将生命和健康视为子民福祉的基石。医生们必须按照上帝旨意尽心尽力治愈和预防人们可能罹患的各类疾病"[7]。

注意其中提到疾病预防和健康重要性之处。

英格兰皇家外科医师学会，1800 年

"乔治三世，上帝的恩典下……鉴于其对于国家大众福利的重大影响，应该促进外科的艺术和科学。建立外科学院将有助于促进其学习和医疗实践……誓言……你要尽力维护学校的荣誉和福利……公平不偏不倚的根据你最好的知识和技术行动，上帝保佑"[8]。

注意提及的外科的艺术与科学，誓言中的价值观。

本书前面章节已经提到隶属于学院、学会的重要性。入门仪式会因时而异，但是人们通过加入可实施和管控标准的专业团体能获得实力这一点却从未改变。

医疗卫生行业

过去几十年来关于医生的职业、敬业精神和能力的文章可谓浩如烟海。这些文章探讨了医学的目标和角色，并且在更广的背景下看待医生们，还探讨了医生们如何才能符合专业人士这个概念。下一章会在临床实践的背景下详细探讨能力这个概念。

因此这部分分为三个问题。第一个是质量问题：怎样定义和衡量质量。第二个是有关专业和敬业精神这两个概念。第三个是简短讨论能力以及它与前两个问题的关系。能力是质量和敬业精神在临床实践中的统一；评估质量需要将复杂、真实、基于问题的环境以及医生对其应对的方式融为一体。结尾是关于这些问题是怎样影响学习过程的总结和讨论。

定义质量

这里问题的核心与"质量"的概念相关，因为这是一个非常难以定义的词汇。

我知道有种东西叫质量，但是每当你想定义它的时候，它就如同天书，让你无处着手[9]。

罗伯特·皮尔西格（Robert Pirsig）《摩托车维修保养》
（the Art of Motoroycle Mantenance）

以下的定义开创了定义质量的一种方式：

质量是一个同时用定性和定量方式描述所提供的照护或服务等级的概念。所以质量有两个部分组成，第一种是定量的和可计量的，第二种则是定性的，尽管其也可用价值标准来评判。质量是一个相对的而非绝对的概念[10]。

卡尔曼（Calman），1992 年

因此质量不仅仅是对孤立活动的分析，描述它的同时必须要和相似的活动或在不同时间的相同活动进行对比。它也暗指可计量的一致性、可靠性和长期有效性。因此，（作为一个相对的概念）质量始终存在改善的空间，而这种潜力就构成了所有质量改进努力的核心——持续改进过程。它同样关于对基于相似地点相似事物的经验判断。那些经常去医院、学校和当地政府的人们不仅可以得到报告和书面的质量证据，他们还能够"感受"到质量的存在。很多人认为这些主观的方法是医生根据其他方面错误经验得出的内部结论，但大部分的人，包括公众，都认为这是非常重要的。将来或许有更好的对于质量这个方面的定义，但是现在这些定性的观点依然重要。

质量可与实现某些目标、目的和标准相关。这些标准不应是一成不变的，因为它们不可避免地会随着医学进步而变化，并且改进医疗效果。质量就是把事情一次性做对和不断改进。这里不存在金科玉律，只有不断提高，做得更好。

定义职业和敬业精神

尽管多年来有关这个话题的文章连篇累牍，但伯纳姆（Burnham）所写的那篇文章依然历历在目[11]。他认为关于医学和职业的文学作品已经在作家们的笔下走样了，作家们以美化的职业角度描绘出理想型医生的正面形象。尽管存在这些警告，但成为这个行业一员这个概念仍然深入人心，而且颇为当代人接受。如果不是这样，奥斯勒等十九世纪的作家在讨论和撰写这个概念时就不会遇到如此巨大的困难了。近些年，这个话题催生了大量的文章、讨论和书籍，促进了对此职业和敬业精神的定义，而且赋予这一概念以更大的视野。其中大多数人都是希望找到一个新的希波克拉底誓言，一个关于这个职业所坚守的价值观和信仰的陈述[12],[13]。参考书目中列出了其他重要的观点。

这部分回顾了最近50年的部分工作，随后是对主流思潮的归纳汇集。尽管回顾的重点是关于医生的文章，但很明显的是从不同角度描写其他专业的作品更是不可胜数。

"给职业下定义"[14]

这篇科根（M I Cogan）发表在《哈佛教育评论》（Harvard Eductional Review）上的文章是首批提出"职业"这一概念的文章。他首次采用历史学的方法，考虑了一系列职业的定义，最后得出结论认为（像别人一样）很难做出定义。比如，韦氏新国际字典（Webster's New International Dictionary）将某些具体工作排除在外，认为"职业"一词传统上只适用于"神学、法律和医学等三个需要高深学问的职业"[15]。科根自己说到，"观察发现，传统的职业负责协调人与神的关系、人与人或国家的关系以及人与自身的生物环境之间的关系"。其他人拓宽了"职业"一词所涵盖的工作范围。比如说，科根引用的比阿特丽斯·韦勃（Beatrice Webb）就认为职业可分为五类：

- 学问高深的职业：法律、医学、教师。
- 工业技术人员：工程师、建筑家、化学家等。
- 办公室技术人员：会计、出纳等。
- 管理层：经理、领班等。
- 专业艺术家：画家、音乐家、演员、作家等。

这个列表中划分了清晰的等级，并在科根的文章中准确地描述。以下来自于乔治·科尔曼（George Colman）的戏剧西尔威斯特·当热伍德《Sylvester Dangerwood》：

> 我父亲是一个著名的纽扣制作人……但是我有比做纽扣更远大的理想……我渴望成为自由职业者。

有趣的是科根引用了弗莱克斯纳的话，后者认为一种职业最重要和不可或缺的标准是致力于实现他人的利益和抵制拜金主义。在他研究了所有资料后给出了自己对职业的定义：

> 职业就是一种专业，其实践依托于对某一学科理论结构的认识以及由此获得的能力之上。这种认识和能力可应用于人们最重要的实践活动中，而职业的实践可通过全面性的知识，人类积累的智慧和经验而不断提升改进，进而纠正了专业化可能产生的错误。这一满足人们生存需求的职业，将对患者的无私服务视为其天经地义的使命。

后来的很多文章都引用了这个定义，而且理解了这个概念的核心。

白衣男孩：医学院的学生文化

这本由贝克（Becker）撰写的书是对医学院进行的最早期社会学研究之一。作者跟踪一批学生进行观察和采访并记录这些发现。在19世纪50年代末到60年代初之间完成的这个研究工作，描述了这种文化形成的方式，以及"男孩融入由将成为其同事和继承人组成的集体"时遇到的机会、限制条件和通过仪式[16]。早在50年前人们就开始对于医学院招生质量产生过担忧：新生的质量会下降或不如学长们敬业？还是会更好？

即使 50 年后的今天，文章中的一些观点依然犀利。比如，接下来的引语可以让我们看到学生们社会化的速度有多快。

1. 尽管我们全力以赴，也无法在有生之年学会所有的东西。

2. 我们一如既往的努力，但是我们现在只用最有效率的方式学习、只学最重要的东西。

3. 有的学生说：我们判断某个知识是否重要，是看它在医学实践中是否重要。其他人说：我们判断知识点是否重要，是看老师是否要求我们掌握它。[17]

他们保存了以下重要的价值观：

我们看到的医学生在进入医学院往往有着宽泛和理想化的追求。他们并不将医学视为致富之道；也许是因为他们觉得从医肯定能赚钱……他们刚入行时满脑子想的都是如何治愈患者和服务全人类，最讨厌被人认为自己从医是为了世俗的目的。他们决心掌握医学院能够给予他们的所有知识，以便将来面对患者时能出手不凡。对他们来说加班是家常便饭，而且乐此不疲[18]。

学生们曾经被问到什么是他们眼中的理想型医生：

我们以为对这个问题的答案可能会很现实和物质：人们谈的都是高收入、大房子、豪车等。但我们犯了个错误，62 个受访者中 87% 的人给出的答案都是理想主义的。他们会说成功的医生是那些真正帮助患者的、努力工作、掌握所有所需知识和技能的人[19]。

重要的结论之一与学生文化相关。他们刻苦学习，希望表现优异。尽管关注点有所改变，但他们的理想诉求依然保存如初。他们能够不被医学院的文化左右，并能够在求学过程中改变和适应它。他们全身心投入医学职业，将选择其他职业的可能性置诸脑后。他们把不及格看作奇耻大辱，他们觉得老师们真正知道什么对他们来说是最好的。因此，无论老师让他们做什么事和成为什么样的人，医学生都比任何其他专业的学生更服从老师的指挥。

这是隐形日程表和医学生社交所产生的力量。这本书读来引人入胜，用打动人心的文字描绘了医学生的生活。

医生职业

这本书是艾略特·弗雷德森（Eliot Freidson）在1970年所写。作者从社会学的角度看待医学，试图定义职业（profession）和工作（occupation）的区别，将独立性和掌控自己工作的自主权视作职业最重要的内容。他认为（或许是让人不舒服的观点）：

一个职业通过社会精英阶层的保护和赞助获得和保持其社会地位，这些精英相信该职业具有特殊价值。而职业的地位通过精英们的政治、经济影响力得到巩固[20]。

这是一个有趣、重要的评论。正如我们看到在各国的政治制度下，一次罢工就能够完全改变医生职业的地位。弗雷德森还指出：

与创造和繁荣文明的科学文化不同，实践性职业要把知识应用到日常生活。这些职业是连接文明和日常生活的纽带，因此也不同于科学文化，而与日常生活和平凡百姓密切相关[21]。

佛雷德森依据科根等人的著作，探讨了职业的特点和其他问题，比如定义其自身标准，许可和由医务工作者组成、无需外部评估的招生委员会。

21世纪的医生[22]

美国医学院协会在1984年出版了一份《医学教育杂志》增刊，副标题为：大学医学教育中医学普通职业教育的项目委员会报告（Report of the Proiect Panel on General Professional Education of the Physician an College Preparation for Medicine）。这个项目委员会做出了五大结论和多项建议，以下归纳了其中与医学专业相关部分，其他部分详见报告全文。

★普通教育的目的

"在医生的通识教育中，医学教师应将掌握和培养技能、价值观和人生态度置于不低于获取知识同等重要的地位"。

"医学生的普通教育必须适应不断变化的人口状况和医疗卫生系统的改革。这些变化和改革将对医疗实践产生的影响，将远远大于三十年来沿袭的医疗卫生系统的影响。""医学生"的普通教育应该强调医生有责任与患者和公众合作，促进健康和预防疾病[23]。

★ 本科教育。本科教育的核心特点是让学生在学医之前对于自然科学、社会科学和人文科学具有较全面的了解。其中对筛选的过程的讨论也比较重要[24]。

★ 掌握学习技巧。这里的要点在于独立学习能力，有充分时间深思熟虑。解决问题应该是这个过程的一部分，而且应该在学业评估中有所表现。所以对于学习成绩的"学生测评"应该主要依据教师对于学生掌握分析技巧的主观判断，而不是评判他们死记硬背的能力[25]。

★ 临床教育。这部分主要和评价、计划和选择适当环境相关。重点在于整合教育计划。

★ 强调教师参与。要点是在师资和机构层面上的机构设置和对师资的指导和领导。

以上要点充分揭示了医学教育的方向：整合型，重在健康与疾病问题，强调领导力培养。

医学的目标：设定新的重点[26]

这份由海斯丁中心（Hastings Center）在 1996 年出版的重要文章，是个 14 国间的大型国际合作项目。目前的问题不仅局限于医学的"方法"，而是触及到医学的"目的地"本身。医学为了什么？改变了疾病自然进程的医学发展是一把双刃剑：寿命延长的代价是疾病和高昂的医疗费用。平衡成为关键，这个项目试图规范医学的目的：目标、内涵和方向。

我们认为的目的如下：

★ 预防疾病和伤害，促进和保持健康。

★ 减轻疾病带来的疼痛和痛苦。

★ 照护和治愈患者，照护那些无望治愈的患者。

★ 避免夭折，提倡安乐死。

这四个目的对生物医学研究、医疗系统的设计和怎样培训医生等方面进行了深入讨论，鼓励从流行病学和公共卫生的角度研究去拓宽对社会上存在疾病的理解。建立医疗卫生系统的努力应该从"以基层医疗和急诊为核心，照顾社会上最弱势群体的需求"出发。应该让医学生认识到死亡是不可避免的，"医生不总是能够妙手回春的"。医学生接受的教育应该尽可能全面，纳入经济学和人文科学等科目。

报告对公众卫生提出了一个特别重要的结论，指出尽管医学知识的大部分用途是正确的，但也有出现误用。举例来说，应用公共卫生信息强制人们改变"不健康的行为"或许是不合适的。文中也提到了另一个极端，即医学不应该超越人人享有健康的目标，去追求"最佳健康"。医学无法"保证全社会的健康"[27]。

作者认为医生职业应该具有以下信条：
★ 有荣誉感，以此确定自己的职业生涯。
★ 性情温和、谨言慎行。
★ 量入为出、可持续性。
★ 公平、公正。
★ 尊重人们的选择和尊严。

这个报告归纳总结了 20 世纪末最重要的国际化思维，涵盖了对未来非常有用的指引。

从医：强调明天的医生必须具备的伦理道德和敬业精神[28]

由美国医学会（AMA）在 2002 年结集出版的这本书，由一系列关于敬业精神的论文组成。其中部分由教师撰写，部分由学生撰写。这是发表在美国医学会伦理杂志网络版《虚拟导师》（Virtual Mentor）的纪念特刊。其中的文章引人入胜，充分展现了个人经验和新老智慧。大部分内容和医学伦理相关，而且与时俱进。其收尾为"职业责任宣言：医学与人类的社会契约"。

我们作为全球广大医生队伍的一员，郑重承诺：
1. 尊重生命和每个人的尊严。
2. 抵制违反人性的犯罪，唾弃任何这种行为。
3. 不带偏见，以同情心和能力善待病患。

4. 在必要时应用我们的知识和技能，尽管可能给我们带来风险。

5. 保护我们病患的隐私和秘密，只有在此等秘密会严重威胁他人健康和安全时方可公开。

6. 和同事们亲密无间的合作发现、发展和促进医学和公共卫生方面的进步，以便缓解痛苦和为人类的幸福做出贡献。

7. 让公众和政客明白当前和未来对人类健康的威胁因素。

8. 促进社会、经济、教育和政治变革以缓解痛苦和为人类造福。

9. 教育和指导我们的学生，因为他们是医疗卫生事业的明天[29]。

新千年里的医学敬业精神：医师宪章[30]

这份文件（2002）是由欧洲医学联盟、美国内科医师学会、美国内科医学会和美国内科学委员会共同完成的关于医学敬业精神项目的成果。这些组织认识到需要重新认识敬业精神，一个"可对改革医疗系统发挥重要作用的因素"。因此他们组成了一个小组以起草一个宪章，其中"包括了一套所有医疗卫生工作者都能够和应该遵守的规则"。这个宪章可应用于不同的文化和制度，详见下述：

新千年的医学敬业精神：医生宪章

基本原则

★ 患者的利益为先

★ 患者自主权的原则

★ 社会公正的原则

专业责任

★ 承诺保证专业能力，包括终身学习

★ 承诺对患者诚实

★ 承诺为患者保密

★ 承诺与患者维持恰当的关系

★ 致力于提高医疗质量

> ★ 致力于提高医疗的可及性
> ★ 致力于有限资源的平均分布
> ★ 以科学知识为准
> ★ 避免利益冲突来维持信任
> ★ 专业责任的承诺

　　宪章在最后提出了对所有医生的挑战："本医学敬业精神宪章旨在鼓励此等献身精神，推动医生们采取具有共同范围和目标的行动"。

关于医生的故事

　　唐纳德·欧文（Donald Irvine）先生已经写了很多关于医学职业和敬业精神的书籍（见参考书目）。本书总结了医学漫长和与众不同的职业生涯，同时也对医生职业及其对变革的惰性提出了批评，并且在结尾处呼唤"一种新的敬业精神"。

　　新旧敬业精神之间有何不同？这要从意识到患者自主权的重要性说起。坚实的伦理基础、科学技术能力、患者的利益和服务意识依然属于重要的核心价值观。但是，新的敬业精神纳入新的循证医学而非临床实用主义，重视态度和行为、与患者合作、责任心而非专业自主权。同时，专业精神事关团队合作而非个人主义、集体和个人责任、透明度而非保密、富有同情心的交流，特别是尊重他人。宪章中的基本承诺是通过临床管理全力提高医疗质量[31]。

　　他用重申弗雷德森的话结束这一段，他说："医学必须充满积极的开放态度，医学的进步必须基于确信医生的决定，必须得定期接受公开检查，如同科学技术中的公开性一样[32]。"在这30年间，我们再次来研究一些非常基本的价值观问题。

医学生的特性

　　这份重要文件由澳大利亚医学会在2003年出版，其中列出以下内容：

★ 知识和理解

★ 技能

★ 能够改变职业行为的态度

列表中的大部分内容都可以在上述书籍中找到，尽管也应该指出，其中的确包括了"医疗系统的优缺点，以及有限资源的平均和有效的分配原则"[33]。它强调用批判性和科学的方式去解读医学证据的能力，运用图书馆和其他信息来源去独立探求医学问题答案的能力等。这涉及一种希波克拉底未曾要求的能力，就是"在现代医疗中正确应用信息技术这种基本资源的能力"。文章中提到了团队的重要性，以及有必要避免个人或宗教信仰干扰患者的治疗。

社会中的医生：日新月异的职业素养[34]

这个在 2005 年发表的文章更深入的讨论了这个话题，旨在引发辩论。在 56 页的概述中提到"我们共同和永恒的目标是重新将医学职业素养列入英国健康事业的政治版图"。

不久后又发表了一篇与学生有关的同一主题文章[35]，作者强调了专业精神的重要性。

在上述文章中，将医学专业视为对社会发挥了积极正面的作用。但是，我们不应该忘记的是有些职业和专业人士有时也会变得自大、神秘莫测和独断专行。

定义职业：总结

定义一个"职业"特性的方法之一就是找出与其最符合的特点。我们可以引用以上列出的文章和卡尔曼（1994）的文章[36]来总结如下：

★ 医学是一种对他人提供服务的职业或行业，这一点仍然是医生的重要属性。虽然在这个医学日益商业化的时代，希望当医生来帮助别人可能听起来有些老套，但是这一特点仍然高居榜首。当我们考虑怎样去最好的筛选医学生和专科年轻的医生时，这依然是一个非常重要的因素。

★ 信任和尊重是职业的两大核心。患者和公众必须信任医生而且应该互相尊重。（信任和尊重）建立起来很难而且需要人们投入大量精力和努力，丢失却很容易。正如谚语所说的"信任来时如步行，去时如骑马"。

★ 医学既是艺术也是科学，需要拥有在面对患者不确定情况时做出决定的判断力和智慧。

★ 尊重生命的价值应该成为医生的核心价值观。因为医生所处的特殊地位让他们有能力对脆弱的病患为所欲为。

★ 保护隐私守口如瓶。看病的人们无不希望医生对其个人隐私和健康信息守口如瓶。

★ 在健康问题上对患者和公众扮演倡导者的角色。这个话题将会在接下来的部分中详细讨论，因为我们认识到医生需要扮演倡导者、支持者、改革家和教育者的角色。

★ 医学具有十分特殊且需时时更新的基础知识。这些基础知识来源于科学、艺术和社会科学，内容广泛而且持续变化。因此需要医生必须不断学习并不断更新知识。

★ 医学与其服务的对象，患者或顾客，有着特殊的关系，其中信任是最重要的因素。这种关系已经超越了顾客或客户的关系，而是更深的基于信任和价值观的关系。

★ 医学拥有独特的伦理原则——伦理基础。这些原则的重要性无与伦比，指导着数百年来的临床实践。这些原则以准则、誓言和一系列规定的形式出现。

★ 制定标准和考试。几个世纪以来医学实践的组成部分，由专业人士负责制定和评估。随着公众参与制定标准的到来，这种情况会逐渐改变。

★ 医学是个自我规范的体系，对患者、委托人和职业本身负责。这或许是个现在人们唇枪舌剑争论的话题。医学职业能够继续对自身负责到什么程度，而且在多大程度上愿意将此拱手相让，以其他何种东西替代？作者认为患者和公众的参与只会对医疗行业起到加强作用，所以没什么可隐瞒或恐惧的。

★ 医学对社会开放和允许公众评头品足，也是关于自我规范这一讨论的必然结果，需要对治疗效果和公共卫生实践实现开放透明。

★ 医学和其他职业群体密切合作。团队合作的重要性和认可他人的技能和专业能力构成了医疗职业的重要组成部分，将会在随后详细讨论。

★ 领导力和指引临床团队方向的能力。医生是否具有此种能力，必须通过上述多项特性方可证明。

这些是医生职业特点的一部分。尽管有人认为在 21 世纪医学已经不过是一种生意，是一些可以花钱买到和容易掌握的技术，它因此已经不再是一种职业了，但是医学仍然拥有自己的核心内容——患者的承诺和强烈的职业属性，舍弃它就不过是一个饭碗而已。由之而来的是对生命以及隐私和保密的尊重。健康的倡议也许不合时宜，但其重要性却正在与日俱增。或许争议的真正焦点在于医疗职业是否应该设立自己的标准和自我规范。21世纪是公众参与的时代，自我规范的做法会被视作固化封闭的小圈子，对公众不负责任。但是这些观点与公众加入英国医学总会和皇家医师学会等专业机构的做法并非格格不入。医生们不应畏惧这种大胆举动，因为外界参与只会加强医疗行业。正如佛雷德森（Freidson）指出的那样，医疗界不应该"漠视外界评估"。

近年来，如同使用经理那样支配医生的资源和角色的做法已经给医疗界带来了变化。今天的医生要承担更大的管理压力，考虑更多的医疗保健事务；而不仅仅是为个别患者服务到极致。如何按照上述意见解决这些问题？手头资源有限从来都不是新话题，医生一直就有如何最佳利用自己的时间和技术的问题。医疗保健现已如此复杂，我们需要全面考虑如何运用资源的问题。这也自然而然地引起了关于公众如何参与这些事务的讨论，而且这个话题业已政治化了。

上述试图定义医疗职业的特点和特性，但如何定义专业人士呢？毫无疑问，应该可以使用以上列出的特点来描述，而且应该将这些特点翻译成个人的价值观。这些价值观应该有能力或意愿证明：

- ★ 明白无误地表示希望成为医生，将医生看成是一种职业：全身心投入
- ★ 尊重生命，对人类的兴趣
- ★ 对患者和公众具有爱心、感情和关心：同情心
- ★ 从伦理角度考虑所有事情
- ★ 关注健康和疾病
- ★ 沟通能力和倡导能力
- ★ 愿意成为教育者和改变倡导者
- ★ 有做出艰难决定的勇气
- ★ 面对困难和压力时保持镇静
- ★ 学习的愿望和接受继续专业培训，在实践中思考，从经验中学习
- ★ 隐私权和保密
- ★ 认识团队和其他专业中同事的价值

★ 分析和解决复杂问题的能力——临床推理

★ 在面对偶发和意外情况时表现出机智和创意

★ 教书育人的能力——能够教育其他医生、患者和公众

★ 认识到对患者、公众和医疗职业负责任的重要性

★ 求知欲和对于研究发展的兴趣

★ 谦虚谨慎，明白没有最好，只有更好

★ 愿意做健康的倡导者

★ 促进健康的领导力

人们对上述内容肯定会众说纷纭和推敲斟酌。它潜在的价值在于可筛选出那些愿意学医的人或是那些愿意在此职业阶梯上更上一层楼的人。这一系列的特性在这个过程中可能是有用的，在后面的部分我们会讨论到。

医学的界限

如果医学的目标主要是治愈疾病而医生的角色是实现愈病疗伤的工具，那么它和其他知识分支和专业的关系又如何呢？医生有什么与众不同之处呢？医学是怎样融入健康领域和发挥作用的呢？

医学和相关学科

或许第一个（某种程度上是最早的）方面是基础医学和其他知识的联系。医学不是一门旷世独立的科学，而且可以说没有"医学研究"这样的东西，有的只是对医学和健康问题的研究。要加深我们对疾病和如何进行控制的认识需要非常广泛的科学兴趣，因此应该是没有界限的。这其中纯粹的医学角色与直接在病床旁、诊所和医院的患者接触和研究相关。但是即使这样，其他专业可能在这方面工作发挥同等重要的作用。医生提出问题、决定要做的事情以及这些措施会如何影响治疗等可能会具有更大的重要性。这个角色并非无足轻重，因为它让那些与患者和公众密切接触的人们有机会发现新的方法。同理，医生应该是最有可能采用新疗法的人。

无独有偶，社会科学对于我们理解疾病、人们对于坏信息的反应对于我们帮助治愈患者方面可谓贡献巨大。艺术也能发挥一些作用。有趣的是，音乐、文学和视觉艺术也能给生活质量带来改变和提升。人文科学让我们

从哲学的角度思考道德、人生价值和人的本质等问题（见参考书目）。这也可以说是对将基础医学教育放在大学的理由，在这里医学生们可以接触其他专业的学生和老师，拓宽自己的视野。

上述每个广阔的领域都会影响我们对于人、疾病和我们如何应对患者和公众需要等问题的理解。追求健康和幸福无界限，上下求索治疗方案无障碍。知识的统一性也是个重要的话题，我们不应该画蛇添足地设置人为界限。鉴于上述，医生只是寻求新途径促进健康大团队中的一员，医生们在科研—患者界面上要扮演一个特殊的角色。

医学内部的界限

医生和其他健康工作者之间的关系是一个次要但更加复杂的领域。首要之处就是团队合作，因为现代医疗工作需要很多专家和专门技术、专长。治疗越复杂，团队的重要性越高。但是医生在跨学科团队中有什么特殊的责任？如果存在与众不同的特点，那么学习的经历是怎样帮助学生掌握的？尽管在下一章会更加详细的讨论，我们在这个阶段还是可以得出一些结论的。

1. 训练。医学生的本科和研究生阶段一般学制更长。专科培训计划的特点是全面性、有组织性和定期评估。鉴于持续性的专业发展成为不可分割的一部分，再考核就成为了医疗实践中可以接受的内容。这些因素本身不足以使医生与众不同，但其接受的正规培训过程的长度和广度的确是与众不同的。这个结论在教育方面的含义是，在学习的每个阶段都要具有相关性和事出有因。应该从入行开始就认识到医生们必须活到老学到老，而不是什么"即兴节目"。掌握知识和技能（和求知欲）是做医生的金科玉律。

2. 希望当医生而不是其他类型的保健专业人士。这一点初看显而易见，但其实非常重要。人们可选择成为特定种类的保健专业人士。

3. 其他保健专业人士的地位益发重要。医生当然无法在照顾和关怀患者方面独占鳌头，也没有其他保健专业人士的所有技术：语言治疗师、理疗师、药剂师、护士、助产师、心理学家和其他所有的专业人员。尽管医生在治疗，特别是手术等介入治疗方面的作用无可取代，但其他专业人员的地位日益重要。即使是在外科手术中，非医学的保健人员也开始承担更大的责任。

4. 诊断工作。医生的重要职能就是诊断，特别是面对那些难以识别的症状会产生什么影响或后果的判断方面。这些标签会随着时间而改变，而且可以从历史的角度把这种现象称为"医学的历史是疾病的重新分类史"。这里关键的问题是围绕一个诊断的诸多不确定性因素。一旦做出诊断，就将启动治疗程序，团队其他成员就能开始相关医疗工作。但是，人们很少能够做出清晰明确的诊断，检验结果经常并非是特异性的，还需要结合患者病史进行解读。所以经常会产生对于诊断结果的质疑和辩论。处理这些事情需要判断力和智慧，这是非常不容易学会的东西。在这种情况下，丰富的经验，广阔的视野和判断力就成了至关重要的因素。单一的检查化验技术——查血、内镜或者影像学检查本身都不能构成诊断，而仅仅构成了基于听取患者病史后检查的一部分。同样的问题也存在于公共卫生问题的调查中。这两种情况下，医生都只能基于不确定和不充分的证据来下结论。这时往往就需要医生用更广阔的视角和经验做出诊断。在这样的环境中得出结论的后果也是很难面对的。应该如何、何时告知患者？你该如何描述你的不确定性，如何能帮助患者和人们做出决定？在不是非黑即白、存在着不确定因素的环境中，要怎样说出你的选择？既然存在不确定性，什么是"真相"？这些不是新的问题。从学习过程的角度来看，医生是如何找到做出决定的方式的？在经验从何而来？在各级临床实践中，可能有如下几种方式：

★ 个人经验，通过观察记录结果来积累经验。

★ 观察和评价别人的工作——师徒制方式。

★ 在研讨会、学习班和阅读文献中随时更新提高。

★ 不断质疑假定，寻找新的治疗方案。

★ 教学是定期了解工作成效和医疗质量反馈的另一种方式。

5. 理解疾病和合理的治疗。这是医生职责的另外一部分。对治疗的基本原理和成功病例心里没底就着手治疗，是仓促上阵。这篇评论表明，几个世纪以来对于健康和疾病的理解在不断的变化中，而且可能一直如此。我们现在认为复杂的和先进的治疗几年后或许看起来很粗浅。关键在于医学总是在变化，而医生引领这种变化是非常必要的。僵化守旧的教训历历在目，而且会在"超越学习和创新"一部分中更全面地讨论。

6. 医学：科学还是艺术？关于医学是科学还是艺术的讨论现已数百年，

而事实上，医学包含两者。科学的方法使得检查化验能够在最大程度上获得信息。艺术的作用在于综合分析个别患者的情况、他们的期望和需求等信息，（和患者一起）得出最佳诊断和治疗方案。基于当时判断的不同，"诊断"相同的患者可能有不同的"治疗"措施。

7. 医生的其他与众不同之处。诊断是医生职责与众不同的一部分，还有其他的吗？前面讨论过医生作为一个治疗师的角色了。其他专业人士也参与到这个过程：用现有的知识去改进患者的治疗。医生还有责任与时俱进更新知识，特别是发现新知识并将其应用到患者和公众身上。这就是求知欲、独特视角看问题和不断质疑传统智慧，以及认识疾病的重要性。尽管其他专业人士也深度参与了其自身专业的研究，但这一点是医生专属的职责。那么，医生是如何学习这方面的实践呢？这就必须追根溯源，了解医学院是如何培养提问和质疑的氛围的，需要创造学习氛围以激励原创思维并将学习推向极限。研究生的学习应该重在寻找核对证据、努力尝试所有方法方面，含义是参与原创研究工作以及记录在案等。这不仅仅关乎着"发表或认输"，而是有关于运用想象力以及培养专长和智慧。

社会中的医生

这个问题是医学目标和医生职责的一个分支。医生在做医生的同时还是市民，因此而在社会中承担重要责任。医生也许得扮演几个不同的角色。

倡导者

这个角色要求医生有责任向患者和公众说出病情、支持他们和满足他们的需求，这其实是医生一直以来扮演的角色。几百年来，医生们始终在以不同方式促进公众健康、医疗设施以及满足身处不同人群或罹患不同疾病患者的需求。医生的倡导者角色作为医生的一个重要职责可能出现在医院中、公开论坛或政治场合中。相关行动的目的可能是为了获取医疗或公共卫生所需资源，或是为了争取对特殊需要和关注的重视。其他行动包括支持犯人的权利、反对酷刑或贫穷、支持弱势群体，评论环境问题、疫苗接种、促进健康（吸烟）和风险等。这种立场是不会令人愉快的，而且面对巨大的反对声音继续坚持自己的立场是需要勇气的。实现这些目标都需要医生游说政府（地方或中央）、地方卫生或环境当局以及应对媒体。凡是易卜生创作的《人民公敌》（Enemy of the People）的读者都知道这意味着什么。

慷慨陈词，说服当局改革需要特殊的遣词造句和说服人的技巧和勇气。医生必须对事业充满自信，并且用各种方法吸引大家对这个事情的关注。

医生们，特别是那些公共卫生医生们最关心的是，如果同行们都认定某一项政策可能会危害健康或者降低医疗质量的话，医生们如何推行这样的政策？在这种情况下，除了向政策制定者和公众进言和证据以外，医生还能做什么？一种做法是甩手不干，尽管兹事体大，但这也许是医生对得起自己的良心和道德观的唯一办法了。

教育者

医生不仅仅有教育学生和其他医生的职责外，还承担了教育患者、公众和政客的责任。这个责任的重要之处在于，如果没有这方面的知识和技能，患者和公众在选择时会更加困难。关于疾病的信息源从来没有像今天这样俯拾皆是，通过书籍、电视和网络等皆可获得，但是人们仍然需要基于经验的客观建议，舍此患者和家属将无从作出决定。医生有向公众宣传专业信息的责任。他们需要具备公开演讲的技能，能够解释和帮助他人理解医疗过程和预后的可能方向以及局限性。就像下面的美丽诗篇描述的那样，这可不是件容易事：

她问我如果她吃一片治疗心脏的药、一片治疗臀部的药、一片治疗胸腔的药和一片治疗血液的药，这些药怎么知道他们应该去身体的哪个部分？

我向她解释说，每一种药的活性物质都会采用一种空间构型，与对应的靶结构上的分子表面上的受体分子准确对接。

她却对我说别胡扯。

我告诉她每一种药片都有不同的"形状"，而她身体的每一部分也都有不同的"形状"，只有当两种形状匹配时药物才能起效。她说我没有权利讨论她的身材。我说每一个药物都是钥匙，她的身体是成千上万的锁。

她说她不准备吃药了。

我最后告诉她说药片是靠魔法起效的。

她问我为什么不早说！[37]

格伦·柯恩宽（Glenn Colquhoun），话剧《神斯》蒂尔·罗伯茨（God Steele Roberts），奥特雷（Aotearoa），新西兰 2002

改革代言人

和以上讨论相关的是医生作为改革代言人的职责，但这需要医生拿出证据而且要让利益相关人都相信。改变公众健康状况是个孤独而漫长的任务，但这是专业工作的一部分：可能是改变服务，提高医疗质量，也可能是研究治疗新方法或者提升公众健康。它需要建立相互信任，以浅显易懂的方式适当解释风险并且帮助人们做出知情选择，但也需要当在情况不明时说"不知道"的能力。

普通公民

有没有可能把医生作为公民和专业人士这两种角色分开呢？医生职业的行为标准和"普通"公民的行为标准有什么区别吗？我们期望医生比公民有更高的操守标准吗？仅仅因为他们是医生，他们就不能抽烟、暴饮暴食或使用暴力吗？毫无疑问，公众的期望值很高。和其他行业相比，大家都期望医生能"以身作则"，而不管这有多么不现实。

领导者

人们往往期望医生成为领导，为此未雨绸缪是很有必要的。这或许是从和其他高效率的领导者共事时学到的，或者通过经验和相关的课程掌握。关键是人们只能赢得领导力而不是靠假设。在团队里保持领导地位需要的不仅仅是"医生"这个头衔。

小结

这一章的主要目的是完成对于医学目标的定义和研究其影响。第二个目的是探讨医学的界限和医生的职责，以及定义其与众不同之处。其实就是探讨我们为什么需要医生。

总结如下：

1. 医学的目的是促进治愈的过程。医生是各司其职的健康团队中的一员。

2. 医学是一种职业，与服务的概念相关。

3. 医生的与众不同之处：

★ 希望成为医生。

★ 长学制和普通教育，包括理解健康和疾病的决定因素。

★ 应对复杂的诊断、预后及其影响的能力；因此而获得人们和公众的重视。

★ 治疗所需的技能和经验，其中的一些只能由医生实施。

★ 对于研究健康和疾病的重要性的认识。

★ 正确看待终生学习和再许可。

★ 求知欲，希望把事情做得更好。

★ 通过经验获得判断力和智慧，在情况不明时充满同情心地与患者及家属有效沟通。

★ 团队合作能力和与他人分享经验和技巧。

★ 拥有作为健康倡导者和改革代言人的勇气和技巧，承担教育患者、公众和同道的责任。

这个列表的内容和本文前面提到的相差无几。很多方面的工作表明人们开始重新思考医学的意义以及怎样才能维持它在公众中的崇高地位。只有谦虚、尊重别人的观点才能做好这些事。改革时机已经成熟。

医生们有时也会罹患壁画诵读困难症，看不清墙上写的是什么。他们不知道此刻应该做的不是自鸣得意，而是采取勇敢、积极的行动。医疗职业必须回归到它的根本，欢迎公众的参与，并决心成为治疗者和及时助人者。

参 考 文 献

［1］ The Aphorisms of Hippocrates, Aphorism 1, Translated by Francis Adams. Baltimore: Williams and Williams; 1939.

［2］ Poynter F N L. Medical education since 1600. In: O'Malley C D. ed. The history of medical education. Los Angeles: University of California Press; 1970; 235-6.

［3］ Calman K C. Quality of life in cancer patients-an hypothesis. J Med Ethics 1984; 10 : 124 -127.

［4］ Charter of the Royal College of surgeons of Edinburgh, 1505.

［5］ Charter of the Royal College of Physicians and Surgeons of Glasgow, 1599.

［6］ Charter of the Royal College of Physicians and Surgeons of Glasgow, 1599.

［7］ Charter of Royal College of Physicians of Edinburgh, 1681.

［8］ Charter of the Royal College of Surgeons of England, 1800.

［9］ Pirsig R M. Zen and the art motorcycle maintenance: an inquiry into values. London: Bodley Head; 1974.

［10］ Calman K C. Quality: a view from the centre. Quality in Health Care 1992, 1 : 28-32.

［11］ Burnham J C. How the idea of profession changed the writing of medical history. Med Hist Suppl 1999; 43 (2): 155-72.

［12］ Calman K C. A study of storytelling, humour and learning in medicine. London: The Stationery Office; 2000.

［13］ Tallis R. Hippocratic oaths: medicine and its discontents. London: Atlantic Books; 2004.

［14］ Cogan M I. Towards a definition of a profession. Harvard Educational Review 1953: X X Ⅲ; 33-50.

［15］ Webster's New International Dictionary.

［16］ Becker H S, et al. The Boys in White: Student culture in medical schools. Chicago and London: University of Chicago Press; 1961; 4.

［17］ Ibid, 111.

［18］ Ibid, 422.

［19］ Ibid, 429.

［20］ Freidson E. The Profession of Medicine. New York: Dodd, Mead and Company; 1975; 72.

［21］ Ibid, 74.

[22] Association of American Medical Colleges. Physicians for the twenty-first century. Report of the Project Panel on the General Professional Education of the Physician and College Preparation for Medicine. Washington DC: AAMC; 1984 (Published as supplement to the Journal of Medical Education Vol. 59).

[23] Ibid, 6-5.

[24] Ibid, 7-10.

[25] Ibid, 11-13.

[26] The Hastings Centre. The goals of medicine: setting new priorities. The Hastings Center Report; 1996.

[27] Ibid, Executive summery.

[28] AMA. Professing medicine: strengthening the ethics of professionalism of tomorrow's physicians. American Medical Association; 2002.

[29] Ibid, 131.

[30] Medical Professionalism Project. Medical professionalism in the new millennium: a physicians' charter. Lancet 2002; 359; 520-22.

[31] Irvine D. The doctors' tale: professionalism and public trust. Oxford: Radcliffe Medical Press; 2003.

[32] Ibid, 206.

[33] Attributes of medical graduates. Australian Medical Council; 2003.

[34] Royal College of Physicians. Doctors in society: medical professionalism in a changing world. Clin Med 2005; 5: Suppl 1.

[35] Chard D, Elsharkawy A, Newbery N. Medical professionalism: the trainees view. Clin Med 2006; 6: 68-71.

[36] Calman K C. The profession of medicine. BMJ 1994; 309: 1140-3.

[37] Colquhoun G. Playing God Steele Roberts, Aotearoa, New Zealand; 2002.

第12章 实现能力：对"专业人士"的定义

起初，评判一项医疗工作是否做好，最适合的人选就是同样实际从事此项工作的人，即解除患者当前疾病的人，换句话说，就是医生自己。这一说法也适用于其他技能和技艺。所以，医生应该向其他医生们报告自己的工作，如同专业人士向同行报告自己的工作一样[1]。

亚里士多德《政治学》(Politics)，第三册

学医的难度不仅在于要掌握各种知识，还要掌握在治疗疾病方面的多种能力和长时间经验的累积。医生要把上述技能完全掌握而且牢记于心，以便能够随心所欲地随时运用，有能力把掌握的综合性原则应用于具体病例中，并根据具体患者和治疗情况适当调整[2]。

伊本·居美（Ibn Jumay）

定义能力

就素质和职业精神而言，为什么定义"能力"这么重要？定义的目的是什么，定义的用途何在？"能力"对以下三个群体具有重要作用：

◆ 公众——确保提供高质量的医疗和公共卫生服务；
◆ 患者——确保每个病患得到高质量的治疗；

◆ 医学专业人士——保持较高的医疗专业水准。

可以将能力视为定义专业素质以及评价医生的最终标准。

什么是"能力"？

所谓能力指的就是一名医生在团队中所展示的，能够在医疗实践中整合各种特点和素质以及知识、技术和态度，将其应用于改进人们的健康和医疗水平的才能。这包括实时地把上述素质和能力用在实际病例中，并且评估和介绍其结果。能力是评估医生的素质和专业精神的一把标尺，包括在十一章中陈述的各项素质与特质，而且与学习、理解和继续教育密不可分。

能力是无法像 MOT 测试（英国交通部的机动车道路测试）一样可以测试出来的。这一测试可以检测出汽车在某些情况下的性能，但却没有考虑到医生面对任务的复杂性、不确定性和问题。

人们往往认为，像"能力"、"才能"、"美德"这种词语往往都是"完美无瑕"的同义词。但实际情况与此大相径庭。在人们要在并无把握的情况作出判断时，出错的可能性会比较大。因此需要用制度来处理此类问题并且尽量减少错误。在面对复杂问题时，医生之间也会出现不同观点，即复杂问题上的意见分歧。这种分歧与其他专业团体（如律师、教师或牧师）的分歧并无不同，公众也应该对此有所认识。因此，不应将"能力"与"完美无瑕"画等号，在处理复杂、不确定的问题时，不可避免地会有意见分歧，也会出现失误。然而，我们所说的这个制度应该能把这些问题最小化。重复犯同样错误的医生就是不合格的医生，而这个制度会把他们淘汰出局。当然，这不能作为评估医生的主要方式，在一般情况下，我们应该通过知识、能力的提升和工作态度来评价绝大多数医生。

能力也会随着时间和专长的改变而改变。新入行的医生就比有经验的医生能力欠缺，因此要确保评价体系考虑到这一点。反过来，这也涉及对素质的定义，因其涉及在不同群体之间的比对。

对于能力的评价基于两种假说。第一，绝大多数医生工作出色而且希望通过不断实践、理论联系实际病例和广泛积累经验来提升自己的能力。第二，学习能够改变知识、技能和态度，从而改善对具体病例或患者群体的管理。这不仅是一个很重要的假说，而且是基于大量的证据之上的，例如在教育上的显著成就。

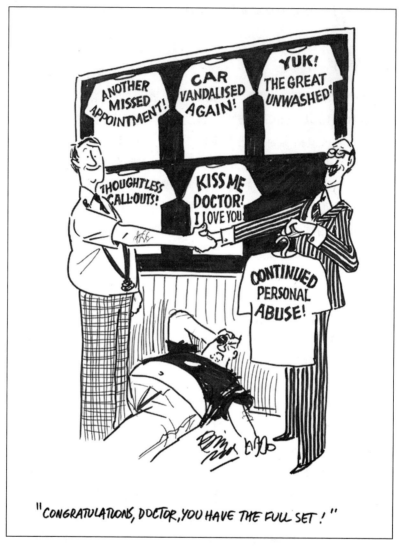

这是比尔·泰迪（Bill Tidy）在 21 世纪初所描述的医生所需要具备的各种能力。注意，这里的医生需要的不是临床技能而是社交能力。已获使用许可

关于能力的词语

可以用很多词语对能力进行评价而且其中每个都有特定的含义，虽然有时表述得不够尽善尽美。这些词语包括：安全、力所能及、本领、专家、美德、品质、特质、掌握、高效、业绩、成果导向、解决问题的能力和专业精神。这些词语的含义略有不同。例如："有美德"的医生似乎表示比"能力"更多的内涵，可能表示他具有更好的人际关系能力，例如医生对患者的态度和个人特质。

有些比喻可能会让大家更好地解读"能力"的不同方面。例如，我在高尔夫俱乐部里"能"打得很好，但"不能"打赢高尔夫比赛。同样，我"能"为了家人或是自己的兴趣而弹钢琴，却"不能"在音乐会上演奏。因此，当一个人具有一定档次的技能和丰富的经验时，才可以用有"能力"来描述。但事实上，就算是一位水平非常高超的"有能力"的高尔夫球手，偶尔也会打一局烂球，或是有一杆打偏。

能力评估

医生需要拥有各类能力，其中部分见下述而且与之前讨论过的医生角色有关。这些能力范围都是需要被评估的内容。医生应该做到：

● 解决复杂问题——这些问题可能没有简单的解决方案，而且还有相当大的不确定性。

● 倾听并理解他人（患者或群体）的感受和需求。

● 在恰当的时间与地点把知识、技能、态度融为一体。

● 在面对不确定性的问题、得到的信息不充分时，基于最新版的基础知识和专业知识作出评估并采取恰当的行动。

● 在处理不常见或意料外的问题时，展示出自己理性的智慧，把握主动权，能在压力下工作。

● 有关于患者、公众和同事的自尊的结果要公开。

● 不断地继续学习和改变。

● 在实践、结果、经验中反馈并从中学习。

● 在做医疗决定的时候，要思考其中的道德伦理关系。

能力往往意味着对表现进行反馈，并定期循环往复。

CanMeds2000 项目

加拿大皇家内科及外科医师学会（The Royal College of Physicians and Surgeons of Canada）的"新千年能力（Skills for the New Millennium）项目"是定义能力的一个完美的例子。这个项目被许多其他的国家改进并应用，包括澳大利亚和新西兰。这个项目报告的作者定义了如下这些必要的角色和关键的能力：

1. 医学专家。具有诊断和治疗的技能，以符合伦理和高效的方式照护患者。寻找相关信息并将其应用于临床实践。提供关于患者治疗、教育和法律意见的有效咨询建议。

2. 沟通者。与患者/家庭建立良好的治疗关系。收集并整理患者/家庭/社区的有关病史。有效地听取信息。与患者/家庭和医疗团队讨论适当的信息。

3. 合作者。和其他医生、医疗专家们有效协商，有效帮助其他跨学科团队的活动。

4. 管理者。有效利用资源以在患者照护、学习需求和外部活动之间实现平衡。睿智分配有限的医疗资源，在医疗保健组织中高效率的工作。利用信息技术来优化对患者的照顾，终生学习，并参与其他活动。

5. 健康倡导者。能识别影响患者健康的重要决定性因素，为有效地为改善患者和社区的健康作出贡献。识别和应对这些问题，并做适当的宣传。

6. 学者。制定、实施和监督个人继续教育项目。批判性评价医疗信息的来源。使患者、内部员工/学生和其他卫生专业人员的学习变得更方便。对新知识的发展做出贡献。

7. 专业人才。以诚信、诚实和同情心实现最高的医疗质量。具有恰当的个人和人际专业行为素养。以符合医生义务和伦理的方式行医[3]。

这是一项非常重要的工作，为进行能力评估提供了有用的基础。英国业已将此项目用于评估外科学员[4]。主题详见以下章节。

为什么要评估能力

这是一个重要的问题：如果只有医生来评估医生，外行人可能不得出结论，医学一个容不得外人置喙的封闭小圈子。虽然在实践中仍然是由医生来评估医生，但其他团体的参与度也越来越大。例如其他专业人士（护理人员在产科等专科获得高度重视）、患者（通过直接参与和满意度调查等方式，但是仍然有待改善），以及广大公众，他们正开始学习如何更好地利用公开的数据结果。对医生来说，此类活动有百利而无一害，所以无须畏惧。然而存在一个关于评估的简单化的看法：如果这种评估操作不慎，将会得出不正确的结论。例如，如果未将病例组合或年龄和其他复杂因素纳入评估范围，就很可能得出错误的结论。英国的外科医生们开创了重要的先河，他们发表的结果是依据由不同外科医生报告的病例组合[5],[6],[7],[8],[9]。尽管美国公布医院内死亡率已经成为常规工作，但英国还是直到最近才接纳这种做法，由伦敦的圣乔治医院率先打破坚冰。重要之处在于医生们是和管理者以及其他保健专业人士一起开此先例。在苏格兰，2006 年时医院和外科手术的死亡率就已经可以对外公布了。

医生重新认证也是这个过程的组成部分，其中包括由同行负责定期验证的能力考核。此举可向公众和业内人士确保该医生具备最新的专业知识，而且也在不断基于有效性的证据进行学习和提高其行医能力。这个过程也需要大众的审查来确保它的有效性，从而建立大众对医生的信任感。

评估能力不是什么新话题了，例如亚里士多德就曾在他的《政治学》第三册中写道：

起初，评判一项医疗工作是否做好，最适合的人选就是同样实际从事此项工作的人，即解除患者当前疾病的人，换句话说，就是医生自己。这一说法也适用于其他技能和技艺。所以，医生应该向其他医生们报告自己的工作，如同专业人士向同行报告自己的工作一样[10]。

《赞美在中世纪公共医生合约中的作用》（The function of praise in the contract of a medieval public physician）一文讲述地方政府与医生签合约的历史，借鉴了希腊和罗马的经验。希斯楚克（Sistrunk）写到：

罗马的政策制定者们遇到和希腊人一样的基本问题：如何才能建立一个体系，让欠缺相关学识的外行们也能评估一个拥有专门知识的专业人士的专业水平呢？或者简单地说，律师怎么能评价其他专业的专家水平如何呢？

　　罗马人和希腊人一样认识到，要想知道一个申请人是否适合某个职位，最实用的评价标准是公众口碑这个模糊标准了。由于当时没有设立专业的审批机构，罗马人不得不凭借医生的声誉作为标准来评价，为此而征集了医生们老师、朋友和友善的市民们的证言以及进行公开答辩。此举的目的就是选出在市民和他们的孩子们得病时能够信赖的医生[11]。

　　有人提出了一个有意思的观点，我们现已建立了一套许可制度，而且患者们也仍然信任我们而且成为了我们的同盟军。他们更多的参与会建立起更大的信任。在第 6 章提到的 20 世纪的小说《莫娜·麦克莱恩》（Mona Maclean）的段落用在这里最为恰当不过了。她说想当医生的一个原因就是可以知道应该将生病的朋友介绍给哪位医生。

患者和能力评估

　　在十九世纪早期，罗伯特·欧文（Robert Owen）在（苏格兰格拉斯哥以南 30 英里左右的）新拉纳克（New Lanark）的一个示范社区中尝试了一种新型的改善人们生活质量的方式。他的方式是提供给人们工作、教育机会、食宿和行为道德准则。提供的工作以纺织为主，为了了解纺织工人的道德品质，欧文在每个房间中放置了一个彩色的小木块。木块每一面的颜色分别是从白到黑，代表着每位员工的道德素质。每周一他都会按照对每位员工品质的评价改变他们的小木块的颜色，而且将其公之于众。他注意到多年来随着工作、教育以及宗教的影响，员工们的木块颜色在从深到浅的变化着。本书作者一直在思考，是不是应该让每一位接受完诊治的患者在离开时记录下他们的满意度。他们可以改变医生办公室门外木块上的颜色，让其他患者知道他们的估值。

　　能力评价其实是对复杂情况的一种管理方式。它可以用于所有专业性团体，而不只是医疗界。想用公式化的方式评价不同阶段的医生（学生、实习医生、专科医生、全科医生等），以及他们所设计的 40 多个专科和各类知识、技能和态度的话，那基本是不可能的。医学有太多的范畴与分支，评价的过程可能非常有限。即便每个类别、每个专科都有自己对"能力"的定义，对患者和公众来说评价工作仍然可能太过复杂。为了解决这一复杂的问题，我们需要一个新的模式。

新的模式

　　这一模式是基于对医生工作方式的分析和在进行临床或公共卫生工作时需要做出的决策。这个模式应该和其他专业机构的评价过程基本一致。关键是要向同行和公众公开治疗结果的记录，还有医生在处理最常见问题时的明晰流程。此外还要解释清楚这些数据是怎样生成的。这使得医疗界与其他群体和具有同等地位的个体间有了可比性。但我们必须承认，这个模型中会存在变化，同时我们也已经说过，医生不会永远万无一失。然而，要承诺公开结果，就必须确保把变量控制在最小。同时，也要考虑到患者的偏好、选择和病例组合，因其可能发生变化而且可能无法套用模式，而且这些因素可能导致变化。

　　这个模式基本上是个基于问题的方式，医生可借此做出诊断、评估预后，采取可能的主动措施，同时解决患者关心的问题。

　　在面对每位求医患者时，必须询问以下问题：

　　1. 患者哪里不舒服？我当下能做出诊断吗？我是否需要再做一些检查呢？

　　2. 我有能力诊治吗？我了解这种病症么？如果我不了解的话，我有能力诊治吗？如果不能，应该转诊到哪里？

　　3. 这个患者会发生什么状况？这种病的自然进程或预后如何？如果我不积极治疗会发生什么？

　　4. 这是一过性症状，还是需要长期治疗的慢性疾病？

　　5. 我应该和患者谈什么？我有没有和团队分享信息？这其中涉及伦理问题吗？

　　6. 我需要更大团队的帮助吗？我在诊断、预后和治疗上需要帮助吗？现在是否需要转诊？

　　7. 最好的治疗方案是什么？如果考虑积极治疗，指征是什么？

　　8. 对患者做了哪些诊治？手中的治疗记录是否完善？我能对治疗结果做出评估吗？

　　9. 从这个病例中我能学到什么？我还能改进么？属于继续专业发展（CPD）。

10. 我的同事和公众能看到我的治疗记录吗？

以下列表就是患者希望知道的信息：

- 我得了什么病？（诊断）
- 对我会有什么影响？（预后）
- 你能为我做什么？（治疗）
- 如果治疗不成功或无法治疗该怎么办？（你还会继续治疗吗？）
- 我能做些什么？（需要患者参与）

类似的列表就可以概括出公共卫生问题。

下表中的例子可以解释这些原则以及公众对信息的掌握程度。

案例：

病例 1： 14 岁年轻男性，以右腹部疼痛伴发热就诊于全科医生。此患者的诊断应该在上述第二阶段做出，然后将其转诊到医院。数日后会出结果，届时全科医生也许可以做出临床诊断，患者为急性阑尾炎。如果后来证明并非阑尾炎（是早期克罗恩病等），那么这个诊断也不是错误，而是正常的疾病认识过程。关键是要解决问题，并且从这个病例中获得学习心得。

病例 2： 一位 45 岁女性因左侧乳房有一个 2 厘米肿物而就诊于乳腺科门诊。对此情况业已有了一套清晰的流程，而且已经向患者和家属解释清楚并且获得了知情同意。接下来由护士辅导员与患者详细交代情况。患者次日收治入院做活检，结果为阳性而且将其告知了患者。反复讨论后，患者拒绝继续接受标准治疗，但是要求会诊。会诊后患者转院。在这个医疗团队的下一次会议上探讨了这个问题，安排继续关注后续情况并运用这个机会学习。可将此病例视为未完成患者治疗方案，医生是有过失的。但是，如果从让患者行使自主选择权角度看就另当别论了。

病例 3： 一个 65 岁的老年男性因为反复咳嗽就诊于全科医生。他的烟瘾很重。医生将他初步诊断为慢性支气管炎，给予抗生素治疗。这位

医生考虑过肺癌的可能性，但因其已是她今天接诊的第三位只有单纯症状的患者了，所以她在此阶段未要求患者拍胸片。这位患者10天后复诊，症状并没有改善。这次让患者拍了胸片，结果在一周后出来，提示肺内可疑病变。医生将结果告知了患者并将其转诊到专科医院，一周后被收治入院，确诊为肺癌。次日患者儿子向外科医生投诉医生延误了对他父亲的诊治。当时那位医生做的决定是相当合理的，但她还是有可以改进之处的。

那么我们怎样来衡量能力呢？能力的尺度就在于能否将学到的知识、技能和态度应用于实践，其核心在于实践中的融会贯通，而不只是获得知识和技能。可以在以下两种情况整合知识：

- 过程——如何提供医护服务，对待患者的态度等等。
- 结果——对临床和公共卫生工作的考察。

当然，事情的关键还是学习。学习不仅意味着获得知识和技能，更是对于它们的理解和理论转化为实践的能力。

所以，我们可以从以下几点衡量能力：

- 面谈考评和工作实践考察——专业意见
- 患者满意度——患者意见
- 结果公示——公开

以下内容可能有助于在实践中融会贯通。这个列表可能不够完善，而且可能因专业而异但可做抛砖引玉之用。

- 一个保存患者记录和结果的临床病历系统。
- 由临床医生或小组编写一些常见疾病和其处理流程，如：列出5～10个常见问题的处理方式。
- 为上述各条提供的指引、框架或标准。这些内容可能因患者选择而异，而且应该包括必要的后续措施。
- 建立审核制度监控医疗质量，而且接受同行评审。
- 将引进的所有新程序以及评估证据记录在案。高质量医疗服务的关键在于研究、发展和持续改善实践。

- 显示患者对医疗单位工作的参与度。包括从提供信息、参与小组到对患者进行定期调查。
- 进行员工考核，让他们了解自己的工作表现。
- 将现有的教育项目和参与的证据记录在案。
- 团队合作。证明其他专业群体参与医疗单位工作的证据。
- 资源管理。临床工作不可避免地会涉及资源利用问题。应提供资源如何管理的证据。

如果主要讨论这些问题的话，那么在接下来的考评面谈中会提出什么样的问题呢？

1. 关于提供医疗的过程：

- 过去（去年）的工作实践发生的最主要的变化是什么？本学科最主要的进展是什么？它们是怎样影响医疗实践的？这些问题可以测评人们对近期发展及其对于个人工作的影响。
- 现在有什么继续专业发展（CPD）活动？如果在实践中发生了变化的话应该怎么办？
- 在对提供服务的管理方面有什么变化吗？例如，门诊工作是否有改变？患者随诊工作有什么变化？

2. 关于衡量治疗结果以及综合以上各因素：

- 在上述大多数的临床问题中，是怎样衡量结果的？
- 患者意见是如何评估的？

因此，能力评估其实在评估医生素质这个过程的终点，而这自然与专业和专业人士的概念密不可分。因此，可以用前章列出的特征和素质来定义一个"专业"。所谓专业人士就是那些符合这些标准的人，而且可以在评估能力时自我证明。

这个定义并不表示他们不会犯任何错误（他们也会），或者说他们在任何场合中的行为和态度都会是完美的（他们做不到）。它指的是，医生们可以认识到这些错误，并在可能的情况下纠正错误，之后从中学到东西。通过经验的累积和不断的学习，犯错的频率会越来越低，但绝对不会是零。当一位医生犯错误的概率与同事们相比超出了预期，或者出现了一个超出个别医生能力的具体问题时，就需要由医生自己或适当的专业机构来提供更为有效的解决方法。

培育良医

本书的中心思想是：教育是培养医生过程的核心。若用一种方法来描述这个过程，那可以用园艺来比喻，用"培育"来代替"教育"，从而让学医之路更明了。"培育良医"这个短语意义重大，字字千钧，逐字琢磨意味深长（不一定按顺序）。

首先研究"医生"这个词。医生是做什么的？这是全书贯穿始终的主题，最佳答案如下：医学是由医生实现的专业。它从科学、社会科学、艺术中汲取知识、技能和态度，因此既是科学又是艺术。医学涵盖关于人群或个体的治疗和疾病与保健的方方面面，而且构成了"治疗康复"这一悠久传统的组成部分。在上述内涵丰富的领域中，医生可以精通一个或多个专业。医学作为一门专业与患者和公众有着特殊的关系，拥有坚实的价值基础并且在实践中注入了强烈的伦理道德准则。医学伦理已经成为国际上认可的医学专业概念。医学专业的其他特性详见第 11 章。

其二，这里强调了每个医生都是独一无二的个体，因此需要个性化培养。并不是所有医生都一模一样。而且不会有人希望有一模一样的克隆型"完美医生"。因为环境条件不同和学习体验不同，如同医生个体的每颗"种子"都会以不同方式成长。可以定制和改变这些体验，让医生受到不同的影响，而"培养"可以改变他们的基本遗传物质。而导师制就是一种更好的培养模式。

第三，就是"培育"这个词。它意味着投入劳动和技能来帮助成长、养育、关照，也就是教育的过程。从幼苗开始——养育照料它，在它成长和发芽的过程中提供养料和不同的环境。这种影响不只限于医学院和实习过程中，还有来自家庭、学校、朋友和兴趣爱好的影响。这些是培养、塑造一位医生很重要的因素。有时，当新进展替代了医学知识和技能时，也需要进行"修剪"。培育得法自然会收获健康成长的结果，而且会影响职业生涯的全过程。就算是最有经验的医生也需要培养。医疗系统对于培养医生所做出的贡献就像莎士比亚在《麦克白》（Macbeth）中所呈现的精彩对白："欢迎到来，我已经准备好栽培你，并且会尽力让你苗壮成长"。

对"培养"一词还有个老套、不常用的解释。指的是饱读诗书但仍然继续学习来完善自己的人。这是一个奥斯勒认同的词。这个解释仍然适用于医生，是指他人给予的外在培育在医生身上的内化，两者同等重要。

传统意义上说的医学教育是一个过程，即那些有志从医或已经从事临床或公众卫生工作的人们学习行医所需的知识、技能和工作态度的过程。这是一个持续的过程，也是医学专业人士的一个重要特质。

更难定义的是"良医"的良这个词。这个有价值取向的形容词，其含义取决于你去问谁或是所考察的是这位医生哪方面的素质。其他的词或短语也曾被用在相似的语境。这可能包含"能力"，或者更有趣一点，"我想成为的那种医生"。我们要怎样识别出这种医生呢？如果他们能被识别出来，又怎样让所有的医生都经过培育而获得相同的赞许呢？对"良"字的描述是取决于评判者吗？那这个人应该是医生、患者还是大众呢？

做出价值判断的过程很复杂，而且也很难分析。本章试图用一种有助于这次讨论的方式来定义"能力"，但是似乎我们会有更新更好的方式。在这方面，我们也要继续"培育"我们的思维能力。

小结

定义能力并非易事。它最终评价的是一位医生能否在日常行医实践中以最高标准工作。这种方法主要是定义素质、特性和过程，而不是具体目标，所以可以用于更广泛的环境和不同的专业领域。其特点是面向其他专业人士和公众公布过程和结果。公众必须信任医生（而且基于前章所述的"医学的目的"），能力评价也是这个公众参与过程的终点。同时它也可以让医生知道自己的工作表现是否良好。

参 考 文 献

[1] Aristotle, Politics. Book III. Translated by Barker E. Oxford: Oxford University Press; 1940; 125.

[2] Jumay I. Treatise to Salah ad-din on the revival of the art of medicine. Translated by Hartmut Fahndrich. Wiesbaden: Kommissionsverlag Franz Steiner GMBH; 1983; 13.

[3] The Royal College of Physicians and Surgeons of Canada. Skills for the New Millennium. Royal College of Physicians and Surgeons of Canada; 2000.

[4] Rowley D I. The surgeon's job: how should we assess the trainee? J Roy Soc Med 2004; 97; 363-65.

［5］ Baxter N N. Monitoring surgical mortality. BMJ 2005; 330：1098-99.

［6］ Thompson A M, Stonebridge P A. Building a framework for trust：critical event analysis of deaths in surgical care. BMJ 2005; 330：1139-43.

［7］ Bridgewater B. Mortality data in adult cardiac surgery for named surgeons：retrospective examination of prospectively collected data on coronary artery surgery and aortic valve replacement. BMJ 2005; 330：506-510.

［8］ Keogh B E, Dussek J, Watson D, Magee P, Wheatley D. Public confidence and cardiac surgical outcome. BMJ 1998; 316：1759-60.

［9］ Treasure T. Mortality in adult cardiac surgery. BMJ 2005; 330：489-90.

［10］ Aristotle. See Reference 1.

［11］ Sistrunk T G. The function of praise in the contract of a medieval public physician. J Hist Med Allied Sci 1993：48：320-34.

第 *13* 章　医学生的筛选

他从未表现出鲜活的想象力，或是在其他学生身上能看到的那种机智。但是他的有些特质让我预见到了他会拥有很强的判断力，这可是行医的基本素质……最后经过长期艰苦努力，他以优异成绩毕业了。而我可以实事求是地说，没有人比他在这两年内惹来更多的争议。他让自己变得如此强大，以至于如果没有他把反方驳得体无完肤，简直就无法提出论点[1]。

莫里哀（Molière），《无病呻吟》（Le Malade Imaginaire）

狄亚富瓦鲁（M.Diafoirus）对医生儿子的讲话

对于具备学医条件的人来说，他一定要拥有当医生的天赋秉性、基本的教育、良好的环境、教育、勤奋和时间。但先决条件是他的天性，勉强学医的人只会徒劳无功[2]。

希波克拉底（Hippo Crates）

引言

目前医学界最具争议性的话题之一就是如何挑选医学生。但这已经不是什么新话题了，因为埃及人和希腊人都曾经提出过这个问题。在早期，献身医学和学医的热情是关键因素。当时对学生人数是没有什么限制的，直到18世纪，医学生都是小班授课，选择条件仅限于拥有艺术学士学位的人，甚至往往在大学中心以外进行，很少传授书本知识。在18世纪，班级人数开始扩大，学生们往往是某个讲师或教授（"医学磁场"）吸引来的。这种授课方式无须很多床旁教学和实验室实践，所以学生人数不是问题。然而，随着科学知识的进步、基础知识的扩展、临床和实验室教学需求的增加，就需要进行筛选了。因为必须交学费，所以只能招收支付得起学费的人，而且招收标准清单也越来越长。其中包括要在学校掌握的一些科目，也可能包括一些科学和经典著作。

直到 20 世纪初期，许多医学院招生时还要求学生具备艺术学士学位，苏格兰的大学还设置逻辑学、修辞学和道德哲学等课程[3]。人们曾经因为不再将艺术学位作为医学院入学基本条件而感到非常遗憾。例如，在格拉斯哥大学的欢迎词中，杨教授就曾以真切的期望对医学生们说道：

> 曾经，学医的入门条件是拥有艺术学士学位，我们很多人都后悔废除了它，对于它的重返，我们应该不会等太久……如果医学总会用法语和德语替代拉丁语和希腊语，对于英国医学界了解欧洲大陆的研究发现和思想会大有裨益[4]。

然而，随着想学医的人数的增加，资助资金来源的扩大，医学院的数量越来越多，从而导致了报考医学院人数过多的现象。经常出现 10 个考生竞争 1 个学位的情况。在这种情况下就出现了如下的讨论[5-10]。在 21 世纪早期，想学医的人太多了，那么怎么来用合适的方式来选拔呢？一个重要的问题是女性的特殊性。在英国的医学院中，新生中女性占 50% 已经是司空见惯了。尽管仍然存在一定难度，但这些女性在医学界的事业发展已经是有目共睹了[11]。

专业人士的特质

以前的章节已经阐述了医学的目的，之后也定义了医学专业人士的特质。以下再次将两者一起介绍：

- ◆ 明白无误地表示希望成为医生，将医生看成是一种职业；全身心投入
- ◆ 学习的愿望和接受继续专业培训
- ◆ 尊重生命，对人类的兴趣
- ◆ 对患者和公众具有爱心、感情和关心：同情心

- 从伦理角度考虑所有事情
- 关注健康和疾病
- 沟通能力和倡导能力
- 愿意成为教育者和改变倡导者
- 做出困难决定的勇气
- 面对困难和压力时保持镇静
- 在实践中思考，从经验中学习
- 隐私权和保密
- 认识团队和其他专业中同事的价值
- 分析和解决复杂问题的能力——临床推理
- 在面对偶发和意外情况时表现出机智和创意
- 教书育人的能力——能够教育其他医生、患者和公众
- 认识到对患者、公众和医疗职业负责任的重要性
- 求知欲和对于研究发展的兴趣
- 谦虚谨慎，明白没有最好，只有更好
- 愿意做健康的倡导者
- 促进健康的领导力

如同在以前章节的讨论一样，我们需要不同类型的医生，也因此需要他们具备各种不同的能力。在筛选医学生时应该对此铭刻在心。以下表中可以得出两个最基本的问题。

1. 能否评价一群 18、19 岁应试者的这些特质或素质？

2. 能否通过学习获得这些特质？这些特质是由基因或个性决定的，还是可以后天获得的？

公众高度关注医生的素质，使得筛选的问题提上了重要议事日程。而且，因为申请就读医学院或希望学习某些专科的报考者越来越多，选择已经无法回避。有必要重视以上问题并用以下两个问题来测试他们。

成为医生的迫切希望。这是一个源自希波克拉底时代的古老筛选标准。这个问题在前章引用的《白衣男孩》中已经充分解释了[12]。综上，如果一个人对学医、成为一名专科医生或是做一些和医学相关的领域的工作没有强烈意愿的话，那他会很容易受挫沮丧，因此事业不成功。但是怎么考验一个人承诺的可信度呢？在面试中提问或笔试作答都太容易编造事实了。寻找其对医学理解的证据也许可以有帮助：安排其在医院或社区任职，去

手术室或临床参观以及学生反应获得证据等。当然，也得有一些想法方面的证据，比如说当医生意味着什么。然而如同我们讨论的许多问题一样，我们可能会错失那些因为家庭条件差、既无钱也没有机会的人们。需要把这些因素考虑在内。但是事实仍旧是，如果一个人不是出于自身从医的愿望而是由于家庭压力或其他原因来学医的话，他很容易会感到挫折和沮丧。但是对于以前没有想过学医的人，也有可能会渐入佳境。然而，鉴于学位有限的原因，最好还是选择那些本人希望学医的人。

对学习的热情。学医就是终生学习的过程，这就需要承担起继续学习的责任，而且要像上一章所说的，要培养自己对于学习的热情。学生和医生都应该知道学习的价值和它所带来的对患者治疗的影响。但是现在的问题是：如何才能评估出来呢？目前的办法是看其通过考试和得到高分的能力。这可以证明其能力，但不能证明其对学习的热情，而且也会错失那些没有机会系统学习的人们。许多经验表明大学学历是重要的但不是唯一的必要标准。在奥斯勒的《医学关键词》（Masterword in Medicine）一书的文章中指出，在医生的事业中，"工作"一词是非常重要的[13]。这是学习热情的一个组成部分。前章我们引用了很多文章来讨论在入读医学院前"平衡教育"的重要性，这意味着理科成绩不应成为医学院唯一的入学资格。

尊重生命和对人类感兴趣。这一项是无论从书面声明或面试中都难以评估的。与人交谈、会面和互动的能力很重要，但还是会错失那些缺乏经验的人们。在青年社团或学校活动中的工作经验应该能证明他们可以与人很好的交往并且可以团队合作。这些能力可以学习到吗？答案应该是可以的。

照护、同情心、关心和体谅。这些素质对于医生来说极其重要，所以应该评估学生在这方面的能力。但是要怎么做呢，这些能力能学习到吗？18、19 岁的年龄段的人是非常不好评估的，同时结果也取决于至今的生活经验、家庭背景和价值观。这些应该无论在家里还是学校都未曾被明确的讲出来（为什么要讲这些呢？）。通过试卷或简短的面试我们怎么评估他们呢？也许通过面试我们可以定性的评估出他沟通能力的一部分。还有一个观点表明，通过和老师工作或团队合作是可以学习到这些知识的，通过这些，医学的隐含目的也变得明了了。

道德问题。也可以说是伦理问题。尽管学生们可能在媒体上了解一些医学伦理难题，但可能没有机会亲身经历。他们会在医学院学到很多相关知识，并且逐渐培养起自己的价值观和信仰。他们会学习如何从新的角度讨论一个案例，同时理解其他人的反对意见。尽管我们可以讨论这样的问题，但是要在工作的初期评估这项能力也是很难的。

对健康和疾病同样感兴趣。这一点很难用浅尝辄止的方式评估出来。其本身就是学习经历的一部分，而且会逐渐表现出来和体现出价值。

交流能力和拥护者。在与医学相关的各项标准中，这一项是患者和公众评论最多的。为什么医生无法和病人有效沟通呢？为什么我听不懂他说的是什么呢？为什么他们对我那么不客气？诸如此类的话语更加凸显了交流技巧的重要性。问题是这种能力是天赋，还是可以后天学到的？有证据表明人们可以做得更好，而且也是可以学到的[14]。那么，在面试和招生时怎么来评估呢？不太容易答复这个问题，但评价结果会更青睐于那些家庭中鼓励讨论、辩论和交流的人们。医学院招生委员会中引入非医学背景人士可以添加一个维度，在录取过程中淘汰人而不是全盘接收。这也是一种淘汰考生的办法。作者曾经用过的临床技能专业书对沟通能力提出了以下建议，仅供参考：

对患者的问诊。问诊的目的在于获得一些信息，关注患者最近的病情，了解他和他的家人最近的身体健康状况。问诊应该耐心地进行，允许患者用他自己的语言尽可能地说出他的病情。有的患者叙述得很好有的则不行。有的患者会将自己的病史叙述的非常好，有的则需要你一点一点地把病史问出来，尽管这样可能他说的还是一堆不着边际的东西。有些患者实在很难说出他到底哪里不舒服，这可能是由于智商问题，也可能是疾病对他们的神经精神产生了影响[15]。

有勇气作出困难的决定。这是医生的关键能力之一。这是判断优先级、定义问题所在和以最合适的方式行动的能力。在临床中，这可以包括从在急诊科和事故现场的伤员等级分类到治疗重病濒死的患者。这不是能在医学院入学时简单地评估出来的，但却与专业教学水平息息相关。

沉着镇定。奥斯勒在其关于此话题的巨著中，把"沉着镇定"形容为：在所有的事情一团混乱或是在充满紧张与压力的情况下保持冷静的能力[16]。镇静是医学界领导人的品质之一：不慌乱，思维清晰，有效的行动。要评估学生在这方面的能力简直是不可能的，除非是他们遇到了一个严重的挑战或是被强制面对一个危急的状况，由此进行评估。

保密和隐私权。可以在面试时提出这个问题。但这是一种可以学到的东西，也是专业实践的一部分。

团队合作。随着医学实践的不断发展，团队合作已经越发规范了。医生会成为团队的一部分或是领导这个团队。要评价学生的这个能力，可以关注他们在学校或是闲暇时间的活动中的团队合作如何。医生们需要认清楚其他人在这方面的能力。这也是可以学到的，并且在入学时就可以评估这方面的经历了。

分析和解决复杂问题的能力。这是医生工作的核心，有时也适用于临床推理。它可以用很多种方式来评估，例如解谜或者玩游戏。这反映了一个人的智商（而不是基础知识），所以它可以用来辨别谁的教育经历不是很理想、谁还可以表现出更大的潜力。

在压力下工作的能力，处理不常见和意料之外的问题的能力。这可以通过参考过去的经历来评估。或者用一个测试来考察他们的快速思考能力，比如，让学生们用很短的时间回答一个问题。

教学能力。如前一章所述，医生既是老师也是教育者。这是交流能力的一部分，同时也是可以通过学习获得并提高的。

对患者、公众和专业的责任感。这是专业实践中的一部分并且不能在工作初期被评估。这同时也有一种管理成分，与资源利用和临床服务中的战略眼光有关。

求知欲和对研究与发展感兴趣。这是医学的一个至关重要的方面。在评估学生此项特质时是无法通过医学研究工作来评判的（虽然在面试中会涉及），而是要问他们对什么感兴趣，什么能让他们兴奋，他们的爱好，更广泛的兴趣和其他涉及的东西。对于世界他们有多好奇？他们习惯提问并且寻求解释吗？这些可以在面试时评估，并且可以激励他/她说出自己真正的爱好。

谦逊。专业人士的品质与特性。因其可以体现出一个人认识到自己错误的能力以及提高改善的潜力。它是对工作和本人进行反思，以及探寻进步方式的能力。这并不好评估，但可以通过提问"什么是最值得/最不值得骄傲的"事情作为借鉴。

提倡健康。这个品质关乎着他们是否能在公共场合代表患者和大众，支持对健康的需求，为弱势群体说话。除非采用沟通技巧，否则在职场初期是很难评估的。

促进健康的领导者。领导力是医生的重要素质。然而在此阶段也是很难评估的。但可以通过一些替代措施，比如在学校或公共活动中的领导力，可以通过这些活动和公众对其成就的评定来判定。

筛选：替代选项

前面已经强调过筛选的意义和重要性了。评选谁能入读医学院的能力，是与前面所述的各项品质与特性相联系的。这个过程并不容易，那么有什么替代选项呢？

有一种做法叫"照单全收"：凡报考者均录取入读医学院第一学年的课程，逐步淘汰。在某些国家是这样做的。然而，这种做法代价昂贵，而且会让人们对筛选产生更多虚幻的希望。这种做法只适合于教室授课为主，没有临床和社区课程的第一年教学。

第二种机制是让所有想成为医生的报考者一起入读面向所有医疗卫生人员的普通性课程，在这个过程初期进行某种形式的淘汰。这种办法也是可行的，但是对于一心想当医生的人来说，可能会影响他们学习的积极性，尽管其中不失值得探索之处。

第三个选项是仅录取大学毕业生入读。这个办法可以找出那些有学习能力，而且愿意为了成为医生而继续学习的人们。而且有机会测试他们的其他技能和经验，包括求知欲、交流能力、对医学的更广泛的兴趣等。另一个好处是会有来源更广泛的毕业生，如艺术类、社科类、科学类的毕业生都可以从医。如果医学院仅录取理科毕业生的话，无疑会让学医少了一抹亮色。所以，录取大学毕业生是颇有益处的。然而，此举也有一些弊端，例如课程会变得更长，学费也会更贵。另一个问题是，如果考生多过录取人数，就有必要采取某些形式，评估他们的能力和品质。这种办法减少了筛选但仍然保留了部分内容。在一篇由艾娃等撰写的关于试点项目的文章提到了一种简短的面试程序，由10个客观结构化临床考试（OSCE）类型小站，每一个小站有单独的方案，需要应试者探讨一个健康问题。测试者和应试者都觉得这个想法很有用并且应该进一步提高完善[17]。

英国的医学院院长理事会（2004）出台了一项关于筛选规则的声明来指导这个程序[18]，内容如下：

- 医学生的选拔也就是医生的选拔，我们必须考虑他们是否适合医疗工作。

- 要识别医生的核心学术能力和非学术素质。
- 希望能有一个高水平的学术成就。
- 医学实践需要高标准的专业能力和个人表现。
- 应征者需要证明自己对于医学工作的理解，以及他们适合做一名医务工作者。
- 选拔程序应该是透明的。并且在尊重各种相关的义务和平等权的法律下进行各种步骤。
- 最基本的责任是要治疗患者。比如，需要遵守健康和安全的规定，并考虑学生们的健康状况。
- 如未如实申报对从医条件评判有重大影响的信息，可能会导致其学籍被中止。

要证明筛选程序的结果是否正确是更加困难的。特恩布尔（Turnbull）等人研究了阿德莱德（Adelaide）大学的筛选程序（其中有口试环节），认为其增加了评估的公正性。他们对这种方法的研究结果为正面的[19]。

还有一个与医生的职业发展同样重要的问题就是，由谁来负责选拔医学生和医生的职场发展。就医学生们而言，在澳大利亚、纽卡斯尔、达勒姆、英格兰等地都有业外人士参与这些工作[20]。事实证明这是一个开拓视野的好方法，它把当地的社会和医学院联系到了一起。就像职业生涯的发展中，更大程度上是由外界的外部评审员和业外人士代表来审查的。这总的来说应该是一件好事。

筛选：供医学生掌握的"摘要"

在掌握这些情况后，我们应该怎样做得更好呢？第一，录取大学毕业生项目是有帮助的但并不能替代评估程序。在这些列出来的品质中，有些可以通过考试评估，有些可以通过面试评估，有些通过其他技术评估。许多取决于可利用的资源、学生人数和已录取人员的经验。以下是医生的特质，我们已经把它们分成了几组从而更有助于进行选拔程序：

一份书面声明。可用于评估：

- 教育程度。
- 在医疗卫生部门工作的经历。

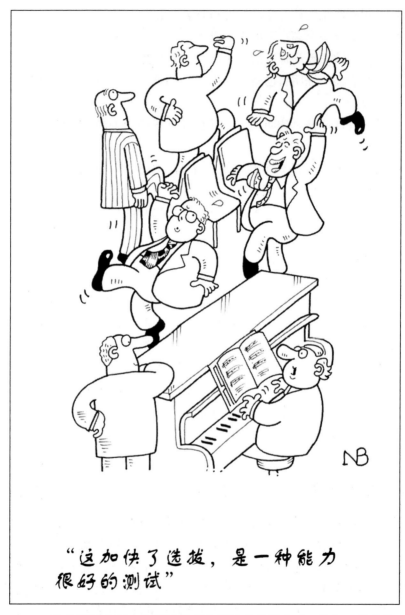

"这加快了选拔，是一种能力很好的测试"

一种比遴选委员会和评审委员会更快的选拔方式。尼尔·班尼特（Neil Bennett）许可，发表在《泰晤士报》（The Times）上

- 其他活动中、团队合作中体现的能力和领导力。

面试。可用于评估：

- 想成为医生的愿望，动机。
- 渴望学习。
- 其他兴趣、求知欲、交流能力。
- 对人类感兴趣，团队合作，领导力。
- 处理危机的能力（泰然处之），从经历中学习（反思性实践），谦逊的品质。

这些问题可以借助上述的客观结构化临床考试（OSCE）进一步展开。这样可以让评估有一个结构化的过程，也为提出上述问题提供了机会。虽然可能会有些出入，但其带来的改进绝对是物有所值的。

其他的形式。如果设施条件允许的话，可以有团队合作的练习，关于解决和分析问题能力，还有交流能力的评估。

那些不能被评估的。有一些品质和特质是无法用这些方式评估的，还有一些必须在教育过程中学习得到，或是成为专业实践的一部分。

什么是真正重要的？在整个过程的最后，有一些东西是真正重要的：

- 真正想学医的心情，把它看做自己的职业，有价值观和理想。
- 想去学习并且拥有学习的能力，对健康和疾病有求知欲，想去持续的提升医疗水平。
- 成为传播者并成为更广泛的医疗保健团队的一员。
- 泰然处之危机的能力，反思自己的表现及经历。
- 处理复杂困难问题的经验和能力。

帮助弱势群体。之所以反复提出弱势群体的问题，是因为他们缺少面试和技能评估的经验。他们可能和人们交流的不是很好，也比不过那些比他们更有人脉或是被指导过"正确答案"的人们。他们需要更感性的交流。许多来自这样背景的人成为了医学界的模范人物，用自己的经历为医学贡献了巨大的力量。在一份很有意思的报告中，麦克拉克伦（Mclachlan）主张，为了更多样化，包容性比选择更重要[21]。

研究生和专业的选择。在医生进入专科教育和训练的阶段，应该可以评估上述所有特质：责任心、道德伦理、尊重、交流技巧、研究和发展、手工技艺、教学能力、解决问题的能力、分析能力、冷静、处理危机能力、反思性实践和其他等。在研究生阶段中，提交书面资料和面试并不足以分出高下，因此可以使用其他评估方式：例如，教职工的参考意见和报告，工作组合和工作熟练度的证据。

小结

在讨论了医学的任务、目的和定义能力之后，选择从医之人就合情合理地成为下一个步骤。已经列出了医生的特质，也尝试定义了本科、研究生和专科医生各个阶段的评估方式。我们定义了一些基础要素，特别是想当医生的意愿和想学习的心情。其他的一些品质和特性可以学习到，这是成为医生或专科医生的过程中的一部分。我们需要从中提炼一些东西，然后想一些新的更好的办法来完成它。上述的范例可能会成为达到目的的一种方式。

参 考 文 献

[1] Molière. Le Malade Imaginaire.

[2] Hippocratic writings. Translated by Chadwick J, Mann W N. London：Penguin Books，1987.

[3] Davie G E. The Democratic Intellect：Scotland and her universities in the nineteenth century. Edinburgh：Edinburgh University Press；1961.

[4] Introductory Address delivered at the opening session of the University of Glasgow 1870-71. Edinburgh and London：William Blackwood and Sons；1870；66-7.

[5] Turnbull D, Buckley P, Robinson J S, Mather G, Leahy C, Marley J. Increasing the evidence base for the selection for undergraduate medicine；four case studies investigating process and interim outcomes. Med Educ, 2003；37：1115-1120.

[6] Morrison, J, How to choose tomorrow's doctors. Med Educ 2005；39：240-42.

[7] Lumsden M A, Bore M, Millar K, Jack R, Powis D. Assessment of personal qualities in relation to admission to medical school. Med Educ 2005；39：258-65.

[8] Paterson F, Ferguson E, Norfolk T, Lane P. A new selection system to recruit general practice registrars：preliminary findings from a validation study. BMJ 2004；330：711-4.

[9] Peile E, Carter Y. Selecting and supporting contented doctors. BMJ 2005；330：269-30.

[10] McManus I C, et al. Intellectual aptitude tests and A levels for selecting UK school leaver entrants for medical schools. BMJ 2005；331：555-60.

［11］ Allan I. Women doctors and their careers; what now? BMJ 2005; 331 : 569-71.

［12］ Becker H S, et al. Boys in White: student culture in medical school. Chicago: University of Chicago Press; 1961.

［13］ Osler W. Aequanimitas: with other addresses to medical students, nurses and practitioners of medicine. London: H K Lewis, 1904; 347-71.

［14］ Fallowfield L, Jenkins V. Communicating sad, bad, and difficult news in medicine. Lancet 2004; 363 : 312-19.

［15］ Huthchison R B, et al. Hutchison's Clinical Methods. 13th edn. London: Cassell; 1956; 2.

［16］ Osler, 3-11.

［17］ Eva K W, et al. An admissions OSCE: the multiple mini-interview. Med Educ 2004; 38 : 314-26.

［18］ Council of Deans of Medical Schools in the UK; 2004.

［19］ Turnbull D, et al. Increasing the evidence base for selection for undergraduate medicine: four case studies investigating process and interim outcomes. Med Educ 2003; 37 : 1115-20.

［20］ Powis D, Bristow T. Selection of medical students at Newcastle, UK: Faculty of Medicine and Health, University of Newcastle; 1997.

［21］ McLachlan J C. Outreach is better than selection for increasing diversity. Med Educ 2005; 39 : 872-75.

第 *14* 章 医学中的教与学

我病了。但那时你把我介绍给了有上百个学徒的辛马库医生。于是一百双被北风冻僵的手在我身上摸来摸去。我在看病之前还没有发热，但现在我发热了[1]。

马提亚尔（Martial），警句格言（The Epigrams）

教学方式共有三类，他们的出现有着先后顺序。第一类源于对现象结局的理解和分析；第二类源于将分析发现的结果组合起来；第三类源于从这些结果中分离出该现象的定义，这种方式也是现在教师所使用的。这种提炼也被称作揭露、简化或解析[2]。

盖伦（Galen）

再次重申，许多学院、学校和其他访问学者故居或以提高学习成绩为目的组织的团体的日常规章内容是有悖科学进步的，因为那些常规讲课和经典练习题长久以来太过于一成不变了，导致人们对一切非主流观点都嗤之以鼻[3]。

弗朗西斯·培根（Francis Bacon）

简而言之，大学教师是教学方法的核心。他在自己的专业领域必须具备渊博的知识，拥有娴熟的技术，能胜任学生管理工作，有丰富的科研经验，并且是虔诚的天主教徒。他不应当仅凭外界的帮助、年龄、资历，甚至只是社会习俗来得到自己的工作。他能得到工作只因他是一名教师和人们精神的领导者[4]。

乔治·纽曼爵士（Geovge Newman），医学教育评注

引言

本书的题目包含了一个警句："将学习传承下去（Handing on learning）"。正如第一章中讨论的那样，这个警句源自于希波克拉底誓言，它是学习过程的象征。在学习过程中，教师努力将他们的知识传递下去，解读他人拥有的知识，并且传递给热爱知识的学生。一般来说，这是一个比较高效的过程，但它会被效果评估方法非深层学习的需求来左右。如果评估方法不恰当，那么学生会失去学习兴趣，尤其是那些认为理解性思考比死记硬背更重要的学生。彻底变革全科医学和心脏病学的詹姆斯·麦肯齐（James MacKenzie）爵士就是一个很好的例子。他曾在爱丁堡接受医学教育，但并不喜欢那里的教学模式。他提到：

人类头脑具备两种截然不同的能力，记忆力和推理能力。现今的教育结果是赞扬那些记忆力更好的学生，而其他学生——那些推理能力更强的学生，尽管学习知识很慢，但他们能理解事实间的相互关系[5]。

因此，教学必须能够使学生感兴趣，或者能够激发学生的求知热情。学习通常是围绕某种课程设置而形成的，这一论点将稍后详细论述。

入读医学院可以被人视为畏途。那些适应了其他学习方法的学生会感到不知所措。佩里（Perry）创建了一个很好的分级方法，可将学习经历划分为不同阶段。总结如下：

1. 学生以非对即错的方式看问题，我是正确善良，他人既错且坏。老师所说的问题答案都是绝对正确的。人们认为知识和美德是通过用功学习和服从权威来累计各种正确行为从而达到的质变。

2. 学生意识到观点的多样性和不确定性，但将其解释为由于师从不合格的教师而产生的不必要的困惑，或者仅仅认为是老师布置许多练习题

"让我们能够学习去独立寻找答案"。

3. 学生认同观点理所应当存在着多样性和不确定性，但认为之所以如此只是因为老师"尚未找到正确答案"。他认为老师对他的评价会是"表达得当"，但还是对标准答案感到困惑。

4. 学生认识到不确定性（因此导致观点的多样性）理应广泛存在，并且将其上升到人的无结构认识论领域。在该领域中每个人都有权提出自己的观点，这个领域与教师倡导的领域是完全对立的，在教师的权威领域里，一切非对即错，学生进行上下文推理得出的观点纯属个人臆想的特例。

5. 学生认为所有人（包括教师）的知识和价值观念都是相互关联的，并且这种相对对错的评价标准属于特例。

6. 学生意识到通过建立个性（各不相同，无论是公认的理论还是未经深思熟虑的结论还是单纯相信是对的）来适应一个充满相对性的世界是非常必要的。

7. 学生初次对某一领域提出自己的观点。

8. 学生看到他的观点带来的影响，并且去探讨责任的主观性和个性。

9. 学生在诸多对责任的思考中肯定自我，并且认为自己有责任提出观点来持续揭示某个问题的特定方面，而这也就是他表达个性的途径[6]。

医学生在从医学院学习到开始专业实践的过程中都经历了以上所有或部分阶段。那些参与制定教学计划的人需要意识到以上阶段的存在。

课程的概念

课程设置是由许多因素决定的，其中既包括医生的角色定位，也包括医生的职业必备能力，后者在前文中已做阐述。同时，它与医学生的选拔、知识背景和阅历也息息相关。课程设置往往被认为是医学教育过程的核心，但实际上角色和能力的传承才是最重要的。课程在培养合格医生的过程中只是一个节点、杠杆，而非驱动力。

不同医学院的课程规划、学科设置和教学任务千差万别。考虑到教学风格和教学重点的不同，这些差异颇有趣味。课程设置并无统一标准，各院校均基于自身的教学理念设计相应课程。有些侧重科学技术，有些可能与医疗现状相关，还有些将大部分时间分配给科研或自习。因此院校选择至关重要，学生可因学校的教学特色得到相应提高。

一个课程表由三个主要部分组成：

1. 内容——学什么？

2. 学习方法和可利用的学习资源——如何去学？

3. 评估方法——如何能知道自己达到了学习目标？

与之相关的第四个部分，就是督促教师做好备课以及更有效地完成教学工作。这一点将参考英国教育工作在本节中进行讨论。

尽管由于教学内容多随时间改变，且知识和技能在不同地域文化背景下不断新旧交替，因而本章对教学内容的关注较少，但每个部分都将进行讨论。不同的课程设置都强调与时俱进的需求，以及不能给学生造成过大的负担。它应当是辅助学习的关键，能够为学生搭建一个在诸多课程中找到学习旅途出发点的框架，并且在该框架下学生能够掌握各种课程与其他领域知识的相关性。课程表的出现好比为学生提供了一份路线图，充足的学习资源，以及一套判定学习进展和学习方向的评估方法。这个理念也适用于本科生和研究生教育。而在 CPD 内容中，根据自身需求制订学习计划则是每个医疗执业者自己的责任。

改变结果

有一种推定认为，如果按照以上方式来设置一个课表，那么学生将能够高效的学习，并且使得本科生、研究生、实习生都能够获取他们所需要的能力。但是，我们应该看到，除去课表的作用，还有其他可能同样具有影响力的因素影响着医学生的学习。这些因素包括：

1. 学习榜样——课程背后的动机。这是最重要的推动力之一。在学习过程中你也许有过一段改变你思考方式或者提高了知识储备的学习经历，但在"真实世界"里这些曾经很新的知识很容易就变得无效了。在临床中应用的知识或者注重的价值观可能与书本教授的完全不同，这就给医生带来了不小的问题。最传统的解决方式是去适应临床环境，不要自找麻烦。于是具有生存智慧的医学生们会模仿学习榜样来做出选择，这样就可以达到克服那些课本背后问题的目的。然而，这种方式操作起来是比较困难的，学生们也首先非常需要得到更加充实的课程内容[7]。

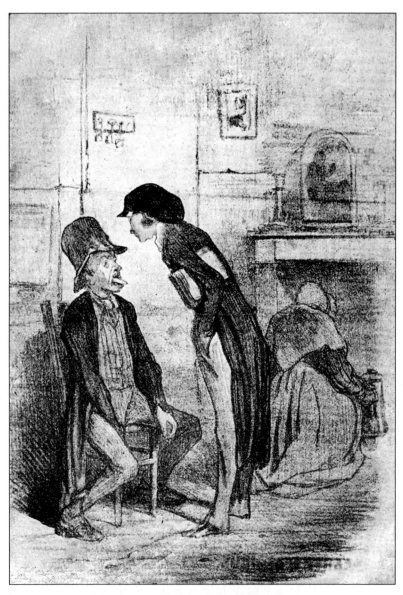

　　笨拙的医学生让患者伸出舌头，然后问患者感觉如何。法国，19
世纪

2. 个人经历及人格。尽管很多知识都是在医学学习过程中得到的，但医生的人格和他们的生活经历也非常重要。其中，人格和个性方面包括对新的知识、技能的领悟力，以及必要的责任感和态度。除此之外，个人价值观与他人价值观的相互作用的生活经历也是学习的重要部分。

3. 评估方法。正如之后将会进行讨论的那样，评估会促进学习。无论如何，如果一天到晚对成功的评估标准仍旧是能否通过考试的话，那么考试的评估方法就是学习的驱动力，同时也决定了学习的方式。当然，相比考试，我们支持拟定更好的评估方法。

4. 学习过程。课表的内容是以何种方式向学生传递的也是非常重要的。如果是以说教的方式（举例："这是这个问题的唯一答案"或者"我身为教授所拥有的知识是最权威的"）来讲授，那么随着一代代学生变成教授，这种填鸭教学法将会代代相传下去。

5. 教学与科研的关联。这个内容在其他部分中曾讨论过。让学生早期接触科研能够促进医学学习，并且对于一群有着高度自主学习动力的学生来说，"教"的因素就相对不那么重要了。

6. 其他角色的发展以及他们与医生的关系。这是在学习中寻求改变的重要驱动力。医疗中的其他职业，如护士、药师、理疗师及语言治疗师，都在临床医学团队中扮演着重要的角色。随着某个职业团体知识和技能的增加，他们的角色将会扩展，且越来越多得与医生的角色相重叠。这个现象在前面已经详细讨论过了，之后在学习方法这一小节中会再度简要提及。

7. 教师的作用。这个问题之后将会更详细的论述，目前而言，我们首先需要承认教师的作用是很重要的。教师在教学中身为学习榜样为医学生或年轻医生提供的不仅仅是学习资源（教师本身就是学习资源）和学习过程中的解惑者，还有一个效仿和相比较的对象。他们是学生遇到的所有学习榜样中的一小部分，但也是尤为重要的一部分。

8. 医疗保健系统。医疗保健系统的建设以及宏观上需要实现某些特定目标的压力也会影响到医学生的学习方法，当然，也会影响到为学生创造的学习条件。缩短在病房中的实习时间，增加出门诊以及进行社区医疗工作的时间，这些都是提高对患者关怀的有效途径。然而，除非这些途径能够很好得融入课程设置中，否则将会使本科生和研究生失去对临床实习的兴趣。

9. 医学学习过程应当是去教育和启发学生，而非单纯的训练。多年以来，在许多实例中都已经充分体现出了以上二者的不同[8],[9]。一个警句对此总结的一语中的："所谓训练就是助人抵达已知目的地，而教育是让人掌握远航的能力。"

10. 医学教育中的伦理问题。在临床中，将医学生或者年轻医生介绍给患者的时候都会遇到这样的问题。处理这些问题的方法通常是向患者仔细说明，并且保证无论是采集病史还是进行临床检查都会取得患者的绝对知情同意。在检查生殖器和麻醉后手术方面的问题上尤为敏感[10]。

以上因素（可能还存在其他因素）将会影响学习过程以及学习机会的获得。

学习结果也与"生产什么"的目的相关，并且在学习计划的每一个阶段都应该不时去回顾基础的知识、技能和应当具备的态度。医学教学过程本身存在着变成技能训练而非教育启发这样的危险[11]。伦斯特（Leinster）的文章就是对教育经费问题和谁来进行课程设置问题的回答。他主张学生必须接触科研，学术应当贯穿于教学、临床实践和科研中。李（Ree）[12]将这一观点进一步延伸。他论述了是谁控制着医学教育，并且赞成采取协作方式来进行医学学习。在这种学习方式中，包括学生和患者等所有医疗中涉及的角色都要参与进来。关于这个问题的两篇文章进一步强调了学习资源的作用以及对学习结果进行更多研究的必要性[13],[14]。纽贝尔（Newble）的文章为医学课程的发展提供了一个模型，并且提出了像英国医学总会（GMC）[15]一样将其他医疗角色纳入学习过程中的机制。医学教育中也存在着另外一种危险，即教育出临床技能上成熟但缺乏思考和处理复杂问题能力的"可即刻烹调"的毕业生。

课程的内容

如前所述，医学课程的内容不断变化，而且很可能会定期改变。新科目、新兴概念以及新技术都将会出现，而是否将其纳入医学课程设置都需要进行仔细的考虑和讨论。回顾自己的课程设置，参照其课程内容、学习方法和评估方法都是很有启发性的。然而随时间推移很多内容已经改变了，因此，"定期回顾"对于评估各科目课时设置的平衡度、应当达到的学习水平以及各科目间的关系是非常重要的。同时，如果想要使医学理论、医学知识和技能的深度能够有效的与更多自然科学和社会问题联系起来，那么定期回顾就显得更加重要了。在自然科学、艺术和社会科学上的重大改变会对医学理论产生深远的影响。这也是将医学教育设置在能够实现跨学科学习的综合性大学背景下的主要根据之一。

几代人以来，在课程内容设置方面关注的一个重要问题是成为一名医生所需要的知识储备是多少。社会公众往往批评医学教育内容设置过于详细，教师给学生填鸭各种既定的事实，但没有给学生留下足够的时间来进行反思。这个问题也与学习方式和评估方法有关。在一本关于医学教育史的书中提到，一味盲目进行各种课程内容规划是很不明智的，医学课程的设置应当是各国的具备不同专业特长和研究生组织的各医学院校共同决定的结果。我们必须明确，课程内容需要反映医学实践的结果（另一个经常被批评的方面），需要给学生预留足够的思考时间，需要包含一定的深度学习，并且不会超出学生的负荷。

另一个重要问题是医学课程设置中如何能够达到自然科学、社会科学和人文素养的平衡。当然以上二者都非常重要，但在奥斯勒（人文学者，赞成医学是人文科学）和弗莱克斯纳（医学中科学是非常重要的）的观点中经常存在着二者的冲突[16],[17]。从某些角度来看将二者进行对比是错误的。尽管如果人们向医生询问关于某种疾病的意见的时候，知道这种疾病是什么，怎样减轻它的痛苦比知道如何向患者传达这些信息要有用得多，但不可否认二者都很重要。知识储备固然必不可少，了解电子化的沟通的方法并且在医学教育中应用先进的信息技术也是非常关键的[18]。

除此之外，医学课程内容也必须在学习开始时就对应好学生每一步应当学习的知识。这是医学教育的黄金准则之一：总是保持学习者的姿态，不要对高深的知识做出自我的推测。

学习方法

在医学教育中更应该强调"学"而非"教"。从本科生教育到单一专业的继续教育，授课者面对的都是高智商且高积极性的群体，他们是完全有能力利用学习资源和指导来更多得进行自学或与同伴相互学习的。如果医学的其中一个重要职责是持续培育那些善于思考派、问题解决派及行动派的医生，那么以上的这些特质需被视为在医学学习过程中医学生自己获得的结果的一部分。

正如本书所例证的，在过去的几个世纪以来，医学学习方法不断在进化，其中大部分改变发生在 20 世纪。如果著名医生和解剖学专家盖伦能够穿越到 20 世纪初，他会对那些新知识感到非常惊讶（也许很可能不同意这些新的观点），但是他会比较赞成当时的医学学习方法；实验室工作和数据分析方法可能会很先进，但小组教学、讲座及书本的运用会是大同小异的。

在医学教育的发展过程中，有些东西已经逐渐消失了：格言和诗集在教学中的作用，以及"问与答"的教学方法看起来似乎已不再被提倡，但偶尔还是会重新出现。举例来说，"帮助记忆的词句"仍然在教学过程中的某些方面发挥着作用，但实际上很可能已经不被赞成。

结合病历学习以及解决问题的学习方法在逐渐被广泛使用。这些方法需要更多的自主学习及评估，锻炼了学生的推理能力、综合分析能力以及提出问题的能力。在这种学习模式中，学生一起工作一起学习，并且进行知识共享；这些技能都是在未来临床实践中所需要的。为这样一种学习模式去更新教学资源是很费时间的，但与此同时也为其中一个之前提到能力——问题解决的能力、能够将书本知识进行实践的能力，打下基础。这里需要指出的是，所谓解决问题的能力不同于以问题为导向的学习方法。二者可能有关联，但是是相互独立的。这也就引出了对"以问题为导向的学习方法（PBL）的价值所在"这样一个更宏观的问题的讨论。

以问题为导向的学习方法：源自何方又将去往何方？

这是汉密尔顿（Hamilton）的一篇文章的标题[19]，这篇文章为当前一个热点问题——以问题为导向的学习方法是否有效的讨论作出了杰出贡献。他在文章中追溯了从弗莱克斯纳（奠定美国现代医学基础教育者）至今的背景资料。正如我们先前所提到的，以问题为导向的学习方法与解决问题的能力是不同的（尽管二者相互联系）。前者是一种通过给学生一个可以研究并从中学习的实际问题来激励学生去自主学习的方法（很长时间以来也被称作其他的名字）[20]。关于这种学习方法的价值讨论已经持续了一段时间。辛度佳（Hinduja）等人[21]认为，采用传统学习方法的学生比接受整合 PBL 教学方式的学生在解剖知识的掌握方面更胜一筹。来自荷兰马斯特里赫特（Moastrict）大学的普林斯（Prince）等[22]提到，采用 PBL 教学的学生感到自己在一些自然科学的掌握方面是有不足的，尤其是解剖学。该所大学的其他研究结果则认为这种结果不那么明确[23][24]。

在一篇评论中，弗格森（Fergusson）试图全面看待这个问题。她提到"在不断尝试使用比传统教学方法更先进的 PBL 教学方法的过程中，即便是那些最忠实的拥护者也不得不承认 PBL 的效果已逐渐低于人们的预期"[25]。此外，多尔曼（Dolmans）等人的一项研究指出，这种失败可能是由于执行较差导致的，并且关于 PBL 的研究应该更深刻得理解其为一种有效的学习方法，尤其在培养自主学习能力、交流能力及团队合作能力方面[26]。除此之外，伊普托（Iputo）和卡兹拉（Kwaizera）表明，针对弱势阶层的 PBL 研究，其样本流失率更低且进展更快[27]。最后，学生自身观点也很重要[28]。

那么，以上看法意味着什么呢？也许正如诺曼所说，小组学习方式和更加传统的依照课程表学习的方式都有其潜在的益处[29]。人们学习本来就采取着各种各样的方式。也许人们需要一系列机制来保证学习既有组织性又有综合性，并且确保知识结构和学习方法都很重要。传统方法和 PBL 强调培养不同的技能、带来不同的经历，但二者都是重要的学习方法。

临床教学的角色定位

临床教学是很重要的。倾听一个真正的患者或社会公众提出需要解决的问题是一种清楚易懂的学习活动，也是医学生的特权。即时写下的笔记值得之后去反思，也体现了这个个案与其他医学知识的联系。小组临床教学可以示范并让学生实践一些临床技能，并且如果患者同意学生操作的话，现场就能观察到操作的结果。这就增加了学习的即时性和课本知识与临床问题的关联性。

见习模式很适合用于临床教学，且在此基础上更进一步。在这种模式中，带教医师和见习同学能够在临床活动中直接接触，实现在临床中亲身示范临床技能并且分享临床经验。尽管这需要花费大量的时间和精力，但这种方式在树立学习榜样、激发学生对某一专业方向的兴趣和热情上都有着巨大的价值。

临床教学方式更近期的发展包括使用患者志愿者、模拟设备、电脑制作的模型，以及在教材中增添临床技能单元。以上每一项都在医学学习中发挥着重要作用。例如，患者志愿者可以用来练习回顾问诊技巧。通过视频反馈可以让患者与学生探讨他们的表现如何、该怎样改善。模拟设备型号多种多样，能够让学生练习基本临床技能如测血压、眼部检查、抽血，也能够让其练习阴道和直肠检查。模拟实践系统让学生为真正的临床实践做好准备，使其增强信心，也提高了临床操作的安全性。假使学生分组在模拟器上练习，他们也能从对方的失误中相互学习提高[30],[31]。在病房里针对某个临床问题进行探讨或能够在电脑获取数据和信息的门诊进行教学，又是另一种实时的学习方式。它将书本知识与患者想要解决的问题很好得结合了起来[32]。

在更加复杂的系统（这样的改革会发展得非常好）中，可以实现模拟手术操作。其中，学生要组成一个完整的手术团队，他们必须一起协作来解决患者的问题。这种多学科交叉式的学习是尤为有价值的。除此之外，外科缝合技术和内镜技术能够使用相似的模式不断发展，并且其作用领域将扩大延伸。

不同环境下课程设置的发展

尽管核心原则相同，医学课程设置的显著差异很可能是为满足不同的需求所致。例如，在发达国家，病种、社会环境和医疗保健服务需求与发展中国家的医学校所面对的是截然不同的。这就为采用创新的课程、方法，尤其是进行不同社区环境背景下的医学教育，提供了非常好的机会[33-36]。

近来（尤其在加拿大和澳大利亚），随着对乡村医疗和专门为加强乡村医疗作用所设置的课程的关注度逐年递增，医学教育中开始设计体验乡村环境背景的学习。这些课程以患者为中心，以病历为基础，使用特定的教室、进行视频讨论和网上学习。正如其他学习方式一样，在这种学习中，师生与社区的互动关系是尤为重要的。因此，这种学习是"分散地参与到社区中的团队教学"。目前在日本、澳大利亚、挪威和加拿大，乡村医疗项目均在实施中。这些项目与许多有着偏远和乡村地区人口的国家密切相关，并且为鼓励医学生和医生选择深入基层工作、发展所需的专业知识和技能，提供了良好的途径。这些医生会成为真正的全科医生，他们将有能力去处理许多有地方特色的问题（或知道什么时候不做处理）。全科医生问题将会在本书的结论部分再次进行阐述[37]。

医学插图

最初用于辅助医学学习的插图是油画、素描或木刻。其中，例如维萨里（Vesalius）的"人体构造"（De Fabrica）和威廉·亨特（William Hunter）的"妊娠子宫的解剖"（Anatomy of the Gravid Uterus），均为艺术作品。在亨特的作品序言中，除了感谢他的弟弟约翰之外，他提到"雕刻艺术在解剖研究上的精确性是闻名于世的"，他记述如下：

雕刻艺术在很多情况下为所有热爱科学的人们提供了迫切需要的东西——一门通用的语言。不仅如此，比起语言的描述，它能清晰得描绘大部分自然物体；它能给人心中留下更强烈的印象；对每一个熟悉这个事物的人而言，它能让所呈现的事物给人以即时的感受[38]。

这是对医学教育中插图和视觉媒介的作用的一个极好的描述。直至19世纪，医学插图领域都没有太多的变化。但在发明了显微镜和照相机后，绘图的领域有所扩大。最终，动态影像开始使用，影片和录像也逐渐成为讲师备课的一部分。医学插图的作用在约翰·霍普金斯大学的马克思·布罗迪尔（Max Brödel）的传记中进行了很好的描述[39]。普通幻灯片被替换为35mm幻灯片，之后又被利用如PPT这种软件制作的电脑演示所替代。动态影像和电脑合成图像仅仅是进步的一小步。目前，应用临床问题的实时模拟装置已成为可能，这是自木刻、图表、言传教学向利用计算机合成图像进行学习的巨大进步。唯一的问题是，这样的发展是否改善了医学学习过程。对于此问，需要更多的科研来证实。

课程设置发展中患者的参与

在本书的许多观点中，已经为使患者和公众更多的参与到医学中提供了充分的理由。本科生医学训练中已经提到了社会公众在选拔医学生时的作用。与此相同，患者和公众也需要作为医学课程设置发展的参与者。他们的贡献能够体现在许多方面，如参与到医学学习过程中（作为实际或模拟患者），为学生的实践表现提供反馈意见，或作为课程设置团队中的一员[40],[41]。

跨专业教育

许多代人以来，对学习者而言，医生是唯一与人类健康相关的专家并且开展有组织性的教育计划。尽管尚有其他群体，尤其是早期鼓励照顾患者的神职人员和宗教组织，并没有其他普通群体从事类似活动，直至相对近代。药剂师当然也是庞大的医师群体中的一部分，但他们后来逐渐转变为全科医师或现代意义上的药师。其他还有护士、助产士、正骨师、中医医生等专业，但这些专业都不能为其学生提供真正的办学体制。因此，西医教育作为唯一的学习模式异军突起。在上个世纪，随着专业的增加和职业角色的扩展，以及愈加看重在患者照顾中的团队合作，跨专业教育理念在许多地方正在被检验其效果。巴肯（Buchan）和卡尔曼已撰文阐述这种"先进的教学模式"是如何发展的，并且将继续进行后续追踪[42]。他们检验了新模式的成本效率，发现结果各异。许多结果的产生与在诊断过程中护士代替医生有关，并且在诊断不明时尚有许多疑问未被解答[43]。由于角色的扩大和专业界线的模糊，在医疗过程初期越来越有必要强调医生的特殊角色。随着从以患者为核心的角度出发，更新式的专业团队将会建立，专业技术和知识也将更多得被共享，但在接下来的几十年里，医生的角色地位仍是毋庸置疑的。毕竟，这种设置的核心因素是：什么是对患者最好的。

我们已经试图定义什么叫做医生能够做其他人做不了的事情。结论是，他们在诊断、确定预后、制定治疗计划和更新发展诊治方法方面都有着特殊的兴趣，即探究未知的好奇心。他们还从事着交流、倡导、治疗等工作，但这些方面可以由其他人代替。以此为背景，我们如何能恰当得理解在一个医疗团队中每个角色的作用呢？当然，是在已经了解这种团队合作在临床实践中有很好的操作性的前提下。事实上，在许多领域，例如，在糖尿病、老年人关爱、肿瘤姑息治疗以及其他不同的医学专业领域，团队中每个成员在治疗过程中都作出了贡献。除此之外，临床技能课程的发展和模拟设备的使用都增强了团队合作的成效。再者，每个团队领导层的不同取决于关注的核心问题和所需的最主要的专业技能。那么，我们如何确保团队合作方式会普遍发展而不是个例呢？对此，在医学和护理教育的关系方面有许多争论，但应考虑的问题远不止如此。例如，语言治疗师要了解的头颈部解剖知识的内容，要比对一个专业医学生而言难得多。与此相同的是，药剂师的知识储备与本科医学生相比要更宽泛得多。

针对团队合作的方式，研究者已经设置出许多可行的模式，目前也有许多在评估之中。这在临床教育研究中是一个热点［举例：见卡莱尔（Carlisle）等的文章[44]］。如下为诸多可行模式的简要的大纲。实践会告诉我们哪个是最有效的[45]。

基础教育。选择包括：

1. 对团队中不同专业的人进行多种课程的联合教学。

2. 将课程中某些部分整合为几个方面：伦理问题、沟通技巧、临床技能、医疗卫生服务的组织，但不将所有部分都进行整合。

3. 进行针对主题的整合教学，教室由涉及此疾病或此种操作的多个专业的教师组成。

4. 不同专业的学生小组对特定的问题进行整合学习，在此过程中，小组之间进行相互学习。

研究生教育。研究生教育中采取基于病例的、团队合作的学习方式是很有效的，并且能够与实际医疗问题相关。在许多教学医院和学校，每天都会进行这种方式的学习。

继续教育发展。团队学习、合作研讨会以及科研工作很多都是以我们所提到的方式开展的。

在跨学科教育领域仍然由许多工作要做，并且不同的模式也尚在评估之中。最好的方式是哪一种尚需拭目以待。但毋庸置疑的是，以团队形式合作能够加强病患照顾，并且为患者诊治提供不同专业领域的技能和经验。

书籍和图书馆

医学教育历史大多与文字的传播有关。用奥斯勒的话来说，将作者的思想传递到读者那里。在中医的辉煌时代、埃及医学以及希腊医学中，尽管有些是通过口述传播学习，但那时的医生能够读写是很正常的。随着图书馆建立，对于思想的传播就更加集中化了。许多教育团体依托图书馆建立，甚至在 17 和 18 世纪，许多医学团体和学校的建立实际上也是创建一个共享的图书馆作为学习资源。在这些图书馆里的书籍，无论是私人所有还是共有，都是非常优质的阅读材料。纸张大量生产技术的发明和之后印刷技术的创造，使医学知识的传播方式被全面革新。在这种方式下，知识能够被简单且正确得传播。

随着知识的增多，专业出版物以杂志形式出现在所有专业领域，使得临床医师和科学家能够保持知识的更新。当需要创建一本杂志来满足专业需求和发展时，这就意味着这个专业已基本成熟。很有趣得是，很多杂志现今都在为医学教育服务。英国杂志《医学教育》（Medical Education）在2006年庆祝了其创刊40周年。

随着电脑、因特网、万维网的引进以及打印设备的数字化，书籍变得越来越丰富，同时网上图书馆（世界上任何一本书的原版）在家中的笔记本上就可以查阅。那么书籍的未来在哪里呢？会有离开书籍而存在的生活么？未来图书馆是否还是必需的呢？对那些喜欢触摸纸张闻着纸香去翻阅书籍的人们来说，不知道是否能够找到纸质书籍意味着什么呢？后书籍时代会到来么？

首先，假定即便进入后书籍时代，图书馆仍将是非常重要的。那么，我们仍将需要一个地方来收集、归类、查找那些可供印刷的材料，即书写下的文字。但是，在未来，许多材料都是基于网络的，在网上能够很容易得找到原版书籍或其拷贝。随着电脑变得越来越小，越来越便携，他们将会像书籍一样容易使用。在火车或飞机旅途中，或者以科研为目的，我们只需要简单得下载电子书就可以了。杂志已经逐步电子化，并且改变将会持续增加。

以上改变对"新"书籍是适合的，但是对于老书籍和手抄本，手写的旁注、评论以及著作权也许更有价值。我们也不应当丢弃以旧的方式被保存下来的知识。

那么书籍本身呢？未来是否需要书籍的存在呢？如果把书籍看作是用一个或多个作者的文字来描述一个物体的话，那么就没有必要优先将其印刷在纸上制成书籍了。这些描述完全可以制作成电子版。然而，所谓书籍，是指以易懂的结构性的方式来描述一个物体。这种方式能够通过呈现一个观点并将其与其他观点相联系来引导读者去理解。书籍也许会变得更短小，会参考杂志论文和其他网络媒体，会成为带领读者分层逐级认识某一事物并介绍其如何与其他科学知识相联系的指南。而这也一直是那些伟大的教科书的共同特点：以结构化的形式呈现知识，从而使得学习者能够最大限度得汲取它们。教科书遵循着良好的教育的基本原则，将学习者带往理解知识的另一个完全不同的高度。因此书籍，作为系统性收集知识并且以容易学习和与其他资源相关联的方式去组织知识的媒介，将很可能一直存在下去。但在这个过程中，那淡淡的书香和纸张无与伦比的触觉也许会被丢弃。有些人认为这是进步，笔者不敢苟同。

学习评估

过去的几个世纪以来，人们使用过许多不同的学习评估方法。曾经有一段时间里，对学习效果的评估方式是很简陋的，正如格拉斯哥大学 19 世纪的一份班级评价单所描述的那样："出勤规律、表现良好、按时完成作业[46]。"但这对当今的质量保证体系显然是不够的。

考试结果有时不能完全区分学生学习的好坏。比如，有一个关于威廉·麦丘恩（William Macewen）先生的杜撰故事。麦丘恩先生第一个提出从耳后的一个三角区域来治疗乳突病的方法，在一个外科学术奖金的面试中，他描述了这个三角，但面试官并不认同。他反驳说他就是麦丘恩，因此考官应该知道他就是对的。但最终他失去了扬名的机会。

学习的评估方法包括：

1. 公开或非公开的口试，即论文答辩。

2. 笔试，包括论文、短文（简短回答问题）、反思性写作以及其他综合性的文章包括基于病例的分析。

3. 多选题（判断对错和单项选择）以及临床问题。

4. 对某主题或特殊专业领域的论文和综述，包括原创文章和原创科研设计。

5. 实验室工作，包括在解剖、生理以及病理方面的实验工作。

6. 机考。

7. 临床实践考试，包括短站病例和长站病例，以及客观结构化临床考试（OSCEs）。

以上评估方法都在权威论述和杂志里详细提出。人们可能认为，有了这些方法，我们能够分辨出医学生各自的优势和价值。更不要说其中有些方法已被使用了上千年。然而实际情况并不是这样，尚有更多的工作等待去完成，从而填补评估系统方面的需求[47]。总的来说，我们只能说多个评估方法比单一评估方法更有效罢了。

　　评估方法能够促进学生的学习，这是无可争辩的。就像如果一个物体倘若经不起历练它便不可能有存在的重要性。

　　近来，反思性学习的应用越来越广泛[48]。在这种学习方式中，学生对课程中的某些学科进行综合性的反思学习。有些学生认为这很让人困惑，掌握这种方法需要一定的时间。就此，在一篇新近的文章中，里斯（Rees）和希尔德（Sheard）针对沟通技巧调查了一组大二学生，那些认为这种调查是正向体验的学生更容易取得好成绩，并且也对其他反馈评估更自信[49]。

　　评估方法更深层次的运用在于建立临床思维方面。正如我们前面所提到的，临床思维能力对于医生而言是非常重要的。诺曼回顾了与这项能力相关的旧例。他总结道：

　　显而易见的是，医生的专业水平体现在对于多种不同形式的知识的掌握。也许，医学学习中最关键的部分既不在于学会某种技术，也不在于能够使用某一领域的知识。与之相反，最关键的部分也许在于有意的去采取多种形式的训练，一方面这能够让你掌握相关的概念和知识，另一方面也将已解决的问题放在自己的存储库里，以成为自己独有的经验[50]。

　　总而言之，这种能力的获得是通过经验的积累，以及在面对各种问题时注意对结果的反馈。

评估医学教育的结果

　　这是医学教育最重要的方面之一，但也是发展最少的方面。在 20 世纪 60 年代，基尔帕特里克（Kilpatrick）提出了一种四步评估模式，可用于医学以及其他学科[51]。后人对其进行了修正和改进，总结如下：

　　第一步：反应——包括学生对教师和课程的满意度等。

　　第二步：学习——包括知识、技能和态度。

　　第三步：行为——学生的行为是否有所改变？他们做事的方式是否有所不同？

　　第四步：结果——这些改变是否映射到对病患的照顾上？病患照顾的结果是否有所改善？

　　显然，许多医学教育研究是基于第一和第二步来设计的。最早开始进行评估的也是学生满意度和学习效果。有些人试图研究行为变化，但很少有人研究最关键的步骤——对患者照顾的结果的改变。普利斯特斯基（Prystowsky）和博达格（Bordage）的一篇论文总结了以上数据。他们分析了599 篇文章，其中大多数（49.4%）关于学生的学习情况，34.1%关于学生满意度，2.3%集中在教育经费，只有 0.7%评估了患者的反馈结果[52]。第四步的评估的确很有挑战性，但也是至关重要的。医生学习是为了特定的目的——提高对患者的照顾——尽管评估第一和第二步就能反映出足够的知识学习对于实现这一目的是具有代表意义的，但绝不是最重要的。正如这篇文章的作者所说：

医学教育研究中，关于学习成果和学生满意度的研究处于主导地位。在医学教育领域领先的杂志中也几乎看不到关于教育经费和教育成果——学生的改变和患者的反馈的文章。对此的科研对于医学教育研究者来说是一项重大挑战。

一项关于加拿大和法国在课程设置和相应医学教育结果方面的相同点和不同点的研究颇为有趣，它提到，许多不同点是与国家的历史和价值观念相关的[53]。

因此，更好地完成对四个评估步骤的科研论证，与完成学习与实践的循环一样，都是未来的一个挑战。

医学教育研究

对于医学教育的最大控诉之一在于尽管正在采取循证医学的方式学习，但"证据"本身却非常有限[54]。托德在其 1968 年的托德报告中强势地提出了这一观点（见于第八章），其中最初提出的问题之一就是医学教育的有效性缺乏相关证据。医学教育研究数据库在数量和质量方面都十分薄弱。它并不是一个科研资金充足的领域，从事研究的科研工作者也大多在短期的资金供应和组内工作人员不断变动的情况下独立工作[55],[56]。

《国际医学教育研究手册》（The International Handbook of Research in Medical Education）为深入研究工作提供了一个很好的基础[57]。并不是所有内容都是不好的，并且积极的看，诺曼提到研究过程已经在发展和改善[58]。

医学教育者有许多方面还需要像向其他领域学习，例如人类学、教育学以及社会科学，与这些学科的密切接触会很有帮助。科研的一部分就是要致力于用更好的方法来掌握如何向老师本身以及从他们的备课内容学习。《英国医学杂志》为评估医学教育干预的文章制作了大纲[59]。

亟待解决的问题还有很多，从选拔学生的方法到评估 CPD 项目数不胜数。我们需要有更多人参与到这项科研工作中来，并且保证长期的资金投入。为实现相关研究，也需要考虑到其中涉及的道德问题[60]。

也许医学教育研究在提高对病患的服务质量方面的最大贡献就在于提供一个强大的科研证据基础，在该基础之上能够做到最好的去实践医学理论。同时，对该领域的投资，在学习效果和新知识的迅速传播方面将获得可观的收益。

研究生教育和继续教育

先前讨论的多个问题并不是特别针对本科生教育的，它们也贯穿于医生的后续学习过程（包括 CPD 和终身学习）中。在繁忙的临床工作中我们如何保持知识的及时更新呢？从哪里抽时间来学习呢？我需要知道哪些新兴的不同的知识呢？在研究生教育中提高循证医学教育也存在一个同等的动力。对此以下措施都是很有益的：如第八章所述的回顾大量关于医学教育的文献报道，以及提出"有多少值得学习的新观点是基于证据而提出的，又有多少是基于权威委员会认为在当前环境下需要做出改变而提出的"这样的问题。但不得不再次提出，尚有许多问题亟待解决。

教师的成长之路

引言

学习过程中最有吸引力的部分之一就是教师为使授课高效而必须做的大量准备工作。几个世纪以来，一名优秀教师所具备的品质已被广泛地宣颂和赞美，然而，却缺乏与开展以培训教师为目的的任何形式的教育项目有关的证据。同样，在中国的早期文学作品中，有许多介绍如果学生成绩不好教师就会受罚的内容，但其他方面却是鲜少提及的。一本新近发表的关于一名经验丰富的医学教师的学习史的书在这个方面就很有启发性[61]。与此同时，也有人提出了医学教学中存在诤友这一概念[62]。

毕罗（Billroth）的一本关于医学科学的书中提到，在 19 世纪的德国是有一些关于"教师的教育"的报道。然而经仔细研究发现，这些报道实际上是关于教育那些为了成为更好的研究员而讲课的人的，与教师不尽相同。

在英国，对中小学教师的教育起自 19 世纪早期，通常是源自于与教会相关的主日学校的许多观点。进入 20 世纪，教师教育逐渐发展并日渐正规。但针对大学教师的教育仍然是一片空白。

奥斯勒（Osler）在 1892 年明尼苏达（Minnesota）大学发表的题为《教师和学生》（Teacher and Student）的演讲中强调了教师的重要性，包括（此处他引用了纽曼主教的话）其自身人格对学生的影响[63]。他对过去低质量的医学教育进行了批判，同时也对医学教育中的新观念，以及教学方法中包括教学设备的改善，临床和实验室教学，以及"提倡公平竞争精神而非过去那种将考勤表作为优点……"的新观念的产生作出了评论。

很有趣的是，他改述了马修·阿诺德（Matthew Arnold）的一席话：

……教师的作用是教学并传播在世界上已经广为人知也被广泛传授的最好的知识。他声称，去教授当前的新知识就是筛选、分析、分类、落实成为各种原则的过程；去传播知识，比如为基本原则增添事实依据，就是进行实验、探索结果、验证结果的过程。自从于个人痛苦中产生的艺术演变成为世界性的表达形式后，那些在世界上已经广为人知也广泛传播的经典知识就成为能使教师之名实至名归的最起码的东西，传播这些知识也是医学院校教职员工的天职。

尽管奥斯勒没有提到"教师训练"，但这篇演讲仍然提出了教师需要培养这一宗旨。

为了更好地描述教师的角色，他提到，医学教师的角色过去仅仅被比作临床医生或科研工作者，这也是描述教师和医学教学的报告中的一个共同主题。

与奥斯勒同时代的威廉·韦尔奇（William Welch）也对医学教学作出了评论。他在 1886 年 4 月 26 日，于约翰·霍普金斯大学创建 10 周年纪念会上所作的关于"医学科学中的人文方面"的演说中提到：

在医学和其他自然科学中，对大自然的实验和观察逐渐取代了演绎推理和服从于权威认知的做法。过去，医学教学主要以讲座形式进行，讲授的大多是对古代伟大医学家著作的评述。也许这种形式在中世纪医学教育中比较有用，但其对于现代医学的意义已因医学各领域优秀教科书的大量出现而大大削减了。随着以纯讲座形式作为主要特征的医学教育系统的衰退，人们开始更佳深刻得认识到了实验室教学、临床教学以及其他示范性的客观传授知识的方法的重要性[64]。

这的确是一个非常有力的观点。韦尔奇也在随后的另一个演讲中对"学生接触那些不仅是医学教师也是科研人员的学者"的重要性进行了评论[65]。

最后，韦尔奇于1892年在哈佛医学院进行的关于"医学教育进展"的演讲中说道：

在我国，医学教育进展的最乐观的迹象之一就是要求标准的提高，不仅仅是对学生而言，也是对那些教授医学的老师而言。仅仅提供一些书籍和演说已不再能满足在培养教师方面的需求，同时随着对专业领域荣誉追求的提高，我们也不再期望新时代的医学教师能从教授药物学来开始他们的见习期，或在有能力教授临床医学或手术学之前以缓慢的逐级进阶的方式提高教学水平。的确，渊博的学识并不见得是每一名医学教师的必备能力之一，但我认为许多人过于强调了这个事实。即便那些训练有素的医学生和在个人领域成果丰富的研究员没有最先进的讲课设备，他们也是授课最成功也最令学生满意的教师[66]。

奥斯勒和韦尔奇——两位诞生于19世纪到20世纪之间转折点的伟大教师的观点的确是很超前的。尽管二者都没有提出对医学教师进行特殊培养，但他们的观点本身已体现出了该方面的倾向。

霍尔丹委员会（The Halden Commission）

《伦敦大学教育皇家委员会》（霍尔丹委员会）一书于1913年问世。该书详细研究了关于大学教育方面的内容，并在早期得出以下结论：

> ……非常关键的一点是，正式的大学生应具备长期密切的与同学进行协同合作的能力，这不仅包括与同专业同学的合作，也体现在与专业技能不同的同学合作，以及与自己的老师保持密切联系的过程中[67]。

书中对比了在大学学习与在中小学以及技术学院学习的不同点：

> ……在所有学习活动的组织过程中应当注意需要与最终要达到的学习目标一致。知识的确是智育的基础和媒介，但在大学院校中，学习不仅仅应当以获取必要的信息为目的，也应以个人知识库的扩展为目标，并且应当始终以获得真理为根本追求[68]。

霍尔丹委员会认同《1910 年教育委员会报告》中的观点，该报告中提到：

> 我们可以假定大学教学是适合成人的教学方式。大学教学具有科学性、独立性和公正性；相对于以给学生灌输事实和理论为目的，大学教学更注重开发学生的个性，激励学生进行特定的脑力劳动，这些脑力劳动能够使学生习惯于针对偶尔会与第一手科研资料有关的权威行业共识进行批判性学习，还能培养学生进行全面彻底的思考的意识，使学生在考虑掌握真理的困难性的同时也注意关注真理本身的价值[69]。

目前为止，霍尔丹委员会已定义了医学院校学习活动和医学教师的性质。那么在教学准备过程方面呢？首先，它提到了教师"个人影响"的重要性："教师的人格是针对同样擅长个人专业并自愿从事教师工作的人的选拔标准，同时，教师的个人影响力是不断衍生的，并且也能以同僚的人格精神为补充而不断扩展[70]。"这是一个很重要的结论。教学就是关于传播对专业的学习热情、对专业本身的热爱、并且带领学生将知识的学习传承下去的过程。它是关于自主获取知识的过程，而非被灌输学习内容。

然而，教学委员会报告也明确提出，如果学校任命了合格的教师，也允许他们不受其他干扰的进行工作，那么教师可以自主制定教学大纲并编写考题，其他人员没有必要参与这一过程。这一观点仍将得到大学教育系统的许多部门的支持。举例来说，这些部门提到：

我们建议，通过任命那些值得信任的能够胜任大学教育工作的教师的方式，来免除制定统一的教学大纲的必要性。责任心相对制定教学大纲而言要远远重要得多。我们也能够信任那些具备责任心的教师对学生进行在适于大学教育水平的、能够被接受的、恰当必要的范围内的考核工作[71]。

在这种情况下，大学校长的工作要简单得多，即任命合适的教师并且允许其自主开展工作。

但是，这是否意味着不设置任何调控措施呢？报告反复重申了保证教师能以其认为的最佳方式来进行教学的自由的重要性，如果教师能够自由制定适于学生的最佳课程，学生也将更好得听从教师的指导。不过诚然，这种自由是有限制的：

今后，如果任命的教职员工具有我们以上提出的各项能力，并且可以不遵守各种限制规章，那么就必需首先保证他们是值得行政部门信任的。大学的各现有部门必须对教职员工进行一些测验来保证教师们拥有获得以上特权的执业水平[72]。

在伦敦大学一项名为"关于大学教授和高级讲师职称授予工作的相关调整"的说明的附录2中规定了以上提出的测验。该说明陈述了包括3名校外评审人员参与的任命过程。候选人的评判需参照：

1. 在研究当代科学以及专业进展方面的贡献；
2. 作为一名教师的具备的基本能力；
3. 在个人专业方向上的长处[73]。

遗憾的是，该项说明在如何评定"身为教师必备的能力"方面并没有进行更深入的探讨。

到20世纪40年代，行业内对上述问题有了越来越多的关注，相对也普遍表达出一些不满。这在马西森（Matheson）的关于迄今为止教师培养工作的专著（1981）中得到很好的总结[74]。马西森提到，在大学教师培养工作方面已经发表了若干报告，其中许多参考了一本菲奇（Fitch，1881）撰写的关于教学艺术的非常优秀的著作[75]。这本著作的副标题是"适于英国大学教职员工的关于教学艺术方面讲座的第一课"。之后菲奇又继续拓展其著作的研究内容[76]。这其中包括关于大学中女性员工的非常引人入胜的一个章节，表达了对女性员工在承担严苛的学术工作方面的能力的担忧。

特拉斯科特（Truscott）在其文章中描述了教师行业中存在问题的严重性并且提出了一些建议[77]。在 20 世纪 50 年代，研究人士提出了许多相关倡议，多是进行短期的相关培训课程。大学教师协会（The Association of University Teachers，AUT）、大学校长委员会（the Committee of Vice Chancellors and Principals，CVCP）以及全国学生联合会（the National Union of Students，NUS）均有志于开展此类课程并积极参与其中。

第一届世界医学教育大会

在第一届世界医学教育大会的议程中提到了很有意思的一点，就是虽然有很多关于教师的角色、特质以及重要性的讨论，但是只有很短的一个章节是关于教师培养这个方面的[78]。这个章节提倡为激励教师而提供更系统的帮助。本章强调，如果你觉得教师的能力是天生的而不是后天培养的，那么就没有意义再读下去了。反之，如果你觉得教师的能力是可以后天提高的，那么他推荐以下几种方法：第一是改善措辞和表达方式，第二是改变教学内容以及教学方法。同时，他为青年教师推荐了一些诸如让有经验的教师去评价其他教课表现的项目。这也正是本卷的作者所了解到的如何能把教学做得更好的方法：即在一群挑剔的观众面前去展示你的研究成果，这些评价者既关注演讲的内容和表达的质量，也会关注研究成果的科学性。无疑，这是一个非常困难但也非常有效的方法。

这个观点跟其他几章是矛盾的。例如，在医学课程设置目标的这一部分，一个非常出色而且高年资学者对比了在中小学和综合性大学中的医学教育。阿诺特写道：

……而前者本质上包括能为儿童和青少年讲述的很有限的知识，适合后者的任务则仿佛是护送学生到达知识列车的终点站，然后将拥有充足准备的学生们留在那里，让他们去进行更深层次的探索。虽然教学设施肯定是一项优势，但我坚持认为设施只是一个辅助条件，这个条件甚至在大学层次上的教学中都不是必需的[79]。

关于该问题的辩论是持续不断的，并且将在接下来的部分中再次进行讨论。

霍尔委员会（The Hale Committee）

到了 1961 年，事情开始进一步发展。大学资助委员会（University Grants Committee）建立了关于大学教学方法的霍尔委员会，并在 1964 年宣布了其创立。在罗宾报告（Robbins Report）出版之后，伴随着大学教育的不断扩展，它提出了很多有建设性的建议。很有趣的是，《霍尔报告》（Hale Report）几乎覆盖了大学教育的所有方面，唯独医学、牙医学和兽医学除外。它从博斯韦尔（Boswell）的《约翰森的生活》（Life of Johnson）中引用了关于教学的讲课和自由讨论时间等多方面内容，比如：

讲课曾经非常有用；但是现在，当人们可以读到所有信息，并且书本是如此繁多的时候，讲课就不那么重要了。如果你的注意力不集中，错过了一节课的部分内容，那么你会错失这部分；你无法像读书一样可以回看[80]。

书中关于教学设备的一章写得非常引人入胜，这章是从书籍和图书馆的重要性开始讲述的。在课程教学中，教课者变换使用不同的直观教具。关于所谓"教学机器"的使用有一则评论："教学机器除去其程序之外没有任何优点。它只是以正确的顺序去一个个展示其框架并且保证其中的程序能正确使用的一个装置"[81]。霍尔报告评论道，按程序学习的方法并不新奇，并且"这种学习方法是从苏格拉底时代就已经有的一对一教学的实践方式"[82]。

关于"将大学教育视作训练和研究"这一章节是尤为有趣的[83]。霍尔报告中的一项调查显示，10%的教师认为他们已完成了教师训练的全部课程，17%的教师认为他们已经接受过相关指导。有趣的是，回答问卷者当被问到是否曾经检验过其讲课技巧的有效性时，67%的人回答。该报告对各大学也进行了关于其能为教学提供的资源的调查，其中诺丁汉大学是唯一一所有着集中组织性课程的学校。霍尔委员会还讨论了关于一个大学的教师应该接受什么训练的问题。答案是，凡是建议安排一年时间的全日制课程的提议都没有得到任何支持。任何诸如此类的安排都可能会是对招募职员的一个严重阻碍。对于大学应该做什么，委员会把答案分成了几个方面。首先，实验室演示应在工作时间做完，不应做更多不必要的安排。其次，提供个别指导可以使教师从有经验的执业者身上获得帮助，这"比起从自己的失败中学习要远远有效得多"。再次，相对讲课而言，进行一些特殊训练的效果更显著。当然，除训练之外，应该制定评估教师的方法，报告中对此也提出了很多的方式。委员会提出，如果相关部门得到关于一个不合格老师的评论是首先从学生的抱怨中听到的，那这是很不好事情。他们引述了许多由福特基金会资助的在美国做的研究结果，也提供了一到两个具体实例。

这其中有一个非常相关的引用：

众所周知，有许多投入了很多个人时间进行调查和实验的大学教师，以及那些在自己的学科领域绝不后退、敢于质疑那些缺乏证据的既有观点的教师，但他们却在其教学中经常满足于盲目接受传统的教学方法[84]。

委员会建议进行更多地研究，同时建议组织一个合适的群体来进行研究并发表结果。进行特殊课程教学的夏令营可能会有很大帮助，这些组织同时也会在讲课技巧上为那些可能在大学中担任讲师或助教者提供一些建议。这个报告还补充道：但是最初，去严格定义这样的组织的功能和适用范围是错误的，它的发展应当取决于对其所提供的服务的需求[85]。

霍尔报告是大学教育的重要里程碑。它开始为许多问题下定义并提供解决方案。在此之前，提出并接受一个标准解决方案大约需要 30 年。

高等教育研究协会（Society for Research into Higher Education，SRHE）

1964 年，随着高等教育研究协会成立，大量报道和工作小组组建了起来，其中一个最有影响力的是致力于大学教师培训的布林莫尔琼斯（Brynmor Jones）工作组。该小组在 1972 年发表了他们的报告[86]。其中包括了对教师入门训练的建议、初期和后续辅助、拓展训练以及专业课程。

之后，大学校长委员会又创建了大学教师训练合作委员会（CCTUT），并开始在各个大学部门中展开工作。在格林韦（Greenway）编撰的一本SRHE的小册子里，阐述了对 1971 年英国大学境况的规划[87]。在当时，大多数大学都有培养教师的短程课程。显然，学校中也有许多教授这些国家提出并鼓励参与的课程的教师。这个小册子里提到，早在 20 世纪 60 年代早期到 70 年代之间，大多数大学就已经开始进行正规培训课程的教学。但学校间在学时长度和课程设置上千差万别。

到 20 世纪 80 年代，国家开始提供更多类型可选择的课程，但是这些课程都不是强制性的，有些大学也没有采用。关于教师培养的争论还在继续，在此期间，大学校长委员会决定回顾 CCTUT 的各项工作。此次回顾在哈里皮特爵士（Harry Pitt）为主席的领导下执行，并于 1980 年将结果传达给大学校长委员会各成员。回顾结果提出教师的培养工作应当是一个主体方案在一些强化活动的支持下不断延续。然而，大学校长委员会不能支持自己提出的方案，并且即便存在抗议，CCTUT 也逐渐被淘汰了。在其空缺的位置上，一个关于大学教师训练的委员会计划成立并于 1981~1982 年期间正式挂名。

最近的发展

在二十世纪八九十年代，教师的培养工作逐渐变成大学入职过程的一部分，且学校为此设立了众多课程。教职员工和教育发展协会也开始进行大学自主申请注册教学项目的工作。然而，实际上直到 1997 年提出关于"学习型社会中的高等教育"的迪林（Dearing）报告，才真正改变了教师培养工作的现状。报告中提倡在高等医学教育阶段建立学习和教学机构，该机构不仅能激励教师培养工作的发展，授权各教学机构独立进行课程设置，并且也将促进对教学和学习方面的研究、发展及革新。该机构于 1999 年创立，到 2003 年已有超过 14,000 名成员，对超过 100 个机构进行了授权。在2004 年，它与其他有关医学教学和学习的团体合并成立了高等教育学院。这个继学习和教学机构之后发展起来的学院的功能之一，将是继续提高大学教师的水平，这包括医学知识教学方面，也包括提高学生的实习质量方面。因此，所有的医学教职员工和其他与医学学术相关的工作人员将首次有机会在医学教学方面取得专业资格认证。这是一个很大的成就，并且可以预见的是，在未来的若干年里，绝大部分教职员工都将努力把握好这个机会。

1999 年，英国医学总会出版了一本简短但重要的关于《身为教师的医生》（The Doctor as Teacher）的小册子。这本小册子不仅提出了对医生的教育规划，也表述了医生的专业特质之一：就是有责任对临床训练或教育进行监督。书中提出了一系列非常重要的条目，包括。

1. 保持专业价值观和个人价值观的高标准。
2. 无论何时都把患者的需求放在首位。
3. 保持临床水平的高标准。
4. 高效沟通的能力。
5. 坚持努力取得作为医生的个人和专业方面的发展。
6. 坚持进行专业认证和同事互评。
7. 坚持进行多个专业背景下的团队合作。
8. 对医学在多文化社会背景下应用的理解[88]。

接下来，小册子中又描述了临床教师应当具备的特质，包括：教学热情，对教学和学习的个人承诺，对教育需求的敏感性和应对能力，对于医学教育原则的以及医学研究方法的理解。除此之外，还有一些在几个世纪前可能没有人意识到的但近来却愈加重要的特质，比如：实用的教学技巧，坚持进行在教学方面的专业认证和同事互评，应用教学评测的能力，以及对学生进行正确评估的能力。医学院校和 NHS 机构应保证所有新职员都能进行教学技巧的正式培训。这些观点均具有特别的重要性。

教师的培养在过去的 25 年中走过了很长的一段发展历程。尽管还有很多问题没有解决，但培养工作的基础已经奠定且发展前景良好。除此之外，越来越多的证据表明，教师的培养工作的确会产生重大影响。吉布斯（Gibbs）和科菲（Coffey）2004 年曾做过关于两组大学教师的一项研究[89]。第一组参加了一个培训项目，第二组作为控制变量不参加。结果（利用客观标准评价）显示，前者的学生的测试分数有所进步而后者有所下降，这就证明了好的教学方法能够辅助学生学习并且改善学习效果。与此类似的是，由戈弗雷（Godfrey）和韦尔奇（2004）进行的关于训练教师的研究也得到相似的结果——也是奥斯勒和韦尔奇一定会赞同的结果[90]。在戈弗雷等进行的临床研究中表明，为临床教师专门设置的课程提高了他们在教学技巧方面的能力，也证明了这种改变是永久的[91]。

小结

尽管在本章之初阐述了课程设置应当依据医学的角色定位以及医生所需要的能力来制定，但实际上仍然是课表左右着医学的教育与训练。依照本章提出的各项证据，医学学习过程应当是：

- 与临床实践和帮助患者有关
- 最终定位并导向至特定专业领域
- 基于实践并在实践中不断反省
- 高效、循证，受到其他专业的支持
- 使用简单，时间利用效率高
- 性价比高

倘若我们想要提高患者照护的质量，针对医学教育的相关论据必须得到进一步充实，也有必要开展更多的研究。这也许是提高患者照护的最佳方法之一。

参 考 文 献

[1] Martial, The Epigrams. I xLvii. Translated by Ker C A. London：Heinemann；1920-25.

[2] Galen, Selected works. Singer P N. Oxford World Classics. Oxford：Oxford University Press；1997；345.

[3] Bacon F. Organum novum. First book, para 90.

[4] Newman G. Some notes on medical education in England. A Memorandum presented to the President of the Board. 1918, London：HMSO；1918；24.

[5] Wilson R N. The beloved physician：Sir James MacKenzie. London：Murray；1926；24.

[6] Perry W G. Forms of intellectual and ethical development in the college years. A scheme. New York：Holt Rhinehart and Winston；1970；9-10.

[7] Lempp H, Seale C. The hidden curriculum in undergraduate medical education：qualitative study of medical student's perception of teaching. BMJ 2004；329：770-3.

[8] Calman K C, Downie R S. Education and training in medicine. Med Educ 1988；22：488-91.

[9] Bryans P, Smith R. Beyond training：reconceptualising learning at work, J of Workplace

Learning 2000; 12 : 228-235.

[10] Jagsi R, Lehmann L S. The ethics of medical education. BMJ 2004; 329 : 332-4.

[11] Leinster S, Medical schools: are we paying for education or for technical training? J Roy Soc Med 2004; 97 : 3-5.

[12] Rees C. The problem with outcome-based curricula in medical education: insights from educational theory. Med Educ 2004; 38 : 593-98.

[13] Newble D, et al. Developing an outcome-focussed curriculum, Med Educ 2005; 39 : 680-87.

[14] Prideaux D. Clarity of outcomes in medical education: do we know if it really makes a difference? Med Educ 2004; 38 : 580-1.

[15] Schol S, et al. Individualised training to improve teaching competence of general practitioner trainers: a randomized controlled trial. Med Educ 2005; 39 : 991-98.

[16] Tauber A I. The tow faces of medical education: Flexner and Osler re-visited J Roy Soc Med 1992; 85 : 598-602.

[17] Dornan T, Osler, Flexner, apprenticeship and the "new medical education". J Roy Soc Med 2005; 98 : 91-95.

[18] Ward J P T, et al. Communication and information technology in medical education. Lance 2001; 357 : 792-96.

[19] Hamilton J. Problem-based learning: from where to where? Clinical Teacher 2005; 2 : 45-48.

[20] Barrows H S, Tamblyn R M. Problem-based learning: an approach to medical education. New York: Springer Publishing Co; 1980.

[21] Hinduja K, Samuel R, Mitchell S. Problem based learning: is anatomy a casualty? Surgeon 2005; 3 : 84-87.

[22] Prince K J A H, et al. Advances Health Sci Educ, 2000, 5 : 105-16.

[23] Prince K J A H, et al, Does problem based learning lead to deficiencies in basic science knowledge? An empirical case on anatomy. Med Ed, 2003, 37 : 15-21.

[24] Distlehorst L H, Dawson E, Robbs R S, Barrows H S. Problem-based learning outcome: the glass half full. Acad Med 2005; 80 : 294-99.

[25] Fergusson K J. Problem based learning: let's not throw the baby out with the bath water. Med Ed 2005; 39 : 352-53.

[26] Dolmans D H J M, de Grave W, Wolfhagen I H A P, van der Vleuten I H A P. Problem-based learning: future challenges for educational practice and Research Me Ed 2005; 39 : 732-41.

[27] Iputo J E, Kwizera E. Problem-based learning improves the academic performance of

medical students in South Africa. Med Educ 2005; 39 : 388-93.

[28] Burke J, Matthew R G , Field M, Lloyd D. Students validate problem-based learning. BMJ 2006; 332 : 365.

[29] Norman G. Beyond PBL. Adv Hlth Sci Educ 2004; 9 : 257-60.

[30] Bradley P, Bligh J. Clinical skills centres; where are we going? Med Educ 2005; 39 : 649-50.

[31] Simulation in clinical medicine. Me Educ 2003; 37 Suppl 1.

[32] Dent J A. Adding more to the pie; the expanding activities of the clinical skills centre. J Roy Soc Med 2002; 95 : 406-410.

[33] Hamilton J D, Ogunbode O. medical education in the community; a Nigerian experience. Lancet 1991; 338 : 99-102.

[34] Ogumbode O. Community based medical education. Single philosophy, varied cocktail, Nigeria; 2004.

[35] Boaden N, Bligh J. Community based medical education; towards a shared agenda for learning. London; Arnold; 1999.

[36] Tamblyn R, et al. Effect of a community oriented problem-based learning curriculum on quality of primary care delivered by graduates; historical cohort comparison study. BMJ 2005; 331 : 1001-5.

[37] Reforming undergraduate medical education for rural practice. Final Report. Commonwealth Department of Human Services and Health, Australia.

[38] Hunter W. An anatomical description of the gravid uterus and its contents. London; J. Johnson and G. Nicol; 1794.

[39] Crosby R W, Cody J. Max Brodel; the man who put art into medicine. New York; Springer Verlag; 1991.

[40] O'Keefe M, Britten N. Lay participation in medical school curriculum development; whose problem is it? Me Educ 2005; 39 : 651-2.

[41] Wykurz G, Kelly D. Developing the role of patients as teachers; literature review. BMJ 2002; 325 : 818-21.

[42] Buchan J, Calman l. Skill mix and policy change in the health workforce; nurses in advanced roles. OECD Health Working Papers 17; 2005.

[43] Armitage M. Advance care practitioners-friend or foe. Lancet 2006; 367 : 375-77.

[44] Carlisle C, Donovan T, Mercer D, eds. Interprofessional education; an agenda for health care professionals. Salisbury UK; MA Healthcare Ltd; 2005.

[45] Zwarenstein M, et al. Interprofessional education. Effects on professional practice and health. Cochrane Collaboration, Oxford. Issue 2. Chichester; John Wiley & Sons; 2005.

[46] Class Ticket from the University of Glasgow. University of Glasgow Archives.

[47] Schuwirth L, Cantillon P. The need for outcome measures in medical education. BMJ 2005; 331: 977-8.

[48] Bolton G. Reflective practice: writing and professional development. 2nd edn. London: Sage Publications; 2005.

[49] Rees C, Sheard C. Undergraduate medical students' views about a reflective portfolio assessment of their communication skills learning. Med Educ 2004; 38: 125-8.

[50] Norman G. Research in clinical reasoning: past history and current trends. Med Educ 2005; 39: 417-27.

[51] Kilpatrick D L. Evaluation of training. In: Craig R L, Bittel L R, eds. Training and development handbook. New York: McGraw Hill Book Company; 1967.

[52] Prystowsky J B, Bordage G. An outcome research perspective on medical education: the predominance of trainee assessment and satisfaction. Med Educ 2001; 35: 331-6.

[53] Segouin C. Hdges B. Educating doctors in France and Canada: are the differences based on evidence or history? Med Educ 2005; 39: 1205-1212.

[54] Bligh J. Research in medical education at the start of the century. Med Educ 2001; 35: 331-6.

[55] Davies m H, Ponnamperuma GG. Medical education research at the crossroads. Lancet 2006; 367: 377-8.

[56] Dauphinee W D, Dauphinee G W. The need for evidence in medical education: the development of best evidence medical education as an opportunity to inform, guide and sustain. Acad Med 2004; 79: 425-30.

[57] Norman G R, et al, eds. International handbook of research in medical education. Dordrecht: Kluwer Academic Publishers; 2002.

[58] Norman G R. Research in medical education: three decades of progress. BMJ 2002; 324: 1560-2.

[59] Education Group for Guidelines on Evaluation. Guidelines for evaluating papers on educational interventions. BMJ 1999; 318: 1265-67.

[60] Morrision J, Prideaux D. Ethics approach for research in medical education. Med Educ 2001; 35: 1008.

[61] McDougall J, Drummond M J. The development of medical teachers: an enquiry into the learning histories of 10 experienced medical teachers. Med Educ 2005 39: 1213-20.

[62] Dahlgren L O, et al. To be and to have a critical friend in medical teaching. Med Educ 2006; 40: 72-78.

[63] Osler W. Aequanimitas: teacher and student. New York: McGraw Hill; 1906; 27.

[64] Welch W. Humane aspects of medical science. In : Papers and addresses by Willian Henry Welch. Vol. III. Medical Education. Baltimore: Johns Hopkins Press. MDC-CCCXX; 6.

[65] Welch, 17.

[66] Welch, Advancement of Medical Education; 43.

[67] Royal Commission on University Education in London. Final Report 1913 (The Haldane Commission) London: HMSO; 1913: Cmnd 6717; 26.

[68] Ibid, 27.

[69] Board of Education Report of 1910. Special Report of H M Inspectors on Worker's Educational Classes. App X to 3rd Report; 94.

[70] The Haldane Commission, 29.

[71] Ibid, 36.

[72] Ibid, 56.

[73] Regulations with regard to the conferment of the titles of professor and reader. University of London; 1912, Appendix II.

[74] Matheson C C. Academic staff training and development in universities of the United Kingdom. A Review 1961−81. Issued and distributed by the Co-ordinating Committee for the Training of University Teachers; 1981.

[75] Fitch J G. Lectures on teaching. Cambridge: Cambridge University Press; 1881.

[76] Fitch J G. Educational aims and methods. Cambridge: Cambridge University Press; 1909; 414−15.

[77] Truscoll B. Red brick university. London: Faber and Faber; 1943.

[78] Laurence R D. Teaching the teacher to teach. In: First World Conference on Medical Education, 1953. Oxford: Oxford University Press; 1954; 539−44.

[79] Arnott W M. The aims of the medical curriculum. In: First World Conference on Medical Education, 1953. Oxford: Oxford University Press; 1954; 280.

[80] University Grants Committee. Report of the Committee on University Teaching Methods. Chairman, Sir Edward Hale... London: HMSO; 1964; 52.

[81] Ibid, 100.

[82] Ibid, 101.

[83] Ibid, 103−112.

[84] Ibid, 108.

[85] Ibid, 112.

[86] CVCP, Training of university teachers: report of the working group. (Brynmor Jones Report) ; 1972.

［87］ Greenway h. Training of university teachers. SRHE；1971.

［88］ General Medical Council. The doctor as teacher. London：HMSO；1999.

［89］ Gibbs G, Coffey M. The impact of training of university teachers on their teaching skills, their approach to teaching and the approach to learning of their students. Active Learning in Higher Education 2004；5：87−100.

［90］ Godfrey J, Dennick R, Welsh C. Training the trainers：do teaching courses develop teaching skills. Med Educ 2004；38：844−47.

［91］ Ibid.

第15章 超越式学习

当被学生问及为什么他现在的观点不同于去年时，约翰·亨特答道："这倒是很有可能的，我一年比一年睿智。"

"永远不要问我曾经说过什么写过什么，但是如果你问我此时此刻的观点是什么，我会马上告诉你[1]。"

约翰·亨特（John Hunter）

人类，作为大自然的仆人和解释者，其行为和认识水平限于对物质和思想等自然规律的了解，其知识和能力不会更所超越[2]。

弗朗西斯·培根（Francis Bacon）《新工具》（Organum Novum）

引言

医学学习是一个获取他人已知的知识、技能和态度的过程，这一重要过程构成了本书的核心内容。但是，医生应该超越这样的学习，努力发现新思想，从不同的角度看待事物。热衷于改变实践和时刻保持对未知世界的求知欲，应该是所有医生的基本素质。研究型科学家会把探索这些未知领域视作唯一己任，而其他人则只是将科研作为事业的一个组成部分。但是，每个医生都有能力和责任去提高人民的健康水平和改革医疗保健体系。他们应该自觉自愿地做好工作，促进患者和公众的福祉。其工作内容涵盖从遗传学、分子生物学或药物学的具体工作，到改革医疗服务方式和改进与患者和公众的沟通能力。

撰写本书的一大收获，就是发现了人们（个体医生或医生群体）是如何做出改变和适应新知识和重新思考自己的职业。本书第一部中介绍的地理路线清晰勾勒出，曾经的创新中心是如何不断失去领先地位和被超越的。他们曾经引领新思潮，却未能保持先进，最终被远远落在后面。没有理由认为世事一成不变。无论任何领域，当前的领先者们除非抱有学人之长和保持领先的强烈愿望，必将沦为落后者。这一点需要每个医生和医疗团队时刻牢记。医学界本身有时缺乏应有的前瞻性。回顾 19 世纪耗时 50 多年才建立起英国医学总会一事，即可为止佐证。

如何才能培养出这种上下求索的精神呢？教育过程中应鼓励学生思考、分析、解决问题和提问（如前所述，解决问题的能力不同于基于问题的学习）。那些有幸教学和帮助人们学习的人们，必须鼓励这种精神，逐步创造出一个不耻下问、求知好学的风气。如此说来，学习方法也十分重要，应该避免基于权威的和死记硬背式的学习方法。学习的奖励标准，应当鼓励学生们掌握深入思考、解决问题和攻克难关以及记诵数据的能力。本书此前提到的麦肯齐爵士主张，凡胜任医生者均可成大器，堪当重任。归根结底，我们还是要回来讨论医学的社会角色及其目的和基础：改善人类健康和提高医疗保健水平，以及治疗康复。

实现以上目标需要我们具有更多的智慧，也是我们需要超越式学习的原因。这里所说的智慧，就是能够在面对复杂和不确定的问题时，做出正确的判断和采取合理的对策。具有这种能力需要积累经验和长期实践，尽管并非易事却是医生必备。它帮助医生掌握复杂性理论，管理高难度问题，可以既有具体知识也有关于患者与社会的宏观高度[3]。这个过程也是对所学知识的整体综合。也是如爱德华·威尔森（Edward O. Wilson）所说，将艺术、科学、人文科学等领域的知识融会贯通解决难题。知识孤岛化多年来拖延了许多专业的发展[4]。

医学磁场

"医学磁场"的概念贯穿 4000 年来的历史，主宰了专业技术的地域间传播。这是本书最重要的结论之一，即让人们注意到，有志学医者始终向往名师名校，而无论其是在莱顿、爱丁堡、休斯顿或是开普敦。吸引他们的，或是一项新技术（尤其在 20 世纪）、新教学方法或是新的知识。这些特点吸引了世界各地的学生慕名而来，也挽留他们工作于此。这些地方和这里的人们都具有一种特质——领风气之先。他们都能超越当代的学术水平，实现创新与突破。这个趋势可能得以延续，可能在本科教育中并不十分醒目（大部分课程质量很好），但在专科和研究培训方面却十分突出。这个概念也包括集体迁徙外地或外国。通过这种方式，科研工作者间建立了持久的联系，以便长期研究和发展。

有个问题很有意思："如果我想成为一名心脏病专家（或肿瘤学家、神经学家）而且有机会选择去学习地点的话，我应该去哪里学习呢？"也许还有更有趣的问法："我很想学习医学教育学，我应该去哪里学呢？"当然，有些学生的选择会受到自己老师的影响，他们以自身榜样影响学生的选择：当地的医学磁场。这样的影响强大且持久。

这种人才向卓越中心移动的模式，一定程度上与这些单位和大师身边的氛围有关，这种氛围给人以引领潮流和探险的感觉。这样的经历将会使人受益终生，得以建立起朋友、同事圈和关系网。在这种基础上会建立其各类俱乐部和社团，固化其伙伴关系。他们的领导力得以长久延续。这一历史的一大特点就是学习和发现的长久延续性，而且人们发现，无论你那天多么优秀，早晚会有人在某一方面超过你。这一观点在马丁·布伯（Martin Buber）《我和你》（I and You）一书中描述的十分到位[5]。他指出，师生关系总会在某一时刻发生改变，由老师知晓所有问题的答案变为由学生唱主角，关系的平衡由此发生逆转。而老师最有成就感的一刻，无疑就是见证这一逆转，看到自己学生成为大师，能够胜任自己的工作，更好地照护患者。对于老师来说，最激动人心的莫过于注视自己的"学生"展翅高飞，翱翔天际。

医学磁场的特征

根据本书对于"医学磁场"的描述，可以发现一些不受时间影响的特征，例如：

1. **创新和与众不同**。另辟蹊径，鼓励换位思考。这种方向性改变可能产生一个新发现、新技术或新诊断测试，抑或是现有知识的一个新的表现形式。

2. **频繁的联系和圈子**。通过世界范围的广泛联系，他们与各地同仁息息相通。学生们在医学磁场间流动，形成了圈子。学生们四处游历，得以结识其他地方的领军人物。

3. 对研究课题充满激情。他们热情宣传自己的课题，将其研究领域与许多其他课题相关联。他们热情四溢、心有灵犀。

4. 热爱教学和传承知识。他们高度重视学生，视学生的进步为己任。学生们也会铭记导师，不忘恩师的教诲与厚爱。如果师生都高度重视教学，就会以全新的方式实现教学的系统化。在此方面，卡伦（Cullen）和布尔哈弗采用的整合教学方式堪称范例。

5. 弟子助手济济一堂。这是一个很重要的特征。弟子和助手们会将导师的理念和知识传遍四方。近代以来，他们通过创立俱乐部和学术社团，供大家聚会分享经验。

6. 重视团队合作。导师们甚少单打独斗，大多与等肩同侪合作。真正吸引学生们的也正是团队的魅力。他们一般都拥有与众不同的特殊设施和装备或技术，让学子们趋之若鹜。

7. 孕育新思维的环境氛围。他们创造出有利于百家争鸣的思想氛围，而且为此甘冒风险。这种外部环境曾经起到至关重要的作用，例如伦敦的亨特兄弟所创造的环境，就有效地填补了当时因为牛津和剑桥羽翼未丰而出现的学术真空。同理，爱丁堡在 18 世纪创建了自己的医学院，而格拉斯哥却无人问津。宗教或政治原因有时会影响学子们是否前往某一具体地点求学与否。牛津大学曾经规定学子们必须通过一门不违背国教者信仰的宗教考试，驱使这些人转而选择荷兰或苏格兰求学。在更近现代的时候，大学和研究所的环境也构成了重要的决定因素。其影响力部分取决于外部（资助水平和机遇等），而部分取决于机构领导人等内因。

8. 高度勤奋敬业。医学磁场的日志或记载显示，导师们几乎是夜以继日地工作，往返于教室、实验室和诊所之间。他们献身自己热爱的事业，不惜用满每天 24 小时。

9. 兴趣爱好十分广泛。即便工作极其繁忙，他们依然能够在医学之外保持广泛的兴趣爱好，热衷于文学、收藏、音乐和艺术等。他们广为交游，与当代学者名流联系密切。

10. 领导力。这是一个十分重要的特点。尽管他们性格各不相同，却可凭借其特质鹤立鸡群、傲视同侪。他们能够激励鼓舞他人，推动进步。他们铸就历史，成为传奇，为人仰慕，吸引人们前来求学。他们是真正的领导者。

上述特点使人不禁担心，今天的医学界如何不负前人、不负时代。所描述的医学磁场其实是一个高瞻远瞩的人物，他兢兢业业、交游广泛、热爱教学、诲人不倦（学识传承）、重视合作，能够开拓新局面。造就如此领袖人物需要深厚的经验和多地工作的经历。如果任何组织或个人也希望具有如此强大的吸引力，就必须符合以上部分或所有标准。因此，这些特点也可用作衡量人们职业素养的标尺。

如上所述，这个列表不仅仅对个人，也对组织和机构产生了影响。保持机构的活力需要新思维、新鲜血液、外部社交圈和领导力。如果一个组织变得自满自负、不思进取，只任用内部人员和满足于历史功绩的话，其他人就必然取代其领导地位，成为新的医学磁场。这也是本书可资借鉴的历史经验。有鉴于此，机构的负责人必须具有创造性思维，能够抵御外来压力，敢冒风险，打造出一个鼓励创新思维的环境。

医生的科研职能

本书之所以通篇贯穿着对求知欲的强调和重视，就是因其彰显了探索性思维和更全面地解释和理解事物的能力。在医学教育史上，这种思维方式始见于15和16世纪，以维萨里（Vesalius）、哈维（Harvey）、培根和帕拉塞尔苏斯（Paracelsus）敢于挑战传统观点为特征。在亨特和爱德华·詹纳（Edward Jenner）之间关于疫苗测试问题的这样一段经典对话中，亨特答复："绞尽脑汁有什么用？为何不做个实验证明？"笛卡尔关于生物学过程的重复检验学说为科学研究另辟蹊径，法国科学家克劳德·贝尔纳（Claude Bernard）发表了《医学实验入门》（Introduction to Experimental Medicine），著名德国实验学家毕罗（Billroth）和菲尔绍（Virchow）等人，提出了可以对疾病进行深入探索和认识的学说。他们的研究进展，大大促进了疾病的治疗，由此人们能够设计实验和验证假设。学习的另一重要使命就是评估数据和信息，设计和验证假说，并且生成第一手结果。此类工作也应该成为学习的一部分，而且与研究人员共同完成。

另一条贯穿本书的线索是教学和科研相结合的价值。这一观点曾经被许多权威人物所阐述，但只是在最近才遭到质疑。人们问道，这种结合的重要性何在？如何证明？也可以用以下问题来回答："如何让高等教育更上一层楼？"人们往往认为，学生要的只是好老师，而无论他科研做得如何。

但是这种说法过分强调了教育而忽视了学习。高校教师的部分职能，就是鼓励批判性思维和提出问题，而这些能力只能在工作一线实际解决问题的人们才具备。这些人具有教师的另一项职能，就是以身作则，对专业充满热忱，正是这一个闪光点使其得以与众不同。

乔治·米勒（George Miller）在其《医学教师的培养》（Education Medical Teachers）一书结尾处，建议机构领导者们充分重视教师的价值[6]。他提出，在科研型机构中，教学往往处于次要地位，教师被看做低人一等。但是如果我们改变观念（学习不仅仅意味着被人教导），其实情况并非必然如此。

最后一个问题是医学教育研究。在 1967 年的《托德报道》中提出了尖锐批评，指出医学教育的证据基础薄弱且有限。医学教育经常面临经费不足的窘境，与生物医学研究的发展不可同日而语。但是医学教育其实是具有巨大价值的。本书这一部分提到了很多研究课题：

- ◆ 学生的选择
- ◆ 评估的过程
- ◆ 学习的机制
- ◆ 创新推广等等

其中每个课题都需要进行专题研究，舍此无法了解新的教学方法是否得当。诸如"医学教育研究学会"这样的研究小组，提供了一个介绍研究结果、讨论和学习新方法的平台。业已由很多人呼吁加大对医学教育的资助和改进医学教育研究的组织工作，而且研究工作也应该延伸覆盖其他健康专业。然而这些呼吁迄今甚少得到落实，而且资助金额甚是有限。本书一大结论就是，医学教育研究工作可对提高医学专业认识素质和患者医疗质量发挥重要作用。

研究理事会和医学慈善机构在医学教育中的作用

研究理事会和医学慈善机构在医生教育中发挥了重要的作用。80 多年来，他们为年轻医生提供了培训资助金、研究工作岗位和差旅费用。1913 年成立的英国医学研究理事会是首个此类机构，地位举足轻重。1936 年成立的惠康基金会在鼓励医生教育和研究培训，尤其是指导研究方向方面也发挥了同样的作用。嗣后又成立了英国癌症研究理事会（由帝国癌症研究基金会和癌症研究运动合并而成)、英国心脏病基金会、麦克米兰癌症关怀团体和白血病研究基金会等多家机构。它们所提供的机会对于培训下一代和未来的研究人员和专业领袖起到了重要的作用，也对支持新的研究领域贡献良多。没有他们提供的资源，患者们无缘获得最先进的治疗方法和诊断设备。

自然科学、社会科学和人文科学的研究理事会也加入了医学研究理事会和慈善机构外的行列，在提高研究水平、扩展研究能力和提高治疗质量方面发挥了自己的作用。今天的人们日益关注人文和健康问题。例如，一项研究领域就是研究生活质量，其内容包括音乐、艺术、文学、戏剧、舞蹈和建筑等方面。将医学科学、物理学、社会科学和人文学研究工作融为一体，是 21 世纪初的重要进步，而且也获得了奥斯勒（Osler）的认可。

以上提到的这些研究和慈善机构也可被其他国家效仿。此处将其列举出来的目的，是对慷慨解囊的这些机构和乐善好施的大众表达医学界和患者们深深的感激之情。

面对医学新知

对于医学界来说，超越式学习的主要内容就是如何面对新知识和创新。评估和吸纳新知识业已成为医生角色的一部分。无论是否将其归类为传播新知识和概念、新疗法或诊断测试或医疗服务实现方式的改革，都被纳入改革和创新过程的组成部分，而且与旨在找到新方法进行的"发现"和研究工作截然不同。因此我们可以假定，改革初见成效而且改进了患者或大众的健康水平。关键的问题是如何评估此类创新和通过专业渠道进行推广。这个问题并非首次提出，而且本书中列举的大量例子，可以证明医生们面对变局如何应对迟缓，即便面对无可辩驳的证据时依然固执成见。本节将讨论其原因和探讨医生们不愿与时俱进的伦理问题。

创新的推广

当知识体量有限且变化缓慢时，知识与时俱进的压力不大。学者和教授们往往批注和诠释古籍而派生出自己的著作。重大的改变发生在 16~17世纪，当时在解剖学和生理学领域的重大发现改变了人们对人体运转的传统认识。哈维和帕拉塞尔苏斯对各类假说提出质疑，改变了对疾病的认识和分类方法。随着病理学问世和转化为更好的疗法，需要学习的内容陡然剧增。到 18、19 世纪，知识库的规模业已今非昔比。到了 20、21 世纪，改变的步伐更加快速，病患护理发挥了更大的作用。要认识其意义，必须了解医学界与生俱来的保守主义传统。这个特点可以用莫里哀在 17 世纪发表的《无病呻吟》中的一段话做最佳脚注：

让我最欣慰的也是对我亦步亦趋之处，就是他盲从古人，从未想过要弄懂或聆听那些关于血液循环的世纪级发现和类似的知识。

一些背景问题

在此领域有些文献非常重要。例如，埃弗雷特·罗杰斯（Everett M. Rogers）在《创新的推广》（Diffusion of Innovations）这本教科书中，就对这些文献进行了总结[8]。他首先问道，如何才能让人们接纳一个新想法？他认为，这也许是个漫长的过程，而对于希望推广这一想法的人来说最重要的问题，就是如何推广和如何加快推广的速度。这个问题业已远远超出医学本身[7]。

传播观念需要在某个社会体系内部进行讨论和沟通：在该例中，就是在医学界或其分支学科内部进行交流沟通。沟通本身的目的，就是让大家都认同这一观点的重要性（笼统定义为药物、技术、诊断流程或医学磁场的改变等）。罗杰斯首先提到的例子，就是用酸橙汁预防坏血病[9]。在 1601 年，英国船长詹姆斯·兰开斯特（James Lancaster）做了一项评估酸橙汁预防坏血病效果的实验，获得了满意的效果，但是这一成果并未得到推广。在 1747 年，已知这一结果的詹姆斯·林德（James Lind）通过实验，获得相似结果后再次予以证明。但直到 40 年之后的 1795~1798 年，英国海军才采用酸橙汁法防治坏血病。其中的原因不得而知。

创新得以推广的成功要素包含：

1. 相对优势：创新方法优于现有方法。
2. 兼容性：创新方法与现有方法、过往经验和采纳者的需求一致。
3. 复杂性：创新方法要易懂易用。
4. 可试用性：可通过有限的方法试用创新方法的程度。

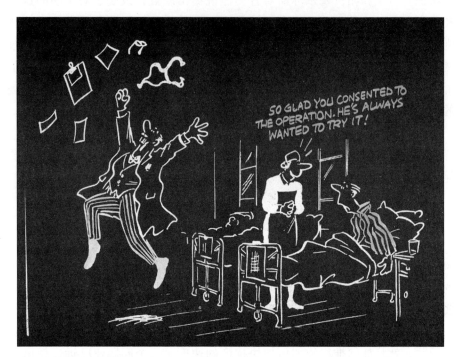

科研和患者参与的重要性。比尔·泰勒（Bill Tidy）的漫画，许可使用

5. 可观测性：创新可以被他人观测的程度。其结果显而易见[10]。

新观念、新方法的采用率取决于以上因素。

可以用一个 S 型曲线描述新观念传播的过程。过程的开始比较缓慢，速度逐步加快，随后趋于平稳。过程的第一阶段，由创新者启动过程，然后获得初期采用者们参与，这也是关键的一步。如果此刻的创新采用者们是有地位和影响力的人物，那么在下一阶段，大部分人（包括早期采用者和晚期采用者）就比较容易接受创新。最后，就是那些落伍者们。当然，整个传播过程的时间尺度各不相同。

一些例证

这些文献中有很多关于创意、流程和治疗方法被采纳的案例，以及对相关过程和采纳耗费时间的分析。在所有例证中，所有改革的采纳几乎无一例外都迁延时日，这通常可以用以上因素来解释[11-14]。

麦金利（Mckinlay）[12]在《米尔班克季刊》（Millbank Quarterly）发表的文章的观点与之略有不同。他认为一项发现的生命周期，包括创新精神、被大多数人接受，到最后被其他更好的发现所取代等阶段。他认为这一过程缓慢低效，可以大大缩短。在他看来，围绕某些创新的"炒作喧嚣"使人很难评定其价值，而且其利益相关人不愿放手也影响了其推广。但是，创新方法迟早会找到属于它的位置。

其论点可用格兰肖（L. Granshaw）对英国从 1867 年至 1890 年期间采用抗菌技术的研究文章佐证[15]。论文标题为英国外科医生约瑟夫·李斯特（Joseph Lister）的话，"我的实践基于这一原理"。文章提到以下情况：19世纪中期外科的死亡率，以及格拉斯哥皇家医院外科的李斯特博士在 1867 年发明的一个新方法。李斯特从格拉斯哥大学化学教授托马斯·安德森（Thomas Anderson）那里学到了巴斯德（Pasteur）的微生物理论，并且用石炭酸喷雾法予以测试证明。1867 年，李斯特在英国医学会年度大会上发表了"消毒原理与外科实践"一文。但是他的介绍不够充分，也并不打算解释其原理和实验结果。这一论文在《英国医学杂志》和《柳叶刀》上发表。但其方法在试用阶段，就引来权威专家纷纷发出质疑之声。例如詹姆斯·杨·辛普森（James Young Simpson）等人指出，李斯特的方法并非原创而且也有其他很多方法可以达到相同的结果。在李斯特后来移居的爱丁堡和伦敦等地，人们也是议论纷纷。这种方法复杂不便且费用昂贵，而且李斯特回绝了人们要求提供实验结果的要求。后来，李斯特将工作交给他的学生继续研究，但是辩论的焦点转向了喷雾和纱布与清洁的问题。李斯特移居伦敦有助于辩论的进展，因为此刻人们获得了关于清洁的充分证据。德国的外科医生们鼎力支持李斯特之说论，并且大力协助其推广应用。1887 年，《柳叶刀》终于承认，喷雾法和相关的包扎法是有效的。之后很久的历史记载才将李斯特视为英雄。格兰肖转述了赫克特·卡梅伦（Hector Cameron）讲的一个非常有趣的故事：

……观众们觉得，喷雾器及其喷出的高度刺激性石炭酸蒸汽笼罩下的操作员和助手，简直是叹为观止的一幕。李斯特走进拥挤的手术室后，在他认识到自己将要承担的责任时，原本表情丰富的脸变得严肃庄重。他身后跟着一批手术助手，其中第一个人举起了那个神乎其神的喷雾器。这时的沉寂场面被一个玩世不恭的学生打破，他大声喊道"大家一起喷雾吧！"[16]。

　　创新推广的案例还可参见劳伦斯（Lawrence）的一篇文章[17]。文章主要研究医学界对新技术的反应情况，特别是对血压计和体温计的反应。尽管人们推崇科学的重要性，但医学界的精英仍然沉迷于艺术层面。劳伦斯记录了一位圣巴多罗医院的内科医师帕特里克布莱克（Patrick Black）的一段话：

　　你的职业要求你具备科学知识，而且你的社会地位要求你具备能够堪称绅士地位的这些学识。

　　接受经典式的医学教育与保持形象一样重要。获得最重要知识的途径，就是长期实践和观察。口授或书面形式都十分便于传播知识：所谓的秘密知识。

　　尽管也有克利福德·奥尔巴特（Clifford Allbutt）这样的科学拥趸，但是医学界依然以全科医师为主，甚少专科医生，而且内科医生们也往往贬低听诊器、眼底镜和显微镜的作用。《柳叶刀》杂志在 1860 年指出，这些设备尽管设计非常精巧，但是在实际运用中是否能够非常实用尚存疑问[18]。除此之外，劳伦斯还提出，医生们需要摆脱设备的羁绊，好好练习他们的手指[19]。伦敦医学界多为绅士，让科学难以找到立足之地。

一些近期案例

　　以上有关案例讨论的多是几年前的热门话题。此类案例其实还有许多，包括免疫接种、白喉血清疗法、产科与 X 线技术、疗养疗法、阿司匹林治疗胸痛，以及许多新药和高效药物的应用等。15 年来，英国推出了一系列改革医疗实践的机制，包括用法指南、老年国民服务框架以及循证临床流程等。英国卫生与临床技术优化研究所（The National Institute for clinical Excellence，NICE）等机构，为通过实践评估指南创造了条件，还提供了加快落实速度的机制。人们通过各种方法（例如临床试验）收集指南或证据供专家小组审核，而这些证据或指南一般都会公之于众。证据在获得认可后，就会对外宣布，供公众查询并且得到权威专家支持。近几年有多篇文章研究有关指南是否已经实施。菲奥纳·高德利（Fiona Godlee）在一篇社论中分析了一些文章并且总结道：尽管事情非常复杂，但是需要解决的问题只有一个。其观点也得到之后许多书籍的赞成，例如《将科研成果运用于实践》（Getting Research into Practice）和《健康和医学创新》（Innovations in Health and Medicine）等。此外还有《20 世纪的新观念传播及其阻力》（Diffusion and resistance in the roth century）[20] 以及英国医学杂志和美国医师协会从 1999 年起定期出版的《临床证据》（Clinical Evidence）[21],[22] 等刊物。以下案例为这些调查的结果。

《填平科研与临床间的鸿沟；对促进科研成果应用的干预措施的系统回顾综述》[23]

这篇文章属于讨论科研与临床实践之间鸿沟的系列文献。通过对改善医疗行业水平的干预措施综述的文献检索，发现了 18 篇包括多种干预方法的文章均符合先前提到的标准。文章的作者们通过分析列出了以下能够影响干预结果的因素：

促进医疗卫生人士改变行为的干预措施包括：

1. 持续有效的干预措施

◆ 拓广教育交流

◆ 备忘录（手写或电子版）

◆ 全方位干预措施

◆ 互动式教育会议

2. 质量不一的干预措施

◆ 审查与反馈

◆ 当地舆论

◆ 当地共识过程

◆ 患者参与的干预

3. 效果甚微或无效的干预措施

◆ 教育材料——发送建议书

◆ 说教式教育会议

对于那些读过本书中医学教育史的人们来说，参与、互动、当地共识等内容并无意外之处。作者写道：人们对于旨在改变医疗实践或医疗保健服务的干预措施的效率和性价比所知之少，令人扼腕。

知识转化的案例：缩短从证据到疗效的过程[24]。本文同样研究了有关教育效果的文献。最重要的策略，是那些主动性、多元化，基于需求评估，以及旨在克服改革障碍的策略。这些策略可能由于不同的原因受到很大局限。作者提出了一个全新的模型：即知识的转化。这一模型的核心在医疗行业内部的环境，目标（医疗保健行业的所有参与者，包括患者），循证研究的运用，以及将医生-学者与医疗卫生系统联系起来的历史观点。

继续医学教育的再造[25]。本文再次指出了继续医学教育遇到的困难，并且提出了工作中学习的证据，实践提高策略以及再认证的问题。

英国国家卫生与临床技术优化研究所（NICE）指南对两项外科手术的评估[26]。本文研究了英国国家卫生与临床技术优化研究所的指南对两项外科手术产生的影响：智齿拔除以及初次全髋关节置换术。分析指出，该指南并非智齿拔除手术比率下降的首要因素，而且对于初次全髋关节置换术也并未产生明显影响。因此得出的结论为指南的效果有限。

有什么证据表明指南已经实施？结果来自一份全国性评估报告，其中使用了时间序列分析、患者笔记以及面谈等方式[27]。这一大型研究工作涵盖了许多课题，例如控制肥胖、紫杉烷类药物治疗癌症、智齿拔除以及老年痴呆症药物。结论是：

> 指南的实施情况各不相同。指南在以下情况下得到落实的可能性最大：医疗行业提供了强大支持，具有可靠和令人信服的证据，而且不会提高费用或支出，所在机构拥有可有效跟踪指南实施情况，而且有关专业人士并非各自为政。指南需要清晰明了，能够反映临床的情况。

所以其含义非常清楚了。那么对一个高效的教育项目有否帮助呢？一篇文章的题目回答了这个问题：《关于将循证医学纳入研究生教学所产生改变的证据——系统综述》。文章对 23 份研究报告进行评估后得出明确结论：应该将循证医学教学从课堂搬到临床实践中，方可获得实质性的改进[28]。

这一切意味着什么？以上结果代表了对此领域工作的概述，然而结果也很典型。他们指出了改变工作实践非常复杂而且需要经过深思熟虑。就像在许多教学领域一样，人们往往简单地认为教课才是硬道理。一堂好的讲座的确会收到很好的效果，特别是如果邀请了著名客座教授来授课的话。这种情况在过去 4000 年大致如此。那么又是什么带来了改变呢？如何达到最佳效果？这些问题始终在困扰着教育学家们。学习不仅仅只是听课与读书，它还关系到改变行为，改弦更张。所以研究的必要性远远超过了以往任何时候。

基于以上结论，有人提出创新的传播速度取决于学习的过程。在此情况下，学习被定义为一个人面对新知识、技术以及态度而改变自身行为的过程。这样的陈述并不能定义学习的内容或者方法。所以在上述的结论基础上，学习必须是：

- ◆ 以实践为基础
- ◆ 包括所有团队成员
- ◆ 与改进实践能力相关联
- ◆ 主动性，和人人参与
- ◆ 强有力的循证基础
- ◆ 与临床治疗有关

关于未能与时俱进的伦理问题

这是以上讨论引发出的问题。与时俱进是一种伦理责任，因此有必要定期进行同行评审和再许可。当患者们去看病时，他们需要确定他们所接受的是最新的检验方法和治疗方案。如果当事医生知识结构或能力达不到这些方法或治疗技术的话，就应该将患者转诊。这并非是陈词滥调，而是作为一个医生的基本职责。

小结

超越式学习让医生们采纳全新的思维模式。医生们不仅仅要继续从旁人身上学习，还要时刻保持求知欲和对新观点保持开放心态。他们必须不断跟踪最新知识，提高病患照护水平。有一句俗语是如此概括的：

世上本没有路，走的人多了，便有了路。

医生们就是需要这样不停地去寻找新的道路，发现更好的治病方法，并为患者送去人文关怀。

参 考 文 献

［1］ Moore W. The knife man. London: Bantam Press; 2005; 245.

［2］ Bacon F. Organum novum. First book, para 1.

［3］ Downie R S, Macnaughton J. Clinical judgement: evidence in practice. Oxford: Oxford U-niversity Press; 2000.

［4］ Wilson E O. Consilience: the unity of knowledge. London: Abacus; 1998.

［5］ Buber M. I and thou. Edinburgh: SCM Press; 1958.

［6］ Miller G E. Educating medical teachers. Cambridge, Mass: Harvard University Press; 1980.

［7］ Molière. Le Malade Imaginaire.

［8］ Rogers E M. Diffusion of innovations. 4th ed. New York: Free Press; 1995.

［9］ Ibid, 7−8.

［10］ Ibid, 15−16.

［11］ Fenell M M, Warnecke R B. Diffusion of Medical Innovations: an applied network analysis. New York: Plenum; 1988.

［12］ McKinlay J B. From Promising report to standard procedure: seven stages in the career of a medical innovation. Millbank Fund Quarterly 1981; 59 : 374−411.

［13］ Coleman J S, et al. Medical innovations: a diffusion study. In: Pickstone J V. Medical Innovations in Historical Perspective. New York: St Martin's Press; 1992.

［14］ Gabbay J, Walley T. Introducing new health interventions. BMJ 2006; 332 : 64−65.

［15］ Granshaw L. Upon this principle I have based a practice. In: Pickstone J V. Medical Innovations in Historical Perspective. New York: St Martin's Press; 1992.

［16］ Ibid, 29.

［17］ Lawrence C. Incommunicable knowledge: science, technology and the clinical art in Britain 1850−1914. J Contemporary History 1985; 20: 503−20.

［18］ Lancet 1860; (i) : 435.

［19］ Lawrence S C. Charitable knowledge: hospital pupils and practitioners in eighteenth century London. Cambridge: Cambridge University Press; 1966; 516.

［20］ Godlee F. Getting evidence into practice. BMJ 1998; 317 : 6.

［21］ Clifford C, Clark J. Getting Research into Practice Edinburgh: Churchill Livingstone; 2004.

［22］ Stanton J, ed. Innovations in Health and Medicine. Diffusion and resistance in the 20th century. London: Routledge; 2002.

［23］ Bero L A, et al. Closing the gap between research and practice: an overview of systematic reviews of interventions to promote the implementation of research findings. BMJ 1998; 317: 465-8.

［24］ Davies D, et al. The case for knowledge translation: shortening the journey from evidence to effect. BMJ 2003; 327: 33-35.

［25］ Clancy C. Re-inventing continuing medical education. BMJ 2004; 328: E291.

［26］ Ryan J, Piercy J, James P. The assessment of NICE guidelines on two surgical procedures. Lancet 2004: 363: 1525-26.

［27］ Sheldon T A, et al. What is the evidence that NICE guidance has been implemented? Results from a national evaluation using time series analysis, audit of patients' notes, and interviews. BMJ 2004; 329: 999-1004.

［28］ Coomarasamy A, Khan K S. What is the evidence that postgraduate teaching in evidenced based medicine changes anything? A systematic review. BMJ 2004; 329: 1017-9.

第 *3* 篇
明　日

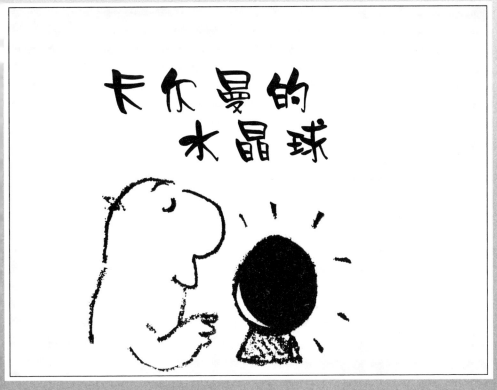

医学教育的未来，光明而充满希望。卡尔曼（S. C. Calman），许可使用

第 *16* 章 结 论

如果我们能从别人的角度看待自己就好了[1]！

罗伯特·彭斯（Robert Burns）

错不在命运，在我们自己[2]！

威廉·莎士比亚（William Shake Speare）

人类取得的进步不是自动的，更不是必然的，每一次向社会正义的迈进都伴随着痛苦、挣扎、牺牲以及那些甘于奉献的勇士们坚定激昂的信念，缺一不可；现在还不是自我满足的时候，反而更是需要我们积极行动起来的时候[3]！

马丁·路德·金（Martin Luther King）

引言

本章开头引用的三句精选名言阐明了医学教育的某些最重要的问题。首先，医学作为一个专业，必须学会客观的、不带任何情感色彩的、从外界的角度审视自身，从而意识到并不是所有人都对医学的教育现状、实践状况乃至医学专业感到满意。其次，医学专业本身的确存在着较多问题，而能够解决这些问题的只有专业自身，外界的压力则无济于事。当然，随着外界环境的变化，医学的实践机构也会随之发生改变，这或许并非医学专业所愿，但无论如何，这个机构都将会始终如一的为患者、为公众提供细致的关怀及优质的服务。既然只有专业自身能够解决其中的问题，那么就需要各层次领导团队的努力，既要制定恰当合理的议程，又要确保不被其所牵制。

最后一句引言给出了明确的答案，医学专业需要在这场变革中起到表率作用，并且表示出它会一如既往地为病患及公众提供由衷的关怀及优质的服务，这也正是"医学目的"那章所要强调的。现在的确不是，也从未有过自满的时候，但真是该行动起来的时候了。

在外界看来，医学专业一直是保守、故步自封的。本书中也提及了许多从古至今我们错失了许多良机的例子。在这种情况下，医学专业往往是对已发生的事件做出回应，而不是主动地去引导、创造机遇。这也正是本书要强调的首要之处，医学专业必须做出变革，而且要引导变革的整个进程。

本书从一个特别的角度审视了医学教育的历史，或许并不是所有人都赞同这样一个角度及其所得出的结论，当然本书中所提及的问题也有许多的解决方式。医学专业经过了几世纪的变迁，依旧保持着它的圣洁与伟大。医学教育事业的效率也有所提高，我们已然做得很好，但是还能做得更好！每年都有成千上万的毕业生及专业人士在医学的专业领域中达到了很高的层次，他们夜以继日、不辞辛苦地为数以万计的病患提供治疗，为的就是医学的共同目标：提高医疗卫生保健水平和提升公众生活质量。

回到本书的开头，我们假想了一群医学生、年轻医生和患者们在一起就他们的未来发问。那么他们的问题得到回答了吗？或许从某种程度上讲，他们已经得到了想要的回答。比如，现行的医学教育方法优于以往的任何时候，它现在更加注重学习的方法及学习的目的性，而不是强调机制上或课程上的微小改动。目前这个领域已经从各方面采取积极地行动，如果我们认真关注本书的第二个重点——质疑传统观点、挑战刻板规范，这将是一个再好不过的现象了。

回到学生们开始他们医学生涯的那天，他们究竟该如何开启他们的医学之旅，如何做好在医学世界探险的准备？

- 信念——坚定不移的想当医生的愿望，并且通过医学院校的选拔过程，被其录取。

- 罗盘——一个明确的方向和为之奋斗的目标会在旅途中为你指明方向。这会让你在感到迷茫时有所依靠。

- 地图、背景知识及一本旅游指南——这些是可用的教学资源，包括从书籍到身边的人们等。

- 导师——在需要的时候给你提供建议、讲解、支持以及在你犯错时给予及时的指证与批评，并为你做个好榜样。也许在你医学生涯的不同阶段，会需要不同的导师，但是他们始终都是不可或缺的。

- 战靴和经历——这不是一个可以靠空想来胜任的职业，观摩和实战的经验是缺一不可的。

- 向目标前进过程中的详尽的记录——一份旅行笔记，记载旅途中的每一次踟蹰和进步。

- 其他同行者们的所见所感。

上面的这份清单形象地将医学比作了一次探险，这是一个充满探索与发现的奇幻旅程，绝不是一个乏味、重复的旅途，尽管有些时候我们在前进的过程中举步维艰，但是坚定的目标和信念将会永远鼓舞着我们前进。

历史见证了医学教育的发展，现已能够从容应对知识、技术及医学社会角色的各种改变。并且社会对医学的态度、评价、信任程度甚至是医患间的关系都等到了良好的转变，这些转变将会持续下去，并且加快它们的步伐。

几个世纪以来，医学学习的环境也发生了巨大的变化，尽管那些关键的元素依然未变（如：讲座、小团队教学、教材），引入的新方法也让医学教育更丰富多彩：实验室科研培训、技能培训、基于问题式学习、虚拟标准化病人等；新方法依然处于不断地发展之中，也会不断的改进。

在医学教育的初期，教学重点在于医学院校中的课程，现今已将教育的重点转移至个体化的发展及持续化的专业研究。并且，从学习理论知识到临床实践的过渡阶段得到了更好的安排。人们目前更注重医学的社会角色与目标，当前社会对于医学专业及医学专业人士的关注是对医学根基的重要回归。对课程的特征、质量与内容进行充分的定义可以做出更加恰当的选择，使其更能够满足公众及患者的需求。

未来的几十年中，我们将看到变革进程的加快，这将部分归功于知识领域的发生的变化。尤其是医患之间，医生与公众之间的关系也得到重新定位，它们将更加倾向于合作与共同参与的模式，医疗机构也会更加注重向公众确保医学教育的质量，及提升医生的能力；而医生们在这场变革中，无疑应当起到引导的作用，把它当做一次挑战而绝非一种威胁。

在我们向21世纪迈进的过程中，会有许多因素影响着我们对前面道路的抉择。本书无意于对未来进行预测，但是下文将可能会映射出医学实践和教育的发展方向。

背景

正如本书中提及的那样，社会将会对医生所掌握的知识与技能提出更高的要求，这必然导致医学教育将工作的中心放在学习的程序上，而不是像从前那样用刻板、枯燥的理论去填充课堂中的每一分钟甚至是从业后的大部分时间，以至于延误了学生良好的发展。这意味着，教育工作将得到更加细致的策划，从而使学生们有更多的时间去钻研个人的专科兴趣，培养专业资质。随着时间的推动，改革的进程将会加快，也不排除这样的可能：将会有一些新的发现彻底地改变社会对医生们提出的要求，那时医学课程的内容也将与现行的截然不同，这也是医学教育的规划必须反映出来的。

本书所关注的第二个重点问题就是公共医疗卫生服务问题，在这项工作中，即使是以往可以继续沿用的规范制度，也有可能会发生改变，这将会影响到教育工作者传授知识的效率，因此教育工作者们必须要在这项改革中先行一步，这并非美国所特有的，也必将在世界范围内流行起来，就像一些政治家们也始终致力于以更高的效率为民众提供更加优质的服务一样。当然，教育的进程不能被这种改革所牵制，相反却要很好地利用这种改革。

毫无疑问，医疗行业所服务的社会环境也将发生变化，社会政策、人口构成及社会期望值的改变都将影响病患及公众对医疗服务的要求。随着社会期望值的升高，人们将会期待得到更多的信息与支持。就像我们之前所说的那样，公众和病患们在医疗工作的参与度中所占的比例将更大，这当然也是值得鼓励的。毕竟医疗工作涉及到他们的身体情况、健康状态和生活质量，他们有权利参与进来。除了易患人群，疾病的病因与分布也将成为决定性的因素。新的疾病会不断出现，而现有疾病的特点也将发生改变，以往的经验告诉我们，教师们需要使他们所讲授的课程与即将发生的变化同步。医疗行业将如何应对未来的这些挑战一部分取决于我们对疾病的掌握程度，也取决于改善卫生保健新方法的产生与应用。随着疾病的发展及人口迁移，国际上对健康和疾病的定义与划分也将更加清晰，而随着人口年龄的增长，慢性疾病与人口老龄化的特点将更加突出。

过去的 100 年里，医学中的各专业领域得到了很大程度的发展，这也是一把双刃剑，毕竟临床工作中会特别需要全科医生能够从更加全面地角度分析和处理临床问题。

医学学习

在这些背景因素的影响下，学习的进程、方法、结果都将发生改变。或许，最先要做出改变的就是对教师的备课提出更高的要求，正如我们所说的那样，教师们的课程准备过程相对来讲并不成熟。众所周知，医生应该比较擅长这个工作。尽管如此，在现今的教育与学习方面，我们需要做的还有很多。除了更新现有的知识储备与医疗技能之外我们更需要去发掘一些新的、高效的教育方式。

人们更加希望能够为医学教育提供更多的论证意见，虽然这项工作已经有所进展，但是还有更多的事情等待着我们去完成。我们需要在这个领域中进行深入的调查，并且为必要的研究项目提供全面的准备以便于加快学习进程，我们可以借鉴其他学科（包括教育学、人类学，这些社会科学等）及其他国家的医学教育经验。书籍、科研、研讨会在医学教育的工作中是能够达到知识共享的重要手段。介于专家意见的有限性，科研中心的建立以及医学教育的发展都是必不可少的。并且，我们还需要更好的掌握如何传授知识并将其转化为实践，这才是首要的。为什么医生在日常工作中，不能尽其所能的想出新的解决问题的方式？他们怎样能够快速而全面地进行知识的更新与储备？这不仅仅是医学专业的问题，所有的职业都面临着这个相同的问题。保持着一颗好奇的心和永远追求更好的愿望是成为一名优秀医生的必要部分，这便引出了本书中更加重要的一点：一个更加强大的理论依据以供医学专业能够更有效的循证。

教育与科研的潜在矛盾在于是否会降低教师的地位，那么怎样能做到双赢呢？科研是否会带来更多的金钱与名望？其实这二者也并非背道而驰的，教学与科研完全能够齐头并进。如上所述，我们可以从另一个角度审视这个问题，究竟是什么使高等教育达到了更高的水准？正是处于科研和实验氛围中进行的学习过程。一味地传授知识是不够的，学生们更需要一个探索与发现的氛围。医学学习的核心就是与时俱进，这也是医学学习要在综合性的大学中完成的原因之一。随着理论基础的强大，医学实践也需要得到各学科的扩展与补充，包括科学、艺术、人类学等一系列的学科。因此，医学的发展要与其他的学科同步，这就是为什么医学教育要在综合性大学中完成。医学的多学科性是毋庸置疑的，这一点也必须在学习环境方面得以体现。

医学与其他专业间的联系还需要体现在在校学生及研究生与其他健康及社会关怀机构间的关联上。目前，这种学习方式得到了很大的推崇，预计这种趋势将继续下去，还会随着科研结果的发布与宣传而有所增长。此外，一些全国性和地方性的医疗保健机构也会发生相应的改变，而这些改变对教育进程的影响也必须要纳入考虑的范围之内。

就像医学专业的基础知识一样，未来的医生需要对社会科学、艺术学及人类学都有所掌握。伦理道德依然是医生衡量自己的临床决策、价值观甚至信仰的必要依据。介于人们更加注重生活质量的提升，及医疗服务提供的关怀与同情，艺术学及人类学无疑将在医疗事业中起到更加重要的作用，这当然也符合医学的最终目标。对健康状况的全面关注是这个目标的重要组成部分，对专业地位的更高追求会使这个想法更加充实。

在教育方面，我们还面临着很多问题。比如，我们该怎样选择谁更适合做医生而谁又更有潜力成为专家？只有正确的选择才能够让公众更加安心，让医疗行业为其提供更好的服务。因此，应该引进新的教学方法及评估方式来确保得到我们想要的结果。关于书籍及信息系统角色的争论将会持续存在，飞速发展的科学技术和项目让学习的潜在机遇大大增加，比如乡村医生的医疗卫生服务就可以通过这种方法得到很好的发展。数字化信息技术传输数据、图片、在线对话及咨询的能力在医疗服务质量的提升中起到了巨大的推动作用。同样，及时地向导师咨询也是学习知识的重要方法。正是通过这个咨询过程，让一些机密的、不可言传的知识得到了传承。医学往往具有一定的不确定性，也正因如此，对一个医生来说，确保能够正确处理这些不确定事件、突发事件是非常必要的。

就我个人而言，最有意义的一次学习经历就是我曾经组织了一个为癌症患者提供服务帮助的团队。作为一个高质量的肿瘤学研究单位，能够以满足患者的方面需求，深入地了解他们，并且意识到他们的经历要远比我们的更有价值，是非常有意义的。如果我们需要他们的参与，他们会毫不吝啬地为我们提供一切。是他们告诉了我，癌症患者们都经历了什么，我怎样能够为他们提供更加有效的帮助。我一直对能够拥有那样的特权感到十分荣幸。

医学专业

本书不止一次地强调过，医学专业应该主动引导关于其自身未来的这场辩论。未来将会发生太多太多的改变，专业自身需要做到能够灵活、迅捷并且有效地应对各种事件的发生。过去的这些年中，医学专业内部很显然还处在各自为战的阶段，其特点就是争权夺利。或许，是该有个独立的"科学院"来将医学专业进行全方位的整合了。各行业协会（地方性、国家性、国际性）以及专家团队将构成这个机构的必要组成部分，以便于为机构决策提供最前线的及最直接的与患者和公众接触的信息。但是除此之外还有一个更加重要的目标，就是建立一个致力于治疗服务的专业团队。一个重要的原因就是医疗和与其相关的专业之间的界限将会发生不同程度的改变，而医学专业也不得不定期的做出相应的调整。因此，需要一个领导团队来对医学未来的改变采取主动权。

关于医学教育与实践的许多细节方面也一直存在着矛盾。比如说，追求在临床实践中某个特殊领域的达到专业化的趋势一直在增长。当然这对于部分患者还是非常有利的，因为他们可以得到最新的最专业的治疗。而这样也会带来一定的弊端，比如说过于专业化就会使医生们对专业之外的领域涉足太浅。这就更强调了对全科医生的需求，一个明智的全科医生能够更加全面地考虑患者的疾病状况，从而做出正确的临床决策。介于临床中的部分工作是由其他的专业团队来完成的，所以，我们需要这方面的人才。医疗工作就是因为有了这些人才得以进行，他们的首要任务不是提供专业化的治疗服务，而是具备有强大的诊断能力。全科医生通常有三种能力：

了解疾病

了解病患

了解诊断的内容与意义

当然，专科医生也具备相同的能力，但往往只是局限在某个领域中。因此，以后的全科医生也要对专业领域中的实践有所掌握，专科医生也不能仅仅局限于自己的专业，而是要对临床的各个领域都有所了解。毕业后的训练、CPD 计划都需要反映出这方面的要求。

这也要求医学专业对于"能力"一词有着清晰的定义。本书中所定义的能力是指——知识与技能在实践中的应用，以及对即发事件的态度、做出的反映等——这是需要各个专科深入思考的。包括处理突发事件的能力，就像处理急诊患者一样，要在高强度的压力下能够保持冷静，并掌控局势。对能够胜任该专科工作的能力进行清晰的定义是每个临床科室都需要完成的最基本的工作。国际化的标准将会出台，就像临床工作及公共健康事业的其他方面一样。

这与医学的管理制度也是相关的，英国有关医学总会的论坛对此具有重要意义。近年来一直困扰着我们的便是医学的核对制度达到了前所未有的严苛，这对于我们来说即可以是一种威胁，也可以是一种警示，告诫我们患者的安全与我们服务质量的提升必将引导整个改革的进程。未来的几年将会是医学发展的关键时刻。医生们必须清醒地意识到改革的关键性与必要性，尽管在改革的过程中，我们偶尔会感到迷茫。而当下就是否该追求专科化的争议也是值得鼓励的。

最后，我们来讨论一些其他的相关问题。第一个问题，临床医生与实验室里科研家们的工作严重脱节；第二个，医学既是一门艺术，又是一门科学。我们需要临床医生与科研家们共同努力，来为患者提供全方位的关怀，为公众提供更好的健康服务。每个医生的职业生涯中，都会经历许多不同的阶段，包括科研与临床。书中对临床医生西德纳姆（Sydenham）和临床科研工作者波义耳（Boyle）的对比，发现了显著的差异。当然二者的工作对于医学实践的发展来讲都是必不可少的，而且也是互利的。

医学既是一门艺术又是一门科学。这一点被韦瑟罗尔（Weatherall）总结的十分精辟：

对于从事医学教育的工作者们来说，一个原则性的问题就是要教会我们的医生们，在未来的职业生涯中要始终如一的对疾病保持着敏锐的科学思维，而且还必须清晰地意识到当科学的方法达到了它的极限时，毫无疑问地要被以往的经验主义所替代。介于在临床工作必备的自信与实验室中面对问题的不确定性而必要的自我批评之间存在着很显著的差异，对于一个医生来讲，想达到二者的平衡时非常困难的。会有人将这二者结合的天衣无缝吗？或许很难，这便是医学必须立志追求的目标！[4]

就像希波克拉底曾经预言的那样，人们将很难做出一个明确的判断，直到科学解决了医学所有的不确定性，所有患者的状况达到了完全的一致的时候。当然，伦理与经验、智慧、决策一样都将具有重要的意义。尽管，追求艺术偶尔会被看做是对草率的不假思索及对有力证据掌控不足而编造的借口，但大多时候还是在面对不确定性之时的明智之举。

医学的角色

综上，所有的讨论都基于对医学的社会角色、目标及如何实现其最终目标的充分理解。医学教育取得良好的结果对于病患及全社会都有利，如果我们始终致力于提高医疗服务的质量，那么获益的将会是全人类。目前，就各医疗保健业与社会福利机构之间存在差距的争议更加强调了透彻理解医学目标的重要性，这个话题在之前的章节中就有所提及，但是目前可以更加明确的总结为：

- 致力于救治。
- 为公众提供关怀。
- 重视病患及公众的需要。
- 对疾病及病痛的透彻理解。
- 专业的领导团队来促使所有目标的实现。

医学教育的历史填补了我这方面知识的空白，它涵盖了所有成功的和失败的尝试，让我对未来充满希望。我们的工作未完待续，更需要从过去的经验教训中深刻的总结积累。医学依旧是一个充满奇幻的、令人兴奋的事业。对于医学专业本身而言，首要的任务还是要清楚自己的角色，在本书中将其定义为：帮助救治肉体上、心灵上、精神上的疾患。医生是一个需要始终不渝地为患者和社会殚精竭虑的职业。

最后，每一位合格的医生都必须具备以下素质：

- 清晰地知道自己的奋斗目标，并为之感到兴奋。
- 强大的自信但绝不意味着傲慢，谦卑才是最大的美德。
- 强烈的成就感，却要永远怀着一颗求知的心。
- 对于他人的感受除了尊重更要担当。

- 在个人生活和职业生涯中始终保持着追求高标准的态度。
- 对工作之外的事物始终感到满足。
- 十足的幽默感让我们在遭遇困难时继续坚定不移的前行。

约翰·哈林顿爵士（John Harrington）在 1607 年翻译的《医学之花》（The Regimen Sanitatis Salerni）曾在之前的章节引用过，其最后一段可以为本书划上精美的句号：

此刻我虽已收笔，但却始终会
祝愿您健康的生活，平安而死；
您愉快地阅读医学规则；
上帝会保佑您不再需要医药的救治[5]。

参　考　文　献

[1] Burns, R. To a mouse. 1786.

[2] Shakespeare W. Julius Caesar. Act 1, scene 2.

[3] King M L 6 strive toward freedom; the Montgomery story. London: Victor Gollancz Ltd; 1959; 1 87.

[4] Weatherall D J. Science and the quiet art. Oxford: Oxford University Press; 1995.

[5] Regimen Sanitatis Salerni. Translated by Sir John Harrington in 1607. Salerno: Ente Provinciale per il Turismo: 1966.

扩展性阅读

医学史和医学教育

Barzansky B, Gevitz, N, eds. Beyond Flexner: medical education in the twentieth century. New York: Greenwood Press; 1992.

Bernard C. Experimental medicine. Translated by Greene H C, Henderson L J. New York: Macmillan Company; 1927.

Billroth T. The medical sciences in the German universities. Translation and introduction by William Welch. New York: Macmillan and Co.; 1924.

Bonner TN. Becoming a physician. Oxford: Oxford University Press; 1995.

Buchan W. Domestic medicine. Edinburgh; 1824.

Burnham J C. How the idea of profession changed the writing of medical history. Medical History, Suppl. 18. London: Wellcome Institute for the History of Medicine; 1998.

Castiglione A. Histoire de la Médecine. Paris: Payot; 1931.

Davies N. Europe: a history. Oxford: Oxford University Press; 1996.

Edelstein L. In: Temkin O, Temkin C, eds. L. Ancient Medicine, Selected Papers of Ludwig Edelstein. Baltimore: John Hopkins Press; 1967.

The Flexner Report on Medical education in the United States and Canada. 1910. Carnegie Foundation for the Advancement of Learning.

Gairdner W T. The physician as a naturalist. Glasgow: James Maclehose; 1889.

Garrison F H. An introduction to the history of medicine. 4th edn. Philadelphia and London: W B Saunders Company; 1929.

Gribbin J. Science: a history, 1543-2001. London: Allen Lane, The Penguin Press; 2002.

Guthrie D. History of medicine. Edinburgh: Thomas Nelson; 1958.

Guthrie D. Extramural medical education in Edinburgh, and the School of Medicine of the Royal Colleges. Edinburgh E S Livingstone; 1965.

Kuhn T S. The structure of scientific revolutions. 3rd edn. Chicago: University of Chicago Press; 1996.

Morton L T, ed. Garrison and Morton's medical bibliography. 2nd edn. London: Andre Deutsch; 1965.

Newman C. The evolution of medical education in the nineteenth century. Oxford: Oxford University Press; 1957.

Newman G. Some notes on medical education in England. A memorandum presented to the president of the board. London: HMSO; 1918.

Nutton V, Porter R. eds. The history of medical education in Britain. Amsterdam-Atlanta GA: Clio Medica. Rodopi; 1995.

O'Malley C D, ed. The history of medical education. Los Angeles: University of California Press; 1970.

Osler W. Aequanimitas: with other addresses to medical students, nurses and practitioners of medicine. London: H. K. Lewis; 1904.

Porter R. The greatest benefit to mankind. London: Fontana Press; 1999.

Poynter F N L, ed. The evolution of medical education in Britain. London: Pitman Medical Publishing Co; 1966.

Puschmann T. A history of medical education. Translated and edited by Hare E H, Lewis H. K. London; 1891.

Report of the Inter-departmental Committee on Medical Schools. (Goodenough Report) 1944. HMSO.

Weatherall D J. Science and the quiet art: medical research and patient care. Oxford: Oxford University Press; 1995.

通识教育

Ayer A J. The problem of knowledge. Harmondsworth: Penguin Books; 1956.

Bacon F. The advancement of learning. 1605.

Buber M. I and Thou. Translated by Smith R G. 2nd edn. Edinburgh: T and T Clark Ltd; 1958.

Dent H C. The training of teachers in England and Wales. London: Hodder and Stoughton; 1977.

Edmonds D, Eidinow J. Wittgenstein's poker. London: Faber and Faber; 2005.

Faraday M, Bragg L. Advice to lecturers: an anthology. Royal Institution; 1974.

Fitch J G. Lectures on teaching delivered in the University of Cambridge during the Lent Term, 1880. Cambridge: Cambridge University Press; 1881.

Jarvis P, Holford J, Griffin C. The theory and practice of learning. London: Kogan Page; 1998.

Locke J. Some thoughts concerning education. 1693.

Cardinal Newman. The idea of a university.

Palmer J, ed. Fifty major thinkers in education: from Confucius to Dewey. London: Routledge; 2001.

Palmer J A, ed. Fifty modern thinkers on education: from Piaget to the present. London: Routledge; 2001.

Stewart G. The story of Scottish education. London: Pitman and Sons; 1927.

医学教育

Barrows H S, Tamblyn H S, eds. Problem based learning. An approach to medical education. New York: Springer Publishing Company; 1980.

Carlisle C, Donovan T, Mercer D, eds. Interprofessional education: an agenda for health care professionals. Dinton, Wiltshire: Quay Books; 2005.

Committee of Enquiry into Competence to Practise. Competence to practise: report of a committee of enquiry set up for the medical profession in the United Kingdom (Alment Report). London; 1976.

Committee of Inquiry into the Regulation of the Medical Profession. Report of the Committee of Inquiry into the Regulation of the Medical Profession. (The Merrison Report). London: HMSO; 1976.

Dent J A, Harden R M, ed. A practical guide for medical teachers. 2nd edn. Edinburgh: Churchill Livingstone; 2005.

General Medical Council. Recommendations on education and examination. London: Spottiswood and Co; 1881.

Green J S, Grosswald S J, Suter E, Walthall D B, eds. Continuing education for the health professions. San Francisco: Jossey-Bass Publishers; 1984.

Guilbert J J. Educational handbook for health personnel. Geneva: WHO offset Publication No 35; 1977.

Guthrie D. Extramural medical education in Edinburgh and the School of the Medical Royal Colleges. Edinburgh: E and S Livingstone; 1965.

Henry R, Byrne K, Engel C, eds. Imperatives in medical education: the Newcastle approach. Newcastle, Australia: Faculty of Medicine and Health Sciences, University of Newcastle; 1997.

McGaghie W C, Miller G E, Sajid A W, Telder T V. Competency-based curriculum development in medical education: an introduction. WHO; Geneva; 1978.

Miller G E. Educating medical teachers. Cambridge, Mass: Harvard University Press; 1980.

Peyton J W R, ed. Teaching and learning in medical practice. Manticore Europe Ltd; 1998.

Pickering G. Quest for excellence in medical education. Nuffield Provincial Hospitals Trust. Oxford: Oxford University Press; 1978.

Physicians for the twenty-first century. Report of the Project Panel on the General Professional Education of the Physician and College Preparation for Medicine. Journal of Medical Education. 59; 1984 (whole volume).

Royal Commission on Medical Education 1965-68. (Todd Report). London: HMSO; 1969.

Sweet J, Huttly S, Taylor I, eds. Medical, dental and veterinary education. London: Kogan Page; 2003.

Turner T B. Fundamentals of medical education. Springfield, Indiana: Charles C Thomas; 1963.

Walker R M. Medical education in Britain. London: Nuffield Provincial Hospitals Trust; 1965.

Welch W H. Papers and Addresses. Volume III Medical Education. MDCCCCXX.

Baltimore: Johns Hopkins Press.

Wilson R M. The beloved physician. Sir James Mackenzie. London: John Murray; 1926.

中医

Confucius. The Analects. London: Penguin Classics; 1979.

Cotterell A. China: a history. London: Pimlico Books; 1990.

Hsu E. The transmission of Chinese medicine. Cambridge: Cambridge University Press; 1999.

Huard P, Wong M. Chinese medicine. London: World University Press, Weidenfeld and Nicolson; 1968.

Lao Tzu. Tao Te Ching. London: Penguin Classics; 1963.

Maciocia G. The foundations of Chinese medicine. Edinburgh: Churchill Livingstone; 1989.

Morse W R. Chinese medicine. New York: Clio Medica. AMS Press; 1978. [Reprint of 1938 edition.]

Veith I. The Yellow Emperor's Classic of Internal Medicine. Los Angeles: University of California Press; 1972.

Wong K C, Wu L-T. History of Chinese medicine. China: The Tientsin Press Ltd; 1932.

埃及医学

Ghalioungui P. The house of life: per ankh: magic and medical science in Ancient Egypt. Amsterdam: B M Israel; 1972.

Hurry J B. Imhotep: the Vizier and Physician of King Zoser and afterwards, the Egyptian god of medicine. Oxford: Oxford University Press; 1926.

Mahfouz N B. The history of medical education in Egypt. Cairo Government Press; 1935.

Nunn J F. Ancient Egyptian medicine. London: British Museum Press; 1997.

希腊医学

Anonymus Londonensis. Translated by Jones W H S. Cambridge: Cambridge University Press; 1947.

Hippocratic writings. Translated by Chadwick J, Mann W N. London: Penguin Books; 1978.

Hippocrates. Translated by Jones W H S, Withington W H S. LCL 4 vols. London: Heinemann; 1923-31.

罗马医学

Allbutt T C. Greek medicine in Rome. London: Macmillan and Co; 1921.

Galen. Selected Works. Translated by Singer P N. Oxford: Oxford University Press; 1997.

Jackson R. Doctors and diseases in the Roman Empire. London: British Museum Publications; 1988.

Nutton V. The perils of patriotism: Pliny and Roman medicine. In: French R, Greenaway F, eds. Science in the early Roman Empire: Pliny the elder: his sources and influence. London: Croom Helm; 1986.

阿拉伯医学

Browne E G. Arabian medicine: the Fitzpatrick lectures 1919-20. Royal College of Physicians. Cambridge: Cambridge University Press; 1962.

Gruner O C. A treatise on the Cannon of Medicine of Avicenna. Incorporating a translation of the First Book. London: Luzac & Co; 1930.

Jumay I. Treatise to Salah ad-din on the revival of the art of medicine. Translated by Fahndrich H. Wiesbaden: Deutsche Morgenlandische Gesellschaft; 1983.

Maimonides. The Book of Knowledge. Translated Russell H M, Weinberg J. Royal College of Physicians of Edinburgh; 1981.

中世纪

Bannerman J. The Beatons: a medical kindred in the classical Gaelic tradition. Edinburgh: John Donald Publishers Ltd; 1998.

Bayon H P. The masters of Salerno and the origins of professional medical practice. In: Underwood E A, ed. Science medicine and history: essays on the evolution of scientific thought and medical practice. In honour of Charles Singer. Oxford: Oxford University Press; 1953.

Clay R M. The medieval hospitals of England. London: Methuen and Co; 1909.

Harrington J. The School of Salernum: Regimen Sanitatis Salerni. The English Version. Salerno: Ente Provinciale per il Turismo; 1966.

Kristeller P O. The School of Salerno: its development and contribution to the history of learning. Bulletin of the History of Medicine. XVII; 1945.

Lawn B. The Prose Salernitan Questions. Oxford: Oxford University Press; 1979.

Parente P P. The Regimen of Health by the medical school of Salerno. New York: Vantage Press; 1967.

Riesman D. The story of medicine in the middle ages. New York: Paul B. Hoeber; 1936.

Rossetti L The University of Padua: an outline of its history. Trieste: Edizioni Lint; 1987.

Schlesssner M R. Manuscript sources of medieval medicine: a book of essays. New York: Garland Publishing; 1995.

Siraisi N G. Medieval and early renaissance medicine. An introduction to knowledge and practice. Chicago: University of Chicago Press; 1990.

Talbot C H. Medicine in medieval England. London: Oldbourne Books; 1967.

十六世纪

Bacon F. The essays. John Pitcher, ed. Harmondsworth, England: Penguin Books; 1985.

Bacon F. The advancement of learning. Chicago: Encyclopaedia Britannica, Inc; 1952.

Calder A. Molière: the theory and practice of comedy. London: The Athlone Press; 1993.

Durling R J. An early manual for the medical student and newly-fledged practitioner. Martin Stainpeis' Liber de modo studendi seu legendi in medicina. Vienna 1520. Amsterdam: Clio Medica; 1970.

Gillies H C. Regimen Sanitatis: a Gaelic manuscript from the 16th Century. Glasgow: Alex MacLaren; 1911.

Grell O P, Cunningham, A, eds. Medicine and the reformation. London: Routledge; 1993.

Joseph H. Shakespeare's son-in-law. John Hall: man and physician. 1976. Privately printed.

Lowe P. The Whole Course of Chirurgerie. 1597. Facsimile Edition. Classics of Medicine Library; 1981.

Marland H, Pelling M, eds. The task of healing: medicine, religion and gender in England and the Netherlands, 1450 - 1800. Rotterdam: Erasmus Publishing; 1996.

More T. Utopia. Wordsworth Classics.

Pelling M, Webster C. In: Webster C, ed. Health, medicine and mortality in the sixteenth century. Cambridge: Cambridge University Press; 1979.

Siraisi N. Avicenna in Renaissance Italy: The Canon and medical teaching in Italian universities after 1500. New Jersey: Princeton University Press; 1987.

Simpson R R. Shakespeare and medicine. Edinburgh: E and S Livingstone; 1959.

十七世纪

Brockliss L, Jones C. The medical world of early modern France. Oxford: Clarendon Press; 1997.

Bylebyl J J, ed. William Harvey and his age: the professional and social context of the discovery of the circulation. Baltimore: Johns Hopkins University Press; 1979.

Descartes R. Discourse on method. Harmondsworth, England: Penguin Books; 1968.

Dewhurst K. Dr Thomas Sydenham (1624-1689): his life and original writings. London: The Wellcome Historical Medical Library; 1966.

French R, Wear A, eds. The medical revolution of the seventeenth century. Cambridge: Cambridge University Press; 1989.

Kaplan B B. Divulging of useful truths in Physick: the medical agenda of Robert Boyle. Baltimore: Johns Hopkins University Press; 1993.

Sydenham T. The works of Thomas Sydenham: with a life of the author by R G Latham London: The Sydenham Society; 1848.

十八世纪

Allen E, Turk J L, Murley R, eds. The Case Books of John Hunter FRS. London: Royal Society of Medicine; 1993.

Broadie A, ed. The Scottish enlightenment: an anthology. Edinburgh: Cannogate Classics; 1997.

Bynum W F, Porter R, eds. William Hunter and the 18th century medical world. Cambridge: Cambridge University Press; 1985.

Cunningham A, French R, eds. The medical enlightenment of the eighteenth century. Cambridge: Cambridge University Press; 1990.

Dobson J. John Hunter. Edinburgh: E and S Livingstone; 1969.

Doig A, Fergusson J P S, Milne I A, Passmore R, eds. William Cullen and the eighteenth century medical world. Edinburgh: Edinburgh University Press; 1993.

Finch E. The influence of the Hunters on medical education. Annals Roy Coll Surgeons of England 1957; 20: 205-248.

Gloyne S R. John Hunter. Edinburgh: E and S Livingstone; 1950.

Gray E A. Portrait of a surgeon. London: Robert Hale Ltd; 1952.

Houston J. Memoirs of the life and travels of James Houston, M. D. from the year 1690 to this present year 1747. Collected and written by his own hand. London; 1747.

Hunter W. An anatomical description of the gravid uterus and its contents. London: J Johnson and G Nicol; 1794.

Hunter W. Medical Commentaries. Containing a plain and direct answer to Professor Munro Junior. Interspersed with remarks on the structure functions and diseases of several parts of the human body. London: A Hamilton; 1762-4.

Hunter W. Two introductory Lectures, delivered by Dr William Hunter, to his last course of anatomical lectures at his theatre in Windmill Street: as they were left corrected for the press by himself. To which are added, some papers relating to Dr Hunter's intended plan, for establishing a museum in London, for the improvement of anatomy, surgery and physic. London; 1784.

Johnstone J. A guide for gentlemen studying medicine at the University of Edinburgh. London: Robinson; 1792.

Kaufman M H. Medical Teaching in Edinburgh during the 18th and 19th centuries. Edinburgh: Royal College of Surgeons; 2003.

Kemp M, ed. William Hunter at the Royal Academy of Arts. Glasgow: University of Glasgow Press; 1975.

King-Hele D. Erasmus Darwin: a life of unequalled achievement. London: DLM Publishing; 2000.

Knoeff R. Herman Boerhaave (1668-1738): Calvinist chemist and physician. Amsterdam: Koninklijke Nederlandse Akademie van Wetenschappen; 2002.

Lawrence S C. Charitable knowledge: hospital pupils and practitioners in eighteenth century. London: Cambridge University Press; 1966.

Lindeboom G A. Herman Boerhaave, the man and his work. London: Methuen; 1968.

Moore W. The knife man: the extraordinary life and times of John Hunter, father of modern surgery. London: Bantam Press; 2005.

Rosser L. Medical education in the age of improvement: Edinburgh students and apprentices 1760-1826. Edinburgh: Edinburgh University Press; 1991.

Smollett T. The adventures of Roderick Random. Oxford World Classics; 1979.

Underwood E A. Boerhaave's men: at Leyden and after. Edinburgh: Edinburgh University Press; 1977.

十九世纪

Bartrip P W J. Mirror of medicine: a history of the BMJ. Oxford: Clarendon; 1990.

Bell E M. Storming the citadel: the rise of the woman doctor. London: Constable and Co Ltd.; 1953.

Bernard C. An Introduction to the study of Experimental Medicine. Translated by Greene H C with an introduction by L J Henderson. New York: The Macmillan Co; 1927.

Billroth T. The Medical Sciences in the German Universities: with an Introduction by W. H. Welch. New York: Macmillan Company; 1924.

Bynum W F. The science and practice of medicine in the nineteenth century. Cambridge: Cambridge University Press; 1994.

Bynmu W F, Lock S, Porter R, eds. Medical journals and medical knowledge. London: Routledge; 1992.

Chadwick E. Report on the sanitary condition of the labouring population of Great Britain. 1842.

Evans R J. Death in Hamburg: society and politics in the cholera years. London: Penguin Books; 1990.

French R, Wear A. British medicine in an age of Reform. London: Routledge; 1991.

Guthrie D. Extramural medical education in Edinburgh, and the School of Medicine of the Royal Colleges. Edinburgh: E and S Livingstone Ltd.; 1965.

Ibsen H. An enemy of the people. Oxford: The World's Classics, Oxford University Press.

Keele K D. The evolution of clinical methods in medicine: being the FitzPatrick Lectures at the Royal College of Physicians 1960-1. London: Pitman Medical Publishing; 1963.

Manson-Bahr P. History of the School of Tropical Medicine in London (1899-1949). London: H. K. Lewis; 1956.

Newman C. The evolution of medical education in the 19th century. London: Oxford University Press; 1957.

Osler W. Aequanimitas and other addresses. London: H K Lewis; 1904.

Peterson M J. The medical profession in mid-Victorian London. Berkeley: University of California Press; 1978.

Roberts S. Sophia Jex-Blake: a woman pioneer in nineteenth century medical reform. London: Routledge; 1993.

Romano T M. Making medicine scientific: John Burdon Sanderson and the culture of Victorian science. Baltimore: Johns Hopkins University Press; 2002.

Simon J. English sanitary institutions. 2nd edn. London: John Murray; 1897.

Sprigge S S. The life and times of Thomas Wakley. 1879. New York: R. E. Krieger Publishing Co; 1974 reprint.

Travers G (Margaret Todd). Mona Maclean: medical student: a novel. London and Glasgow: Collins; 1892.

Welch W H. Papers and addresses by William Henry Welch. Volume III, Medical Education. Baltimore: Johns Hopkins Press; MDCCCCXX.

Wilson R M. The beloved physician: Sir James Mackenzie. London: John Murray; 1926.

Walker M E M. Pioneers of public health: the story of some benefactors of the human race. Edinburgh: Oliver and Boyd; 1930.

美国医学教育

Barzansky B, Gevitz, N, eds. Beyond Flexner. Medical education in the twentieth century. New York: Greenwood Press; 1992.

Bowles M D, Dawson V P. With one voice: the Association of American Medical Colleges 1876-2002. Washington: AAMC; 2002.

Brock W R. Scotus Americanus: a survey of the sources for links between Scotland and America in the eighteenth century. Edinburgh: Edinburgh University Press; 1982.

Field J. Medical education in the United States: late nineteenth and twentieth centuries. In: O'Malley C D. The history of medical education. Berkeley: University of California Press; 1970.

Flexner A. I remember. An autobiography. Simon and Schuster: New York; 1940.

Flexner A. Medical education in the United States and Canada (The Flexner Report). New York: Carnegie Foundation for the Advancement of Learning; 1910.

Flexner A. Medical education: a comparative study. New York: Macmillan Company; 1925.

Fishbein M. A history of the American Medical Association. Philadelphia: Sanders; 1947.

Hodges B. The many and conflicting histories of medical education in Canada and the USA: an introduction to the paradigm wars. Medical Education 2005; 39: 613-21.

Jonas S. Medical mystery: the training of doctors in the United States. New York: W. W. Norton and Co; 1978.

Kaufman M. American medical education. Westport, Conn.: Greenwood Press; 1976.

Ludmerer K M. Learning to heal: the development of American medical education. New York: Basic Books; 1985.

Medical Education. Final Report on the Commission on Medical Education. New York: American Association of Medical Colleges; New York.

Miller G E. Educating medical teachers. Cambridge, Mass.: Harvard University Press; 1980.

Morgan J. A discourse upon the institution of medical schools in America. With a preface containing, amongst other things, the Author's apology for attempting to introduce the regular mode of practising physic in Philadelphia. Philadelphia; 1765.

Norwood W F N. Medical education in the United States before 1900. In: O'Malley C D. The history of medical education. Berkeley: University of California Press; 1970.

Norwood W F N. Medical Education in the United States before the civil war. Philadelphia: University of Pennsylvania; 1944.

Shryock R H. Medicine in America; historical essays. Baltimore: Johns Hopkins Press; 1966.

Shryock R H. The development of modern medicine. New York: 1947.

Welch W H. Papers and addresses by William Henry Welch. Volume III, Medical

Education. Baltimore: Johns Hopkins Press; MDCCCCXX.

Welche W H. Medical Education in the United States. Harvey Lectures, 1915-16. 11: 366-82.

二十世纪

Aird I. The making of a surgeon. London: Butterworths; 1961.

Barzansky B, Gevitz N, eds. Beyond Flexner: medical education in the twentieth century. New York: Greenwood Press; 1992.

British Medical Association. Secret remedies; what they cost and what they contain. London: British Medical Association; 1909.

The Christchurch Conference on Postgraduate Medical Education. BMJ 1962; 1: 466-7.

Commission on Medical Education. Final Report on the Commission on Medical Education. New York: Office of the Director of Study, American Medical Colleges; 1932.

Committee on Higher Education. Higher Education: Report of the Committee appointed by the Prime Minister under the chairmanship of Lord Robbins, 1961-1963. London: HMSO; 1963.

Department of Health and Social Security. Report of the Working Party on the Responsibilities of the Consultant Grade. (The Godber Report) London: HMSO; 1969.

Dubos R. The mirage of health. New York: Doubleday Anchor Books; 1959.

Edinburgh Pathological Club. An Inquiry into the Medical Curriculum. Edinburgh: W. Green and Sons; 1919.

Freidson E. The profession of medicine. New York: Dodd, Mead and Company; 1975.

General Medical Council. Recommendations as to the medical curriculum. London: HMSO; 1947.

General Medical Council. Recommendations as to the medical curriculum. London: HMSO; 1957.

Hastings Center. The Goals of Medicine. Setting New Priorities. The Hastings

Center Report; 1996.

Illich I D. Medical nemesis: the expropriation of health. London: Calder and Boyars; 1975.

Inter-Departmental Committee on Medical Schools. Report of the Inter-Departmental Committee on Medical Schools (Goodenough Report). London: HMSO; 1944.

Kennedy I. The unmasking of medicine. London: Allen & Unwin; 1981.

McKeown T. The role of medicine. Oxford: Basil Blackwell; 1979.

Newman G. Notes on medical education in England. A memorandum address to the President of the Board of Education. London: HMSO; 1918, Cmmd 9124.

The Royal College of Physicians of London. Revision of the Medical Curriculum. Lancet 1956; (i): 437-9.

Royal College of General Practitioners. Forty Years on. The story of the first forty years of the Royal College of General Practitioners. RCGP; 1992.

Royal Commission on Medical Education. London: HMSO; 1968.

Social Services Committee. Fourth Report from the Social Services Committee. Medical Education, With special reference to the number of doctors and the career structure in hospitals. (the Short Report). London: HMSO; 1981.

Wear D, Bickel J, eds. Educating for professionalism: creating a culture of humanism in medical education. Iowa City: University of Iowa Press; 2000.

Miller H G. Medicine and Society. London: Oxford University Press; 1973.

角色、价值、职业界定

Alberti G. Professionalism-time for a new look. Clinical Medicine 2003; 3: 91.

AMA. Professing medicine: strengthening the ethics of professionalism of tomorrow's physicians. American Medical Association; 2002.

Association of American Medical Colleges. Physicians for the 21st century. Report of the project panel on the general professional education of the physician and college preparation for medicine. J Med Educ Suppl, November 1984, Part 2.

Barrows H S, Tamblyn R M. Problem-based learning: an approach to medical education. New York: Springer Publishing Co; 1980.

Becker H S, et al. Boys in white: student culture in medical school. Chicago: U-niversity of Chicago Press; 1961.

Calman K C. Quality: a view from the centre. Quality in Health Care 1992; 1: 28-32.

Calman K C. Quality of life in cancer patients-an hypothesis. J Med Ethics 1984; 10: 124-127.

Calman K C. The potential for health. Oxford University Press; 1998.

Calman K C. The profession of medicine. BMJ 1994; 309: 1140-3.

Cogan M I. Toward a definition of profession. Harvard Educational Review 1953; XXIII: 33-50.

Couleham J. Today's professionalism: engaging the mind but not the heart. Acad Med 2005; 80: 892-98.

Francis C K. Professionalism and the medical student. Lancet 2004; 364: 1647-8.

Freidson E. Profession of medicine: a study of the sociology of applied knowledge. New York: Dodd, Mead and Company; 1970.

Hastings Center. The Goals of Medicine. Setting New Priorities. The Hastings Center Report; 1996.

Huddle T S. Teaching professionalism: is medical morality a competency? Acad Med 2005; 80: 885-91.

Hunter D, Bomford R R. Hutchison's Clinical Methods. 13th edn. London: Cassell; 1956.

Irvine D. The doctor's tale: professionalism and public trust. Oxford: Radcliffe Medical Press; 2003.

Irvine D. The performance of doctors. I: professionalism and self regulation in a changing world. BMJ 1997; 314: 1540-2.

Irvine D. The performance of doctors. II: maintaining good practice, protecting patients from poor performance. BMJ 1997; 314: 1613-5.

Medical professionalism in the new millennium: a physicians' charter. Lancet 2002; 359: 520-22.

Sritharan K, et al. Medical Oaths and declarations. BMJ 2001; 323: 1440-1.

Tallis R. Hippocratic Oaths: medicine and its discontents. London: Atlantic Books; 2004.

Veloski J J, Fields S K, Boex J R, Blank L L. Measuring professionalism: a review of studies with instruments reported in the literature between 1982 and 2002. Acad Med 2005; 80: 366-70.

Watkinson P. On professionalism. Clinical Medicine 2004; 4: 201-2.

White G E. Setting and maintaining professional role boundaries: an educational strategy. Medical Education 2004; 38: 903-910.

超越学习

Kuhn T S. The structure of scientific revolutions. 3rd edn. Chicago: University of Chicago Press; 1996.

Pickstone J, ed. Medical innovations in historical perspective. London: Macmillan; 1992.

McKinlay J B. From promising report to standard procedure: seven stages in the career of a medical innovation. Millbank Memorial Fund Quarterly 1981; 59: 374-411.

Stanton J, ed. Innovations in health and medicine: diffusion and resistance in the 20th Century. London: Routledge; 2002.

教学

Carlisle C, Donovan T, Mercer D, eds. Interprofessional education. An agenda for healthcare professionals. Salisbury, England: Quay Books; 2005.

General Medical Council. The doctor as teacher. London: HMSO; 1999.

Gibbs G, Coffey M. The impact of training of university teachers on their teaching skills, their approach to teaching and the approach to learning of their students. Active Learning in Higher Education 2004; 5: 87-100.

Godfrey J, Welsh C. Training the trainers: do teaching courses develop teaching skills? Med Educ 2004; 38: 844-47.

Greenaway H. The Training of University Teachers. Society for Research in Higher Education, Pamphlet 1; 1971.

Highet G. The art of teaching. London: Methuen and Co; 1963.

Matheson C C. Academic staff training and development in universities of the United Kingdom. A Review 1961−81. Issues and distributed by the Coordinating Committee for the Training of University Teachers; 1981.

The National Committee of Inquiry into Higher Education Higher Education in the learning society (The Dearing Report); 1997

Royal Commission on University Education in London. Final Report 1913 (The Haldane Commission) London: HMSO; 1913: Cmnd 6717; 26.

University Grants Committee. Report of the Committee on University Teaching Methods. [Chairman, Sir Edward Hale.] London: HMSO; 1964; 52.

伦理、艺术和人文

Bayntun C. A medical student's experience of being taught medical ethics. Bull Med Ethics 2004; 201: 13−18.

Calman K C. A study of storytelling, humour and learning in medicine. London: Stationery Office; 2000.

Calman K C, Downie R S, Duthie M, Sweeney B. Literature and medicine: a short course for medical students. Med Educ 1988; 22: 265−9.

Downie R S, Macnaughton J. Clinical judgement: evidence in practice. Oxford: Oxford University Press; 2000.

Elster J, von Troil H, eds. How best to teach medical ethics. Report from a Workshop March 2003, Nordic Committee on Bioethics and NorFA, TemaNord. 2004: 519.

Evans M, Louhiala P, Puustinen R. Philosophy for medicine: applications in a clinical context. Oxford: Radcliffe Medical Press Limited; 2004.

Goldie J. Review of ethics curricula in undergraduate medical education. Med Educ 2000; 34: 108−119.

Goldie J, Schwartz L, McConnachie A, Morrison J. The impact of a modern curriculum on students' proposed behaviour on meeting moral dilemmas. Med Educ 2004; 38: 942−9.

Gross M L. Medical ethics education: to what ends? J Eval Clin Pract 2001: 7: 387−97.

Jones A H. Carson R A. Medical humanities at the University of Texas Medical Branch at Galveston. Acad Med 2003; 78: 1006-9.

Lancaster T, Hart R, Gardner S. Literature and medicine: evaluating a special study module using the nominal group technique. Med Educ 2002; 36: 1071-1076.

Lehmann L S, Kasoff P, Federman D D. A survey of medical ethics education at US and Canadian medical schools. Acad Med 2004; 79: 682-9.

Louhiala P. Philosophy for medical students - why, what, and how. Med Humanities 2003; 29: 87-8.

Macnaughton J, White M, Stacey R. Research in the benefits of art and health. Health Education. (In Press)

Roff S, Preece P. Helping medical students to find their moral compasses: ethics teaching for second and third year undergraduates. J Med Ethics 2004; 30: 487-489.

Shapiro J, Duke A, Boker J, Ahearn C S. Just a spoonful of humanities makes the medicine go down: introducing literature into a family medicine clerkship. Med Educ 2005; 39: 605-612.

Singer P. Strengthening the role of ethics in medical education. Canad Med Assoc J 2003; 168: 854-5.

Smith S, Fryer-Edwards K, Diekema D S, Braddock C H. Finding effective strategies for teaching ethics: a comparison trial of two interventions. Acad Med 2004; 79: 265-71.

Vernon B. Teaching about ethical issues: getting down to the basics of medical practice. Clinical Teacher 2005; 2: 66-8.

Watkins P. The healing environment. Clin Med 2005; 5: 197-8.

Wayne D B, Muir J C, DaRosa D A. Developing an ethics curriculum for an internal medicine residency program: use of needs assessment. Teach Learn Med 2004; 16: 197-201.

Whong-Barr M. Clinical ethics teaching in Britain: a history of the London Medical Group. New Rev Bioeth 2003; 1: 73-84.